U0396870

医疗保密与隐私

Privacy and Medical Confidentiality in Healthcare:
A Comparative Analysis

彭诚信 / 主编

[比利时] 蒂埃里·范斯韦弗尔特 (Thierry Vansweevelt)
[英] 尼古拉·格洛弗 - 托马斯 (Nicola Glover-Thomas)
编

唐林垚　承上　译

孙光亮　校

上海人民出版社

主编序

一

2024 年，生成式人工智能在商业化应用方面取得重大突破。麦肯锡最新的全球调查数据显示，65% 的受访者表示其所在组织已定期使用生成式人工智能，这一比例较十个月前几乎翻了一番。生成式人工智能依托深度学习模型，为数字经济注入了新的动力，同时也推动了人工智能法学研究的重大变革。过去，人工智能法的研究主要关注人工智能技术对社会生活产生的影响，服务于人工智能的通用需求，同时挖掘学科发展的新动能。如今，伴随着 5G 网络、物联网技术等基础设施的创新，以及 ChatGPT 等新型人工智能的开发，人工智能技术已深度融入人类社会生活。人工智能在数据隐私、网络安全以及社会保障等领域的积极作用已愈发明显。这促使当前研究的焦点从人工智能技术本身，向法律应当如何应对和实现人工智能的效能升级转变。

2024 年是人工智能治理体系蓬勃发展的变革之年。人工智能领域的治理研究持续深化。欧盟先后通过了《人工智能法》《产品责任指令》等法案，旨在形成人工智能法律监管的"欧洲方案"；我国学界则发布了《中华人民共和国人工智能法(学者建议稿)》《关于人工智能立法的重点制度建议》《人工智能全球治理上海宣言》等内容，积极探索人工智能治理的中国路径。这些变革与路径探索，不仅指明了人工智能治理体系的发展趋势，而且对于人工智能法律规范的广度与深度提出了更高的

1

要求。同时，人工智能的相关法律纠纷尤其是侵权案件已屡见不鲜，如广州互联网法院审结了全球首例人工智能生成物侵权案件；美国多家人工智能企业正面临数起集体诉讼纠纷。传统的法律规则体系应如何应对人工智能技术带来的新问题与新挑战，已成为当前人工智能治理的重要议题。

"独角兽·人工智能"第七辑继续关心数字社会背景下的法律前沿问题，聚焦于人工智能时代的网络隐私、侵权责任、数据保护等核心领域。此次选译了三部域外的最新研究成果，旨在通过不同的维度，扩展人工智能治理的多元化认识，并期望为国内人工智能的相关法学研究提供全新的视角，为完善人工智能治理体系提供有益的借鉴。

二

"独角兽·人工智能"第七辑中的三部著作分别是爱丽丝·E. 马威克(Alice E. Marwick)所著《是私事，也是政治》，塞巴斯蒂安·洛塞(Sebastian Lohsse)等主编的《人工智能责任》，以及蒂埃里·范斯韦弗尔特(Thierry Vansweevelt)与尼古拉·格洛弗-托马斯(Nicola Glover-Thomas)合编的《医疗保密与隐私》。

《是私事，也是政治》是一部深刻探讨数字时代隐私不平等问题的专著。本书以侵犯网络隐私为讨论起点，深入分析了因大数据等技术而加剧的社会不平等问题。数字时代的"监控"兼具广泛性与选择性，女性群体和以移民、贫困人口、有色人种、LGBTQ+ 群体为代表的社会边缘群体，往往面临着更为严峻的隐私被侵犯风险。面对日益加剧的隐私问题，人们尽管采取了大量个体性措施以保护隐私，但是现有的法律和技术框架过于强调从个人而非集体层面解决隐私问题，无法适应隐私"网络化"的新特质，亦无法解决个体的隐私保护需求。作者马威克追溯了隐私保护的历史沿革，结合"焦点小组"的讨论与个体案例，探讨了隐私权的司法难题,阐述了"隐私"定义蕴含的由信息扩散引致的系列权力失衡,反思了现有法律体系在应对技术变革时存在的局限性,并从伦理角度审视了隐私侵犯行为对个人和社会的影响。马威克通过一种全新的"网络隐私"理论与架构,揭示了当前隐私保护制度的不足,探究了从集体政治层面实现隐私保护的现实需求。

《人工智能责任》是第七届明斯特欧盟法律与数字经济研讨会(Münster Colloquia on EU Law and the Digital Economy)的论文集。高度发展的人工智能悄然以各种形态渗入人类生活的各个领域,人工智能责任的规则重构迫在眉睫。围绕欧盟 2022 年 9 月 28 日通过的《人工智能责任指令》提案与《产品责任指令》修订版提案,该文集从人工智能责任立法的时代背景及其必要性层面进行全景式概览。从过错责任和严格责任、生产商责任和经营者责任、因果关系与过错及举证责任、追索权和保险四大角度,梳理了两项提案中责任制度所蕴含的前沿法理与重要创新。不同学者对于责任主体、归责原则、举证责任等方面的内容进行了深入剖析,提出了相应的修正建议。同时,相关论文也论及因果关系的证明逻辑与举证责任分配的合理性,研究不同侵权主体之间的损害分配以及损害赔偿的替代性方案。此外,整本书聚焦两项提案之间的关系和相互影响,开辟创新性视角以拓展讨论深度,例如将责任制度研究延伸至人工智能的歧视问题和先合同情形。这些观点将为欧盟法律如何回应人工智能技术提供全新的路径。

《医疗保密与隐私》一书依序对比利时、加拿大、德国、日本、北欧诸国、卡塔尔、坦桑尼亚、南非、美国、英国的相关政策展开了全景式的剖析。尽管医疗保密原则已经获得了世界广泛的认同,但在实际应用中,各个地区对该原则还是有不同的理解以及在具体实施方式上有细微差别。对这些差异的识别增进了我们对医疗保密概念在实际操作中是如何被诠释和运用的认识。随着患者权利得到越来越多的关注和保护,全球医疗领域已经发生了显著的变化。传统的医疗保密原则已不足以全面保护患者的隐私,尤其是在信息技术和大数据迅猛发展的今天,数据保护法规的制定和实施变得尤为迫切。可以预见，医疗领域将继续快速发展，其变化速度可能还会加快。本书提供了一个全球视角，明确展示在变革过程中，不同国家和地区在处理患者敏感信息时采取的多样化方法。

三本学术著作的主旨殊途同归，即在数字化变革与人工智能背景下，研究特定领域的侵权救济，寻求权利保护的统一秩序，实现人工智能治理的体系化。《是私事，也是政治》一书强调网络隐私的侵权风险，深入反思了因网络世界而加剧的隐私不平等，并探究了网络隐私保护的新解法；《人工智能责任》关注人工智能系统本身所带来的侵权问题，紧扣欧盟两项相关提案，汇集了多位专家的深度研究，为构建人工智能责任体系框架提供了理论支持；《医疗保密与隐私》一书聚焦医疗保健领域潜在的隐私权问题，通过对比多个国家和地区的多元保护规则，反思了隐私与私人数据两大层面的权利保护机制。现代法治的本质在于制定契合时代需求的良法，其根本目的是实现社会的"善治"。要实现这一目标，必须揭示现象背后的基本原理，研究伦理监管与责任机制，才能推动数字法治理论与实践的融合。希望通过这三部著作能吸引更多学界同仁聚焦该主题，促进大数据、人工智能等数字技术更好地服务人类，切实保障公民的数字权益。

三

人工智能将生活各领域联系在一起，连接社会个体与公共利益，形成"牵一发而动全身"的多元格局。三部学术著作聚焦人工智能时代的法律监管与权利保护主题，从不同视角回应了人工智能时代权利保护之问。电子网络与人工智能系统在医疗保健领域的高度普及，深刻影响着该领域隐私信息与个人数据的规制方向；人工智能系统的责任构建涉及产品经营者、服务提供者等主体的权益侵害；医疗信息的披露与人工智能系统的自主加工，可能加重网络隐私侵权、歧视等问题。

《是私事，也是政治》以社交媒体为切入口，揭示网络隐私的复杂性与脆弱性，深入探讨了信息共享风暴下隐私分配不平等现象。本书的新颖之处在于打破隐私与个体的固有联系，挖掘隐私社会化与网络化的本质属性；从政治角度研究隐私侵权对不同群体的危害程度，以及处理层面的权力差异。通过对女性群体与社会弱势群体的研究分析，本书不仅对隐私权的保护提出有力的呼吁，也为实现数字时代的平等和正义提供了宝贵的思路和方案。

《人工智能责任》围绕欧盟《人工智能责任指令》提案与《产品责任指令》修订版提案中的关键性法律问题，进行了全面的剖析与审视。本书比较分析侵权法中的子领域或"岛屿"，努力在不断扩展的侵权责任法规中寻求统一性，为人工智能立法重点转向非合同责任领域打下坚实基础，同时为其他国家的侵权责任改革提供了典型范式。书中提出的建议虽然不完全充分，但是为法律如何适用于不断发展的人工智能系统方面，提供了重要的探索方向。

《医疗保密与隐私》聚焦病人和医生之间的信任关系，在快速发展的医疗保健领域，数据保护法规的有效实施对维护患者隐私和信任至关重要。本书细致分析了隐私概念的作用和多功能性，深化了对人工智能背景下医疗概念的理解和运用。通过对各国不同政策和实践的比较分析，本书揭示了医疗隐私保护的多样化实践，为全球医疗信息保护提供了宝贵的洞见。希望本书能够为学术界和实务界提供丰富的资源，推动医疗隐私保护的进一步发展，为实现医疗行业的"善治"贡献智慧与力量。

四

全球的人工智能战略竞争正日趋激烈，创新与发展我国人工智能治理的法律体系亦是建设数字中国的应有之义。我国人工智能法学研究亟须针对特定领域，精准剖析域外经验与典型案例，构建符合我国实际的权利保护体系。同时，强化网络安全监管，健全数据安全治理，以数字化推进人工智能治理的法治化。随着我国《新一代人工智能伦理规范》《关于加强科技伦理治理的意见》《互联网信息服务算法推荐管理规定》等系列规范文件的出台，人工智能治理的法律体系建设已初有成效，但专门的立法规范与治理范式仍有迭代升级之必要。人工智能治理的理解也不能仅局限于法律规范，而应综合法律之外的多学科视角和多样的应用实践。上海人民出版社的编辑老师和译者们之所以谨慎地选择这三本国外专著，包括上海交通大学廉政与法治研究院、人工智能治理与法律研究中心以及凯原法学院数据法律研究中心依托国家社科基金重点项目"个人数据交易的私法构造研究"（项目编号：23AFX014）积极予以支持，也是期望这些包含了多学科知识和众多学者智慧的见解能够拨开读者心中的实践迷雾，为我国的网络隐私规制、人工智能责任构建以及医疗信息保护提供借鉴经验和试验信心。

我们也同各位读者一样，期待一个更加公正、安全、可靠的人工智能时代，一个法律、技术与生活相互促进、共同进步的时代，一个人类智慧与人工智能和谐共存的时代。

彭诚信

2024 年 8 月 17 日

目 录

撰稿人名单

艾米丽·巴伦(Emily Baron)，出庭律师及事务律师(安大略省)，加拿大多伦多大学哲学博士候选人。

尼尔斯·布劳克斯(Nils Broeckx)，比利时安特卫普大学卫生法教授。

贝内迪克特·布赫纳(Benedikt Buchner)，德国奥格斯堡大学法学院民法、侵权责任法和数字化法教授。

西尔维斯特·C.奇马(Sylvester C. Chima)，南非德班夸祖鲁-纳塔尔大学卫生科学学院下属纳尔逊·曼德拉医学与护理和公共卫生学院副教授、生物与研究伦理及医疗法项目主管。

菲利普·德瓦伦斯(Filip Dewallens)，比利时安特卫普大学卫生法教授。

尼古拉·格洛弗-托马斯(Nicola Glover-Thomas)，英国曼彻斯特大学社会科学学院法律系医疗法教授。

梅特·哈特列夫(Mette Hartlev)，丹麦哥本哈根大学法律福利与市场研究中心主任、教授。

特鲁多·莱蒙斯(Trudo Lemmens)，加拿大多伦多大学法学院和达拉·拉纳公共卫生学院卫生法与政策学教授席。

井上英治(Eiji Maruyama)，日本神户大学名誉教授。

巴里·索莱曼(Barry Solaiman)，卡塔尔哈马德·本·哈利法大学法学助理教授；卡塔尔威尔康奈尔医学院临床医学伦理学兼任助理教授。

费迪南德·马塞尔·坦巴(Ferdinand Marcel Temba)，坦桑尼亚索科

1

因农业大学社会科学与人文学院政策规划与管理系高级讲师。

斯泰西·A.托维诺(Stacey A. Tovino)，美国俄克拉何马大学法学院卫生法法律研究硕士和法学硕士项目主任、法学教授。

蒂埃里·范斯韦弗尔特(Thierry Vansweevelt)，比利时安特卫普大学卫生法教授。

前　言

世界医学法学协会(The World Association for Medical Law)成立于1967年，旨在创建一个关涉卫生法、法医学和生物伦理学重要议题的国际性学术论坛，发展至今，已成全球医事法学研究领域权威。由世界医学法学协会举办的每年一度的世界医学法学大会(World Congresses for Medical Law)，为全球相关领域专家提供了面对面交流思想与学术的平台，不仅促进了国际研究与合作，也成了全世界对卫生法、法医学和生物伦理学感兴趣者的信息来源。

世界医学法学大会对志同道合者而言是不可多得的交流机会。现实中，受制于差旅费或其他外部因素(比如新冠疫情)，此类会议往往凤毛麟角，少之又少，这也极大地限制了全球医事法学研究的发展壮大。也正因如此，范斯韦弗尔特教授和格洛弗-托马斯教授编辑的世界医学法学协会系列丛书意义非凡。对此我引以为荣。该系列丛书由两位教授与世界专家合作所创，探讨了卫生法等领域的各个细则，是对世界医学法学大会等会议的完美补充。这些书可以帮助对这些领域感兴趣的人(无论是年轻人还是老年人)，摆脱国际会议参会条件的限制，及时获取相关信息。

药品的供给关系自1967年起逐渐从以医生为中心的服务提供转变为以患者为中心、以消费者为基础的健康和卫生服务管理。世界医学法学协会系列丛书编著开始的2020年恰好是新冠疫情暴发之年，这场席卷全球的疫情极大地限制了国际间的出行和专家间的面对面交流。在此期间，人们日益依赖于远程医疗服务和远程患者护理。由于这些服务往

1

往缺乏与患者的直接互动，迫使医护人员更加依赖技术和虚拟沟通平台来收集患者信息，但同样的，这些信息往往缺少了面对面互动时所能提供的直接审查和监督。随着虚拟远程医疗和远程护理的发展，我们对患者隐私权益保护与医疗信息保密的需求也有了更高程度的重视。

本书是世界医学法学协会系列丛书中的第二本，专注于隐私和保密问题。本书通过对比和区分不同国家和地区之间关于保护患者敏感信息的做法，阐释了在这个网络安全问题日益凸显的时代考虑和重视医疗卫生领域患者隐私保护及其医疗信息保密问题的必要性。

与此同时，如何平衡社会需求与患者诉求也是我们所必须考虑的内容。这种平衡需要在达到一定程度的公平的基础上，充分体现出对社会需求与患者诉求的相互尊重，并确保二者都能接受这样的调整。此外，这种平衡有助于维系医生与患者之间的信任关系，感到足够舒适的患者更容易也更愿意分享个人私密细节。对于临床医生而言，他们需要尊重患者意愿，敏锐地察觉到医生和患者之间可能存在的微妙差异。如果患者的行为表现出不配合的迹象，临床医生应当谨慎应对以避免潜在的社会风险。比如，在应对患有癫痫的驾驶员时，其中所需的平衡是既要尊重患者的需求，也要保护社会的安全。最近的新冠疫情进一步凸显了这个问题，疫情下对患者的流动性的限制措施旨在减缓病毒传播，但由于部分患者可能没有遵守限制措施，或没有接种疫苗以提供群体免疫，致使临床医生面临潜在的医疗伦理和公共卫生冲突。

以患者为中心的医疗保健的核心是对自主性的伦理考量，这代表着患者有权决定自己愿意接受的医疗护理内容，即允许医护人员对自己的身体进行的操作。这直接影响了医护人员对患者的管理方式，包括患者隐私和保密的管理，更能确保患者和医护人员之间的信任关系得到充分尊重和维护。

编写一本探讨隐私和保密复杂性的书籍，对医生、治疗师、患者和医疗保健体系功不可没，有助于团队中每个成员充分理解自身所需承担的责任。在医疗保健领域，医患关系的隐私性往往超出了他们的人际交

往范畴，理应受到法律限制。法院确实有权传讯医疗记录，在这种情况　　　x
下，就需要律师在准备专门用于法律诉讼的材料时确认或质疑材料准备
过程中可能存在的特权问题，例如，在过失诉讼中，可能需要知悉患者
信息，而这些信息原本属于隐私和保密的范畴。一本探讨这些问题的书
籍，可以适时地提醒我们，这些复杂性质仍然是卫生法的一个重要组成
部分，特别是在隐私和保密领域。

　　世界医学法学协会非常荣幸能参与丛书的编纂工作，并向所有参与
卫生法、法医学和生物伦理学的人士推荐本书。作为世界医学法学协会
的主席，我感谢所有参与该项目的成员，他们编写的材料将会在我任期
结束后长期留存，并将作为未来活动和研究的基准。

罗伊·G.贝伦(Roy G. Beran)

世界医学法学协会主席

第一章 引言：隐私权益保护与医疗信息保密

蒂埃里·范斯韦弗尔特 尼古拉·格洛弗-托马斯

我们在 2020 年启动这个项目时所必须回答的关键问题是——为什么要编写一套关于卫生法的系列丛书？

本系列丛书旨在通过整理有关卫生法各个重要领域现有和新兴的研究成果，构建一个以比较、批判和分析为主来审视卫生法基本概念的新视角。作为一门独特的学科和实践，卫生法在过去四十年里发展显著。作为个体，我们几乎时刻关注着卫生法这个具有全球影响力的话题以及帮助我们实现和保持这种法律秩序的现有制度。地球上所有的国家都面临着同样的医疗法律问题，然而，政治和文化所带来的差异往往导致各个国家对待同一问题有截然不同的解决方案。因此，获取这些多样化的信息困难重重，比如，语言的差异，历史、社会、政治、司法背景的不同，以及外国法律资源获取的难度较大等。在试图理解法律在某个国家的实际运作方式时，这些都构成了巨大的挑战。随着全球互联的日益紧密，推出该领域的比较性见解并对在特定医学法律问题上不同国家的做法进行国际分析正当其时。

我们希望本系列丛书能够全面介绍该领域的情况，成为读者强有力的参考资料。对于当前争议问题，丛书将提供详尽的具有批判性深度的探讨，以期在推动这一领域向前发展中发挥重要作用。丛书所涵盖的主题也将因撰稿人的跨司法管辖区对话而得以完善，他们中的大多数是其所在领域的知名专家。

本系列丛书与世界医学法学协会有直接联系。自成立以来，世界医学法学协会已成为最大的国际医学法学协会，其成员包括来自各个专业领域的律师和卫生保健工作者。世界医学法学协会于 1967 年在比利时根特举行的第一届大会上成立，现拥有遍布 30 多个国家的超 650 名成员。世界医学法学协会每年举办一次国际大会，有来自世界各地的 300 多名与会者参加。世界医学法学协会提供了一个大型国际平台，鼓励其成员进行学术交流和合作研究。

在世界许多地区，医疗保健领域的变化发展极为迅速，医疗技术和创新为许多人提供了在理论层面上获得曾经无法获得的医疗干预的可能。不得不承认，该领域的一些理念也随之发生重大改变。正因如此，医疗保密、隐私和健康是该系列丛书第二本的重点，这些都是卫生法中的关键性基础概念，对许多人而言，也是咨询医生的必要条件。

病人和医生之间的信任关系是当代医学伦理学所关注的重点。患者的隐私权益保护和医疗信息保密是卫生法律和伦理的最基本权利和核心原则，对社会、公共卫生和患者个人至关重要。在相关权利的加持下，医生有义务保证患者所披露信息的保密性，患者也更愿意与医生坦诚交流。提供所有相关的健康信息是作出正确诊断和开具正确医疗处方的先决条件，这种交流能帮助医生为患者提供最佳护理。此外，医疗保密确保患者的隐私、自主权和尊严得到尊重。对大部分人而言，医疗保密代表的是一种社会公益，必须为了所有人的利益对其加以保护。

隐私和医疗保密的共同特点在世界各地都得到了认可与共享。二者同中有异，隐私是一个更为宽泛的概念，涵盖保护个人身体和道德完整的"内部圈子"，同时也涉及与他人建立和发展关系的"外部圈子"；医疗保密则特指医疗领域中的私人数据保护，仅限于医疗护理人员与患者之间。隐私超越了医疗保密的范畴，隐私权不仅适用于政府，也适用于其他公民。

本书通过一些具体的实践案例，代入不同司法管辖区差异的视角对这些关键权利进行了研究：除其他事项外，还包含哪些医护人员受保密义务约束，哪些信息应当保密及保密例外情况，遗传和隐私等特殊案例，以及疏忽责任等。

无论在国内还是国际上，隐私的重要性正日益凸显。患者愈发关注并寻求加强其隐私权保护，多国设立数据保护局以确保数据保护原则得到遵循。

本书所选取的研究对象来自各大洲不同国家和地区，代表了不同司法管辖区：

1. 来自普通法[加拿大(除魁北克省外)、英国、美国]和大陆法(比利时、德国、北欧国家、南非)传统的司法管辖区；
2. 在宪法(加拿大、美国、南非、比利时)、刑法典(德国、比利时、坦桑尼亚、日本)或患者权利法(北欧国家)中采纳了隐私原则的司法管辖区；
3. 主要依赖普通法的司法管辖区(英国)。

需要说明的是，由于这些司法管辖区的覆盖范围有限，无法达到全面展示医疗保密性和隐私性的理解和应用方式，鉴于此，本书主要是从全球视角对隐私概念的作用和多功能性进行广泛评估。主要集中在以下几个方面：

1. 隐私和医疗保密的概念和功能：作为个人权利，它是否促进了自我决定？这是不是一项家庭权利？
2. 医疗保密义务的范围：该义务适用于谁？又涉及哪些数据？
3. 如何(及应该如何)履行这一医疗保密义务？执行这些职责时

存在哪些问题？

隐私权的目标与医疗保密义务

医疗保密义务的目标是什么？这种义务在多大程度上能有效地实现这些目标？对医疗保密义务的法律承认本身就是对这一原则重要性的确认，它赋予了患者权利，尤其是隐私权。同样的，法院在强制执行和发展这一原则方面发挥着重要作用。

该目标值得称赞，但也并非毫无瑕疵。在许多国家，研究者普遍认为尊重患者隐私的义务是严格且绝对的。根据这一观点，医疗保密义务没有例外。违反医疗保密义务可能导致不良后果，例如，这可能会导致患者对自己的健康状况或事故的具体情况进行隐瞒，使披露的信息变得不可信，甚至可能由于担心医生将相关细节告知第三方而回避向医生寻求建议。

在另一些国家，医疗保密被视为一个重要但不是绝对的价值观。作为一种相对价值观，医疗保密可能与其他价值观相冲突。在这种情况下，医生或后来的法官，必须权衡利益冲突。

这种情况所涉及的利益冲突的利害关系是保密义务和防止伤害他人的可能性之间的冲突。当第三方的生命或健康处于严重危险之中时，一些国家认为医生违反其医疗保密义务是合理的，因为生命和健康的价值远高于医疗保密。

在这本书中，我们将探讨哪些价值观是相关联的、目前有关医疗保密义务的绝对解释以及医疗保密义务例外情况的必要条件。

综上，隐私和医疗保密的目标是在患者和医疗专业人员之间实现有效平衡，确保医疗实践可行，同时确保第三方权利得到适当保护。虽然医疗保密是我们所有人的共同社会利益，但为了维持患者和公众之间往往不稳定的平衡，合理披露的例外情况应被允许存在。

第二章 比利时医疗健康和隐私保护

蒂埃里·范斯韦弗尔特　尼尔斯·布劳克斯
菲利普·德瓦伦斯

一、 总体介绍、伦理基础和主要来源

隐私权是一项人格权,是每个人固有的权利。人格权是主观权利,赋予权利人对第三方在保护和使用其自身人格的内在要素或表现形式方面的法律控制权。①隐私权受到《欧洲人权公约》《欧盟基本权利宪章》和比利时《宪法》的保护。②《欧洲人权公约》第8条规定了公共当局的两种义务:消极义务和积极义务。该条一方面保护个人免受公共当局对私人生活的任意干涉并迫使国家规避这种干涉,另一方面对公共当局施加积极义务以尊重私人生活。③

---

① Cf J.-L. Renchon (ed), *Les droits de la personnalité* (Brussels, Bruylant, 2009), 3—4.
② Art. 8 European Convention of Human Rights；art. 3 EU Charter of Fundamental Rights；art. 22 Belgian Constitution.
③ ECRM 26 March 1985, nr. 8978/80, X and Y/The Netherlands. Property of Edw.

在这种情况下，欧洲有关数据保护的法律也发挥着至关重要的作用。这是因为这类法律既适用于公共当局又适用于公民，并且进一步构建了一般隐私权的内容。例如，根据欧盟《通用数据保护条例》(General Data Protection Regulation，以下简称 GDPR)，个人数据的处理受到若干条件的约束。健康数据属于特定制度范畴，在原则上除非 GDPR 第 9(2) 条规定的标准之一适用，否则禁止处理健康数据。

此外，一些其他法律条款特别规定了医生和其他医疗保健服务提供者的某些隐私义务。例如，《患者权利法》第 10 条规定：

> 患者有权在接受医护人员的每项干预时保护自己隐私，尤其是与健康相关的信息。
>
> 患者有权享受亲密无间的护理。除非患者同意，否则只有出于专业需要的人员才可以在检查或治疗期间在场。
>
> 除依法需要保护健康或保护他人权利和自由外，不得干涉该权利的行使。④

具体而言，在患者信息隐私方面，《刑法典》(Penal Code)第 458 条也禁止医生和其他医护人员泄露私密或保密信息(健康数据或其他患者信息)。这一法律条款仍然是医疗保密的基础。不仅如此，医疗保密也是该领域的职业道德准则。⑤

患者的隐私权和医疗保密义务是比利时卫生法最基础也是最核心的原则之一。这项权利对社会、公共卫生以及患者个人至关重要。具体而言，在患者相信医生会保障所披露信息的保密性的前提下，会更愿意主动就医。⑥隐私权利得到保障，患者更愿意与医生开诚布公地交流，这

---

④ Belgian Law on Patients' Rights, 22 August 2002, *Belgian Official Gazette*, 26 September 2002.

⑤ Art. 25 Code of Medical Deontology, www.ordomedic.be.

⑥ American Medical Association, Patient Confidentiality, www.ama-ass.org.

也有助于医生为患者提供最佳护理。正如上一章所提到的，提供所有相关的健康信息是作出正确诊断和开具正确医疗处方的先决条件。此外，医疗保密还确保了患者的隐私、自主权和尊严得到尊重。隐私权和医疗保密义务的重要性体现在具体立法中。侵犯这些权利的行为将被处以罚款或监禁。[7]

二、　受保密义务约束的人员

7

《刑法典》第 458 条明确提到医生、药剂师和助产士必须履行相应的保密义务。但保密义务的要求并不仅限于这些职业，每个因国家或职业而获知隐私或保密信息的人都负有保密义务。

对于"因国家或职业"这一较为模糊的表述，最高上诉法院明确规定，《刑法典》第 458 条适用于根据法律、惯例和习俗必要的知情人。[8]

在医学背景下，这意味着任何因其职业活动而了解个人数据的人都必须遵守专业保密义务，该义务适用的医护人员范围包括医生、[9]牙医、[10]药剂师、[11]护士、[12]助产士、[13]理疗师和护理人员。[14]

医学背景下的保密义务除了适用于医护人员外，还适用于提供这些医疗服务所需的其他人员，如行政人员和运营人员，具体包括医院院

---

[7]　Art. 458 Penal Code；art. 222 Law of 30 July 2018 on the protection of natural persons with regard to the processing of personal data, *Belgian Official Gazette*, 5 September 2018.

[8]　Court of Cassation 20 February 1905, Pasicrisie 1905, I, 141, conclusions Janssens.

[9]　Art. 458 Penal Code.

[10]　Y. Vermylen and C. Contreras, *Tandarts & Recht* (Acco, 2008), 93.

[11]　Art. 458 Penal Code.

[12]　KI Antwerp 2 November 2000, *Limburgs Rechtsleven* 2002, 192.

[13]　Art. 458 Penal Code.

[14]　F. Blockx, *Beroepsgeheim* (Antwerp, Intersentia, 2013), 78—79；A. Dierickx, J. Buelens and A. Vijverman, 'The Right to Privacy' in *Handbook on Health Law* (*Handboek Gezondheidsrecht*) (Antwerp, Intersentia, 2014), 613.

长、[15]主任医生、[16]监察员、[17]行政人员、[18]业务人员[19]以及社会助理。[20]

　　需要说明的是，并非所有在医疗部门工作的人都是必要的知情人。因此，某些辅助人员不受医疗保密义务的约束。但是，他们可能受到保密责任的约束。违反此责任的行为并不构成刑事犯罪，但被侵犯者有权获得损害赔偿。对于不是必要知情人的人而言，这是一项法律、纪律或合同义务。在医疗环境中，受此约束的人员包括清洁工和勤杂工等。

　　医疗保密义务和保密责任之间的界限并不总是明确的。例如，关于伦理委员会成员的义务就存在争议。一些人认为委员会成员受医疗保密义务的约束，[21]但另一些人认为这只是一种保密责任。[22]

三、保密/亲密/隐私的法律义务

　　医疗保密是一个涉及领域广泛的概念。医疗保密的责任导致了几项其他义务的产生，比如隐私权益保护。这些义务从出生起至死亡后都适用，下文将就此进行讨论。

（一）从出生到死亡

　　即使在患者死亡后，医护人员也应履行对其的保密义务。这一义务

---

[15]　Court of Cassation 30 October 1978, Arr.Cass. 1978—1979, n° 235.

[16]　Court of Appeal Antwerp 14 June 2001, *Belgian Journal of Health Law (Tijdschrift voor Gezondheidsrecht)*, 2004—2005, 128, comment T. Balthazar.

[17]　Art. 3 Royal Decree of 8 July 2003 concerning ombudsperson in hospitals, *Belgian Official Gazette*, 26 August 2003.

[18]　F. Blockx, *Beroepsgeheim* (Antwerp, Intersentia, 2013), 80.

[19]　Court of Appeal Antwerp 14 June 2001, *Belgian Journal of Health Law (Tijdschrift voor Gezondheidsrecht)*, 2004—2005, 128, comment T. Balthazar.

[20]　Art. 189 Flemish decree 22 December 2017 on Local government, *Belgian Official Gazette*, 15 February 2018; T. Vansweevelt and N. Broeckx, 'Het patiëntendossier en de toegang tot en doorstroming van gezondheidsgegevens tussen gezond heidszorgbeoefenaars in het raam van de Kwaliteitswet', The Quality Act (*De Kwaliteitswet*) (Antwerp, Intersentia, 2020), 138.

[21]　A. Dierickx, J. Buelens and A. Vijverman, 'The Right to Privacy' in *Handbook on Health Law (Handboek Gezondheidsrecht)* (Antwerp, Intersentia, 2014), 620—621.

[22]　T. Vansweevelt, 'Verplichte ethische comités in ziekenhuizen: Who Watches the Doctor Watchers?', *Liber Amicorum A. Prims* (Ghent, Mys&Breesch, 1995), 398—399.

超越了一般隐私保护，还确保人们可以咨询医生，而不必担心自身保密信息会在生前或死后被泄露给第三方。在这方面，医疗保密义务的范围比 GDPR 的范围更广，因为 GDPR 和相关数据保护法仅适用于与在世个人有关的信息。[23]

（二）医疗保密的范围

9

根据《刑法典》第 458 条，医护人员必须遵守医疗保密规定，不得泄露患者私密信息。这一刑事犯罪要求满足三个要件：一条私密信息、向第三方披露私密信息、披露是由负有保密义务的人进行的。

（三）私密信息

医疗保密范围仅限于私密信息。在确定信息私密性质时，法官将考虑信息的性质、信息的私密性、任务的重要性和保密的必要性。[24]

通常而言，私密信息不仅可以涵盖事实、决定、意见和判断，还可以涵盖医生在检查患者时发现的一切。以下类型的信息被认为是私密的：患者的身份、[25]电话号码、[26]入院时间、[27]地址、婚姻或家庭状况、疾病或健康状况[28]以及治疗或药物。[29]

当然，当信息公开或广为人知时，它就不再是私密的了。当患者公开宣布自己的疾病、入院或治疗情况时，关于这些事实的医疗保密性就不再存在。

私密信息必须与个人相关联。当医生披露匿名者的信息时，患者隐私不会受到侵犯。但是，基于泄露的信息，可能出现私密信息可以与某

---

[23]　Consideration 27 GDPR.

[24]　S. Carval and R. Sefton-Green, 'Medical Liability in France' in B. Koch (ed), *Medical Liability in Europe* (Berlin, De Gruyter, 2011), 225.

[25]　Corr. Ghent 2 december 2013, *Belgian Journal of Health Law* (*Tijdschrift voor Gezondheidsrecht*), 2014—2015, 108, comment F. Blockx.

[26]　Corr. Ghent 2 december 2013, *Belgian Journal of Health Law* (*Tijdschrift voor Gezondheidsrecht*), 2014—2015, 108, comment F. Blockx.

[27]　National Council of Physicians, Advice about Medical confidentiality of 16 March 1991, www.ordomedic.be.

[28]　Court of Appeal Antwerp 14 June 2001, *Belgian Journal of Health Law* (*Tijdschrift voor Gezondheidsrecht*), 2004—2005, 128, comment T. Balthazar.

[29]　Court of Appeal Antwerp 14 June 2001, *Belgian Journal of Health Law* (*Tijdschrift voor Gezondheidsrecht*), 2004—2005, 128, comment T. Balthazar.

10　　人关联起来的情况。例如，通过提供姓名首字母和出生日期，患者的身份就足够清晰且可以进行识别。[30]

（四）向第三方披露

违反医疗保密的刑事犯罪成立，意味着私密信息已泄露给第三方。秘密信息的披露可以口头进行，也可以书面进行，其认定标准不是造成任何损害或宣传而是私密信息已经被披露给第三方。[31]从逻辑上讲，向患者本人透露有关其健康状况的信息并不违背医学保密义务，相反，医护人员必须告知患者其健康状况等患者应当知情同意的一切。

医疗保密义务是约束医护人员的义务，患者有权自由透露自己的健康信息。此外，出于私人目的或提出投诉时，作为沟通方的患者还可以透露医护人员的信息，并记录与医护人员的对话。[32]

有时，为保险公司工作的私家侦探会为责任案件中的患者录制视频，以证明患者的损失没有声称的那么严重。这种对个人数据的处理应符合 GDPR。只要视频是患者公开露面的记录，[33]并且处理是建立、行使或辩护法律索赔所必需的，就可以视为合理使用。[34]

当患者被认为没有法律行为能力时，可以将信息提供给法定代表人或信托人，他们可以以患者的名义并代表患者行事，在此过程中不被视为第三方。

除了患者或其法定代表人，包括政府在内的其他人都是第三方。[35]一个典型的案例是，一位专门从事膝盖手术的外科医生将患者的信息透露给了一家制药公司，这些信息包括患者的姓名和电话号码。尽管该医

11　　生披露的目的是让制药公司能够为患者提供一些食品补充剂，以促进患者更好的康复，但由于制药公司是法律意义上的第三方，该外科医生被

---

[30]　Court of Appeal Antwerp 14 June 2001, *Belgian Journal of Health Law* (*Tijdschrift voor Gezondheidsrecht*), 2004—2005, 128, comment T. Balthazar.

[31]　F. Blockx, *Confidentiality (Beroepsgeheim)* (Antwerp, Intersentia, 2013), 112.

[32]　Court of Cassation 17 November 2015, AR.P.15.0880.N.

[33]　Art. 5 Law of 19 July 1991 regulating the profession of private detective, *Belgian Official Gazette*, 2 October 1991.

[34]　Art. 9(2)(f) GDPR.

[35]　例外情形请参见后文。

判违反医疗保密义务。[36]

原则上，患者的伴侣和亲属也是第三方。另一个典型的案例是，当医生要求亲属将患者的 HIV(艾滋病病毒)药物带到诊所，而亲属不知道患者是 HIV 阳性时，就违反了医疗保密义务。[37]在这种情况下，当伴侣、亲属或朋友是患者的密友或代表时，可以披露有关患者的私密信息。

媒体自然也被视为第三方。例如，一名主治医生想在媒体上回应患者对他的指控，并发布了一份新闻稿，其中包括患者的姓名首字母、疾病和治疗情况，就会被认定为违反了保密义务。[38]

（五）亲密关系权

亲密权已被公认为一项完整和独立的患者权利。[39]亲密关系的概念可以定义为"空间隐私权"。检查室和治疗室必须保证病人有必要的空间隐私权利，除治疗医生外，只有必要的医护人员才能在场。《患者权利法》第 10 条规定，只有在患者同意的情况下，才允许那些从专业角度证明其必须在场的人员在检查或治疗期间在场。这意味着实习医生可能会在场，因为这是他们学习这些实践经验的唯一途径。但是，患者有权反对实习医生在场，并且在任何情况下患者都有权被提前告知是否可能会有实习医生在场。

当然，这种反对的权利不仅适用于实习医生，还适用于其他所有医护人员或第三方。患者有权在仅有其主治医师在场的情况下进行医疗咨询，这条规则是重要且合理的。这是因为在医疗咨询过程中，医患之间会交换一些微妙而私密的信息，往往还会进行亲密的医疗检查。患者必须有权将对这些亲密信息的讨论限制在与其有信任关系的主治医生身上。

12

---

[36]　Corr. Ghent 2 december 2013, *Belgian Journal of Health Law* (*Tijdschrift voor Gezondheidsrecht*), 2014—2015, 108, comment F. Blockx.

[37]　Labour Court 14 June 2021, *Belgian Journal of Health Law* (*Tijdschrift voor Gezondheidsrecht*), 2022—2023, 34, comment T. Vansweevelt.

[38]　Court of Appeal Antwerp 14 June 2001, *Belgian Journal of Health Law* (*Tijdschrift voor Gezondheidsrecht*), 2004—2005, 128, comment T. Balthazar.

[39]　Art. 10 Belgian Law on Patients' Rights.

四、 数据保护法

与其他成员国一样，GDPR 同样适用于比利时。[40]GDPR 通过限制使用患者的个人健康数据(和其他个人数据)来保护患者的隐私。这意味着，只有在符合 GDPR 所规定的一般要求(透明度、安全性等)以及第 6条和第 9 条描述的特定标准的前提下，医生、医院和其他数据控制者才能处理这些数据。尽管 GDPR 具有直接约束力，但成员国立法机构在处理健康数据方面仍保有一定的余地，依据 GDPR 第 9(4)条，成员国可以增加一些针对特定国家的规则和限制。下文将就比利时立法机构对这一规定的具体应用进行讨论。

(一) 比利时数据保护法框架

2018 年 7 月 30 日，比利时在关于处理个人数据方面保护自然人的法律中进一步重申了 GDPR 第 32 条规定的安全义务。[41]该法规定，数据控制者(如医院)必须保留一份可以访问健康数据的人员类别清单(包括对其角色的准确描述)，这些人员必须受到法律或同等保密合同义务的约束。[42]此外，该法还包含一整章关于数据(包括患者数据)的统计和科学研究的处理规定。

由于 GDPR 第 9(4)条允许成员国立法机构制定其他特定规则，因此特定法律中关于医生、医院和其他人的各种数据处理条款也仍然有效。这点将在本章后文进一步解释。

(二) 信息安全委员会

2006 年 12 月 13 日，比利时在关于健康方面各项规定的法律中规定，要求从一个数据控制者(如医院)向另一个数据控制者(如生物技术公司)传输健

---

[40]　Regulation (EU) 2016/679.
[41]　Belgian Official Gazette, 5 September 2018.
[42]　Art. 9 Law of 30 July 2018.

康数据事先获得比利时信息安全委员会(The Information Security Committee)
的授权㊸。㊹该委员会与比利时数据保护局('Gegevensbeschermingsautori-
teit''Autorité de protection des données')并存，后者是 GDPR 规定的比利时
官方监督机构。

　　数据控制者必须发起健康数据传输授权请求，在此基础上，信息
安全委员会将对符合 GDPR 主要原则的情况进行基本评估。然而，这
一授权要求也有一些例外情况。例如，医生之间出于诊断或治疗目
的，以及基于特定法律框架进行的健康数据传输(例如，根据 2004 年 5
月 7 日关于人体实验的比利时法律)，都不需要信息安全委员会授权。
此外，法律尚未对未经授权进行的数据传输规定任何制裁措施。与比
利时数据保护局不同，信息安全委员会无权实施罚款或其他制裁。这
就引出了一个问题，即在 GDPR 的原则规定下，信息安全委员会是否
仍然有意义。

　　同样的，信息安全委员会不能与比利时电子健康平台混淆。电子健
康平台是一个依法成立的政府机构，其使命是为医疗机构内外的医护人
员之间共享健康相关数据制定(不具有直接约束力)标准和指南，并创建
促进患者数据共享的某些系统。㊺比利时的医生有义务只使用比利时政
府提供或验证的系统(即电子健康平台)。㊻包括在佛兰德斯(Flanders)，医
护人员和医疗保健机构同样有法律义务使用电子健康平台的服务与其他
医护人员或医疗保健机构共享数据。㊼

　　㊸　与 GDPR 第 87 条一致，比利时内政部对使用国民身份号码或 NIN('Rijksregi-
sternummer' / 'numéro de Registre national')也有类似的授权制度。参见 Law of 8 August
1983 on the organisation of a national register of natural persons, *Belgian Official Gazette*, 21
April 1984。

　　㊹　Art. 42 Law of 13 December 2006 on various provisions regarding health, *Belgian
Official Gazette*, 22 December 2006.

　　㊺　Art. 5 Law of 21 August 2008 on the establishment and organisation of the eHealth-
platform and various provisions, *Belgian Official Gazette*, 13 October 2008.

　　㊻　Art. 40 Code of Medical Deontology, 可在此咨询：www.ordomedic.be。

　　㊼　Art. 6—8 Flemish Decree of 25 April 2014 regarding the organisation of the network for
data sharing between actors in healthcare, *B. Off. J.*, 20 August 2014.

五、 保密例外情形

通常而言，每个医护人员都负有相应的保密义务，违反保密义务一般会导致刑事责任。然而，在某些情况下，医护人员可以援引正当理由来避免承担责任。比利时的法律承认医疗保密规则的几种例外情形，例如，根据《刑法典》第458条，如果医护人员有义务或被允许披露私密信息，则不视为违背医疗保密义务。对于其他例外情况，则以判例为依据，下文将就此进行讨论。

（一）法官或议会调查委员会的证词

根据《刑法典》第458条，当医生向法官或议会调查委员会提供证据时，不构成犯罪行为。医生没有作证的义务——他有这个权利，但没有这个义务。

（二）警方调查

在警察或检察官面前的陈述不被视为在法官面前的作证，因此没有一般规则允许医生与警察或检察官分享患者信息。[48]例如，车祸后，一名医生对受伤司机进行急救，在此期间医生对司机的情况进行了评估并自发地告诉警察司机喝醉了，就会被认为违反了医疗保密义务。[49]同样的原则也适用于养老院的医护人员，当工作人员报告一名老年人失踪时，他们通常不被允许向警方通报该老年人的整个病史，即使警方明确要求提供这些信息。[50]

需要说明的是，这并不意味着医护人员在调查期间不得与警方分享患者信息。比利时立法机构允许警察、医生和社会工作者等多学科共享

[48] A. Dierickx, J. Buelens and A. Vijverman, 'The Right to Privacy' in *Handbook on Health Law (Handboek Gezondheidsrecht)* (Antwerp, Intersentia, 2014), 627.

[49] Police court of Namur 27 February 1981, *RGAR* 1982, n° 10.542. 参见 Cass. 3 September 2014, AR P.13.1966.F, www.cass.be.

[50] Sectoral Committee on health, consultation nr. 12/024 of 20 March 2012 and nr. 13/066 of 18 June 2013, https://www.ksz-bcss.fgov.be.

信息，以预防某些犯罪(如恐怖主义、家庭暴力)，前提是公共检察官必须同意这种信息共享。[51]这使得医护人员可以在没有任何责任的情况下分享某些患者信息。除此之外，医护人员还可以在行使辩护权或紧急情况下向警方提供患者信息；如果已通知医师协会的代表，医生还有义务在调查期间允许有关人员访问患者数据。[52]

15

(三) 法院禁令

根据《司法法典》(Judicial Code)第 877 条，法官在存在严重、确定和一致的推测且认为该文件(如病历)包含任何相关事实的证据时，可以命令任何人(如医生)移交该文件。

(四) 对未成年人或弱势群体的犯罪举报

根据《刑法典》第 458 条之二的规定，医生或任何受职业保密义务约束的人都可以向检察官举报针对未成年人或弱势人员实施的犯罪。当未成年人和弱势群体的身心健全面临严重和迫在眉睫的危险时，也适用同样的原则。弱势地位可能由各种原因造成，如年龄、怀孕、文化、习俗、宗教、荣誉、疾病、身体缺陷等。这些情况可能涉及虐待儿童、性虐待和名誉犯罪等问题。

这一法律条款的引入是因为将紧急状态作为违反医疗保密义务正当性理由之应用存在不确定性，故而宜将特定的法律条款作为正当化理由。应当指出的是，法律规定赋予医生发言和告知检察官的权利，但不涉及发言义务或违反医疗保密规定。

(五) 提供援助的义务

根据《刑法典》第 422 条之二规定，每个公民都有义务向处于极大危险中的人提供援助。违反这项义务是犯罪行为。这时候医生往往会面对两种必须相互平衡的价值观：患者的隐私权和患者/第三人的个人完整性。在大多数情况下，特别是在涉及生命安全的情况下，个人完整性往往会被视为比隐私权更为重要。

---

[51] Art. 458ter Penal Code.
[52] Art. 39bis，§9 Code of Criminal Procedure.

16 　　因此，医生应优先履行其提供援助的义务。例如，当 HIV 血清阳性患者拒绝通知其伴侣时，鉴于该伴侣的生命或健康在事实上处于危险之中，医生有义务告知该伴侣患者的具体情况。[53]

(六) 辩护权

在被指控违反医疗保密义务时，医护人员有权在法庭上为自己辩护。[54]依据是《欧洲人权公约》第 6 条，辩护权优先于医疗保密义务，但违反医疗保密义务的范围仅限于法庭上辩护所必需的信息。

(七) 由法官或检察官下令进行的研究或检查

在技术问题上，法官通常会命令合适的技术专家出具报告。向法官提供建议是法庭专家的法律义务，法庭专家面对法官和诉讼当事人时不受职业保密义务的约束。基于这一法律例外，法庭专家向法官披露患者的医疗数据时，并不违反职业保密义务。[55]例如，调查法官或检察官可以指定一名专家采集血液、毛囊或口腔拭子进行 DNA 检查，[56]该名专家可以将 DNA 检查的研究结果转交给调查法官或检察官而不违反医疗保密义务。

(八) 国家疾病和残疾保险机构

根据《强制性医疗保险和福利法》(Law on Compulsory Insurance for Medical Care and Benefits)第 150 条，医生必须向国家疾病和残疾保险机构(National Institute for Sickness and Disability Insurance，RIZIV/INAMI)的检查员和审计员提供所有必要的信息和文件。这一医疗保密的法律例外是合理的，检查员和审计员需要这些文件和信息来开展工作，但是医生

17 移交文件的义务仅限于检查员和审计员完成其有关任务所必需的内容。[57]

(九) 医疗保健和公共卫生领域的法律和行政任务

医生在医疗保健和公共卫生组织中发挥着重要作用。在执行这些具体任务时，他们有时不得不披露患者私密信息，此时违反医疗保密义务的行

---

[53]　T. Vansweevelt, *Aids en Recht. Een aansprakelijkheids- en verzekeringsrechtelijke studie* (Antwerp, Maklu, 1989), 55—56.

[54]　Court of Cassation 5 February 1985, Arr.Cass. 1984—1985, 749.

[55]　Court of Cassation 24 May 2005, T.Gez./Rev.dr.santé 2006—2007, 174, comments F. Blockx.

[56]　Art. 44quinquies and following and art. 90undecies Code of Criminal Procedure.

[57]　Court of Cassation 7 September 1989, *Rechtskundig Weekblad* 1989—1990, 404.

为会因具备法律基础且体现了医疗保健的重要性而被视为是合理的。

在这种情况下，医生可能会向政府披露以下信息：

- 向政府医生检查员披露对公众健康有潜在危险的生物因素。这些生物因素包括感染和传播性疾病，如霍乱、白喉，在流行情况下还包括黄热病、淋病、甲型和乙型肝炎、疟疾、严重急性呼吸系统综合征、脊髓灰质炎和肺结核等疾病。[58]
- 出生声明：医院将孩子的出生、父母和孩子的姓名告知民事登记官。当未在医院分娩时，父母可以凭医生或助产士的证明宣布孩子出生。死产也可以凭医疗证明向民事登记处申报。[59]
- 死亡声明：确认某个人死亡的医生必须准备一份死亡证明，并将其转交给民事登记官。[60]
- 精神病证明：除非在紧急情况下，精神病患者的强制入院需要由检查过患者的医生准备一份详细的医疗报告。[61]

（十）保险事项证明

根据 2014 年《保险法》(Insurance Law 2014)第 61 条第 1 段，[62]若被保险方事先同意，医生有义务向保险职员转交一份关于人员死亡原因的声明。在转交此类声明之时，医生表面上违反了其医疗保密义务。过去，由于被保险人不能免除其医生的职业保密义务，这些声明往往被认定为无效。如今该条款不再禁止这些死后声明，因为患者/被保险人拥有其保密性的决定权。医疗保密不能被用来掩盖任何欺诈行为。[63]

18

---

[58] Flemish Decree 21 November 2003 on the preventive health policy, *Belgian Official Gazette*, 3 February 2004.

[59] Art. 58 Civil Code.

[60] Art. 55 Civil Code.

[61] Art. 2 Law of 26 June 1990 concerning the protection of the person of the mentally ill, Belgian Official Gazette, 27 July 1990.

[62] *Belgian Official Gazette*, 30 April 2014.

[63] T. Vansweevelt and B. Weyts, 'Medical Declarations', in T. Vansweevelt and B. Weyts (eds), *Handbook on Insurance Law (Handboek Verzekeringsrecht)* (Antwerp, Intersentia, 2016), 429.

（十一）紧急状况

医疗保密可能与其他价值观念有所冲突，医生或法官必须平衡相互冲突的利益。在这种情况下所涉及的利益冲突是维护保密义务与防止对他人造成伤害的可能性之间的冲突。当第三方的生命或健康处于危险之中时，大多数人会认为医生违反医疗保密义务是合理的。在这种利益冲突中，生命和健康的价值高于医疗保密。当医生面临紧急情况时，他们可能会违反保密义务，而不必担心受到刑事起诉或承担责任。例如：

> - 面对潜在虐待儿童案件的医生有权通知有关当局(如检察官)或特定行政机构(如儿童虐待医疗咨询中心)。[64]
> - 医生被允许透露他所治疗的团伙成员的藏身之处，因为预防其他犯罪被认为比医疗保密的价值更重要。[65]

但是，正如前文所提到的那样，只有在存在更高价值的情况下，才有理由违反医疗保密规定。相比之下，当主治医生在媒体上回应患者的指控时，就不存在紧急状态，因此，在这种情况下，为了维护医生医院的荣誉和尊严，使用了有关患者信息的新闻稿，则是一种非法违规行为。[66]

（十二）共享的专业保密

医疗保健服务越来越多地由一个团队提供，医护人员需要相互分享各自的发现。为解决医护人员之间可能出现的保密问题，共享保密理论应运而生。

2012 年，最高上诉法院在一项具有里程碑意义的裁决中采纳了这一理论。[67]共享保密理论受两个条件约束：

---

[64] T. Vansweevelt, 'Liabilities of a Physician Confronted with Child Abuse', *European Journal of Health Law* 2013, 271—288.

[65] Court of Cassation 13 May 1987, Arr.Cass. 1987, 1203.

[66] Court of Appeal Antwerp 14 June 2001, *Belgian Journal of Health Law (Tijdschrift voor Gezondheidsrecht)*, 2004—2005, 128, comment T. Balthazar.

[67] Court of Cassation 13 March 13 May 1987, Arr.Cass. 1987, 1203.

– 信息持有者将其信息分享给为了相同目的并服务于同一患者的某人。

– 这种沟通必须是必要的，并且与信息持有者的任务相关。

基于这一理论，我们可以证明外科医生与参与医疗的其他医护人员(如麻醉师、护士和护理人员)共享患者医疗信息等情况是合理的。医护人员对患者健康数据的共同专业保密性甚至已被编入《质量法》中关于医疗保健质量实践的内容(第36—38条)，[68]但现在却受到患者同意和医疗保健必要性的严格条件的约束。然而，人们普遍认为，这种同意是一种广泛的同意(即患者可以同意医院内的所有信息共享)，[69]而且法律还规定，在紧急情况下不需要这种同意(《质量法》第39条)。

(十三) 研究与教学

在比利时，通常对前瞻性和纯粹回顾性医学研究进行区分。关于患者的前瞻性研究，包括为医学研究目的而收集和分享他们的健康数据，只有在患者提供书面知情同意书、有能力的伦理委员会批准该研究以及满足其他某些条件(例如，研究赞助商有针对研究对患者造成伤害的专门保险政策)的情况下，才是被允许的。[70]在纯粹回顾性医学研究(即仅依赖过去收集的数据，例如患者的健康记录)的背景下，处理患者数据是无需患者同意的，但仍需遵守 GDPR 的要求(例如，向患者提供足够的信息)和比利时 7 月 30 日的法律(Belgian Law of 30 July)(例如，数据脱敏)，以及获得比利时信息安全委员会的授权。然而，可以先对数据进行匿名化处理(最显著的是通过高级别的聚合)，在这种情况下，GDPR 的要求和授权要求将不再适用。

20

---

[68]　Law of 22 April 2019 regarding qualitative practice in healthcare, *Belgian Official Gazette*, 14 May 2019.

[69]　T. Vansweevelt and N. Broeckx, 'Het patiëntendossier en de toegang tot en doorstroming van gezondheidsgegevens tussen gezondheidszorgbeoefenaars in het raam van de Kwaliteitswet' in T. Vansweevelt et al., *The Quality Act (De Kwaliteitswet)* (Antwerpen, Intersentia, 2020), 142—143.

[70]　Law of 7 May 2004 on human experiments, Belgian Official Gazette 18 May 2004; Clinical Trial Regulation (EU) 536/2014.

关于教学,《患者权利法》第 10 条要求任何学生在进行观察之前须征得病人的同意:"病人有亲密关系的权利。在征得患者同意的情况下,只有在专业上有正当理由的人员才能在检查或治疗期间在场。"可以说,这涵盖了在此类检查或治疗期间传达的所有必要的患者信息。同样的原则也适用于在没有直接观察的情况下出于教学目的的共享患者信息(例如,在讲座期间展示患者 X 光片)。这些信息必须在 GDPR 第 6(1)(a)条和第 9(2)(b)条的含义范围内匿名,或者患者必须提前给予其自由、知情的同意。

(十四)审计

依据 GDPR 第 6(4)条、第 6(1)(f)条和第 9(2)(h)条所述的管理医疗服务的需要,允许使用患者数据进行审计,当然前提是满足所有其他 GDPR 要求(例如,透明度、数据安全性)。在医院的一般质量审计、特定医疗审计和认证程序中尤其如此。[71]对于佛兰德医院的认证,法律已经批准了与某些认证组织共享患者信息(甚至其副本)的可能性,但前提是这是必要的。[72]

(十五)新闻自由

鉴于言论自由的基本性质(《欧洲人权公约》第 10 条;比利时《宪法》第 19 条和第 25 条),记者在媒体上报道与医疗保健相关的事宜时享有相当大的自由度,前提是他们遵守新闻业的职业道德规范。根据 GDPR 第 85 条,他们可豁免 GDPR 中的多项要求,如第 7 条至第 10 条、第 11(2)条、第 13 条至第 16 条、第 18 条至第 20 条以及第 21(1)条。[73]这一豁免意味着,如果这些信息服务于合法利益(例如,国家安全或公共卫生事务),且这些利益在特定情况下超过了患者的个人利益,

21

---

[71] 参见 art. 20 Coordinated Law of 10 July 2008 on hospitals and other care institutions, *Belgian Official Gazette* 7 November 2008;art. 6/1 Royal Decree of 15 December 1987 regarding the implementation of arts 13 to 17 of the law on hospitals, Belgian Official Gazette 15 December 1987;Sectoral Committee on health, consultation nr. 17/024 of 21 March 2017 on NIAZ accreditation, www.ksz-bcss.fgov.be。

[72] Art. 108 Flemish Decree of 15 July 2016 on various provisions regarding welfare, Healthcare and families, *Belgian Official Gazette* 19 August 2016.

[73] Art. 24 Law of 30 July 2018.

记者可以报道患者的健康状况而无需事先通知该患者。[74]同样，他们也可以报告被指控的渎职案件，即使这种渎职行为(尚)未在主管法院得到证实。[75]

需要说明的是，这并不意味着记者在处理健康问题时享有绝对的自由。有人认为，如果新闻发布对患者造成不必要的伤害，内容明显错误，或者未经证实以至于构成诽谤或中伤，患者和医疗工作者仍然可以阻止新闻发布(或在事后要求赔偿)。例如，在没有任何证据的情况下，发布一个声明称某位医生是"学识渊博的庸医"，狡猾地赚了很多钱，对绝望的人造成了伤害，暗示他的医疗行为近乎犯罪，这将会被认为是违法的。[76]此外，医护人员必须注意尊重他们的医疗保密义务，[77]在公开谈论患者之前，应征得患者的知情同意并遵守 GDPR 的要求。[78]

六、　保密与遗传学

22

原则上，只有患者有权了解自己的诊断结果。医疗保密制度禁止医生将信息告知第三方。遗传信息是医疗信息，所以属于医疗保密的范畴。因此，原则上不得将遗传疾病告知其他任何一方。但是，鉴于遗传信息具有特定的性质，遗传疾病的信息对患者亲属也很重要。例如，携带某种基因的家庭成员都有必要了解他们患乳腺癌或心脏骤停的风险更高。当然，在大多数情况下，患者会自己告知或要求医生告知其亲属以便他们最终能够采取适当的措施，医生也会尽量说服患者告知亲属这种

---

[74]　基于 art. 6(1)(f) GDPR。

[75]　European Court of Human Rights, 29 March 2011, Case of R.T.B.F. v. Belgium, n° 50084/06, https：//hudoc.echr.coe.int.

[76]　Court of Appeal of Antwerp 23 June 2010, NJW 2010, p. 790, comment E. Brewaeys.

[77]　Arts 6(1)(a) and 9(2)(a) GDPR.

[78]　参见 Advice of 7 February 2015 of the National Council of the Order of Physicians on physicians and digital media, www.ordomedic.be；Advice of 16 July 2011 of the National Council of the Order of Physicians on the participation of physicians on television show, docusoaps and press articles, www.ordomedic.be。

遗传疾病。但是也存在关系破裂、社会或情感障碍等情况，此时患者可能并不愿意告知家庭成员有关信息。[79]

因此，这就引发了一个问题，即当患者拒绝告知其亲属有关致病基因等信息时，医生是否有权通知这些亲属。如前所述，紧急状态可能是通知亲属的法律依据。换言之，在平衡利益冲突时，医生可能更优先考虑保护第三方的生命或健康，而不是一味地履行医疗保密义务。科内利斯(C. Cornelis)指出，对生命和健康的危险并不一定迫在眉睫，因为许多遗传性疾病并不会立即造成风险。"迫在眉睫的风险"这一条件会使紧急状态在遗传学上变得毫无用处。只要遗传疾病对生命或健康构成严重风险就足够了。[80]也就是说，即使没有可用的治疗方法，例如亨廷顿氏病(Huntington's disease)，披露也是合理的。这些信息可能与其他决策相关，如生活规划和生育选择。

七、 挑战、争议和补救措施

长期以来，医疗保密义务被认为是比利时关于患者信息和隐私的基本规则。多年来，这一规则通过判例法或特定立法等例外情况进行了修改。在当今以数据驱动的社会中，迫切需要对健康数据的共享和使用进行基本讨论，以简化当前关于患者信息和隐私的规则。

在治疗背景方面，关于"患者同意"原则的作用仍有很多讨论。毫无疑问，在对患者进行任何医疗干预之前，患者都应给予知情同意(书面或其他形式)。比利时立法机构目前正在逐步要求患者就干预过程中使用其信息的问题给予第二次、额外的同意。我们不认为这种双重同意的方法是防止滥用患者信息的有意义的解决方案。医疗干预和使用患者

23

<hr>

[79] C. Cornelis, 'Medical Confidentiality and Disclosing Genetic Information to Family Members', *Medicine and Law* 2020, 420.

[80] C. Cornelis, 'Medical Confidentiality and Disclosing Genetic Information to Family Members', *Medicine and Law* 2020, 444.

数据进行此类干预是齐头并进的，二者缺一不可。我们更应该关注的是对患者透明和患者数据安全的明确和具体规则，以防止信息滥用。

在研究背景方面，比利时信息安全委员会的事先授权要求是实践中法律不确定性的主要来源。为了促进患者数据的科学使用，我们建议废除或至少改革这种事先授权制度。

第三章　加拿大医疗健康和隐私保护

艾米丽·巴伦　特鲁多·莱蒙斯

　　与个人身心健康和医疗保健服务获取相关的个人信息的收集、使用和共享在医疗保健中起着重要作用。个人健康信息的准确性和完整性对于适当提供医疗保健服务至关重要。但个人健康信息往往具有独特的敏感性和隐私利益。如 McInerney v MacDonald 案所述，个人向医生提供的信息"关乎患者的个人完整性和自主权"。[①]因此，适当的隐私保护对于确保患者和医疗保健专业人员之间能够舒适地分享必要信息至关重要。[②]正如加拿大医学协会(Canadian Medical Association)所指出的，"保护隐私和随之而来的保密义务对于培养对医患关系的信任、提供良好的患者护理和积极的患者护理体验至关重要"。[③]

　　在加拿大，隐私权或保密义务散见于多部法律之中，包括卫生专业道德规范、普通法、作为《宪法》一部分的《加拿大权利和自由宪章》

[①]　*McInerney v MacDonald*，[1992] 2 SCR 138 at para 18 (*McInerney*).

[②]　参见 *M(A) v Ryan*，[1997] 1 SCR 157 at paras 25—26 (*Ryan*)。

[③]　Canadian Medical Association，"Principles for the Protection of Patient Privacy" (2017)，online(pdf)：⟨www.cma.ca/sites/default/files/2018-11/PD18-02.pdf⟩.

以及联邦和省/地区立法。④隐私是一个很难明确定义的概念，加拿大隐私法往往围绕着隐私作为信息控制的狭义概念构建，这也导致法律可能无法提供对隐私利益最佳和最全面的保护。加拿大隐私法的大部分内容可以理解为保护个人自行决定"何时、如何以及在多大程度上"发布个人信息的权利。⑤但对许多法律学者来说，这种观点以及对个人同意是保护隐私的主要手段的强调，是对隐私保护内容的过于简单化和误导。⑥正如芭芭拉·泰格斯特罗姆(Barbara Tigerstrom)所指出的，虽然隐私权的核心是对信息的控制，但"也延伸到信息之外，以保护我们的身份、个人空间甚至我们的身体免受外部审查和干扰"。⑦

25

近年来，随着技术和医疗创新的不断发展，例如基因检测领域的进步，加拿大的隐私法规范围也随之扩展。这些变化为医疗保健背景下产生的个人隐私信息保护带来了全新挑战。

问题的关键之处在于隐私权并不是绝对的。⑧正如立法和普通法中的例外情况所承认的，有时存在一些竞争利益，这些利益会超越患者对信息保密的期望。例如，在可能避免或最小化对他人健康或安全造成的迫在眉睫的危险的情况下，普通法或法规可能会要求或允许医护人员披露保密信息。⑨个体隐私利益与其他竞争价值之间进行的平衡往往存在争议，本章后文将就此进行讨论。

本章首先将阐明与个人健康信息相关的隐私权和保密义务的来源和

---

④ 《加拿大权利和自由宪章》没有明确提及隐私权或个人信息保护。然而，其第7条和第8条规定了隐私保护，这两条分别涉及生命权、自由权和人身安全权以及免受不合理搜查或扣押的权利。参见 Canadian Charter of Rights and Freedoms, Part 1 of the Constitution Act, 1982, being Schedule B to the Canada Act 1982 (UK), c 11；Reference re Genetic Non-Discrimination Act, 2020 SCC 17.

⑤ R v Duarte，[1990] 1 SCR 30.

⑥ 参见 Lisa M. Austin, "Enough About Me：Why Privacy is About Power, Not Consent (or Harm)" in Austin Sarat, ed., A World Without Privacy?：What Can/Should Law Do (Cambridge, 2014)对基于同意的隐私模型的批判；Lisa M. Austin, "Re-Reading Westin" (2019) 20 Theoretical Inquiries in Law 53。

⑦ Barbara von Tigerstrom, Information and Privacy Law in Canada (Toronto, ON：Irwin Law Inc., 2020) at 1.

⑧ Halls v Mitchel，[1928] SCR 125 at 136.

⑨ 参见(ON) Health Protection and Promotion Act, RSO 1990, c H 7 at s 77.6 (HPPA)。

内容。尽管存在与隐私相关的宪法和联邦成文法，但大多数医疗保健服务的提供以及与个人健康信息相关的问题都属于省级管辖范围。[⑩]因此，本章主要关注加拿大人口最多的省份安大略省的法律和医疗保健政策，同时会讨论该省与加拿大其他普通法省份的异同。此外，需要指出的是，与加拿大的普通法管辖区不同，魁北克省根据民法运作，并于1982年[⑪]和1993年率先为政府部门和私营部门制定了强有力的法定隐私制度。[⑫]该法对违法行为的处罚有更严格的规定，这个法律制度较为灵活，并不那么强调"符合法规"。加拿大的联邦法律和普通法司法管辖区的制度异同也是本章将重点关注的。

理解加拿大医疗隐私法的六个核心话题是本章所讨论的内容。其一，保密义务的来源，这源于普通法和自律行业的道德准则。其二，适用于个人健康信息的联邦和省/地区隐私立法。其三，保密义务的各种例外情况。其四，技术进步，以及在提供医疗保健服务和追踪个人健康信息方面日益依赖技术，尤其是在新冠疫情期间带来的日益增长的隐私担忧。其五，在基因检测和研究背景下出现的独特隐私挑战。其六，在讨论医疗信息时，需要认识到原住民对隐私和信息管理的独特视角。

一、保密义务

与医护人员共享个人信息是医疗健康实践的重要组成部分。在此背

[⑩] 然而，值得注意的是，联邦政府对健康负有责任，除其他事项外，根据《加拿大卫生法》(Canada Health Act, RSC, 1985, c C-6)确定医疗保健系统的国家标准。关于加拿大医疗保健管辖权的简短概述，参见 Trudo Lemmens, Jennifer Bergman, Kanksha Mahadevia Ghimire and Maryam Shahid, *Medical Law in Canada*, 2nd ed. (Alphen aan den Rijn: Kluwer Law International BV, 2020) at 28—30 (Lemmens et al. 2020)。

[⑪] 参见 Act Respecting Access to Documents Held by Public Bodies and the Protection of Personal Information, CQLR c A-2.1。

[⑫] Act Respecting the Protection of Personal Information in the Private Sector, CQLR, c P-39.1.

景下，医护人员有着特殊的职责，其中一项关键职责就是保密义务，也就是保护患者个人信息的义务。这一义务来自伦理和习惯法的基础。

首先，保密义务产生于自律职业的道德规范之中。加拿大的大多数医疗保健专业都是自我监管且自行决定其专业行为标准的。根据省级和地区立法，自律职业有权对不遵守职业标准的成员进行纪律处分和制裁。

例如，根据加拿大医学协会的道德准则，保密被定义为尊重患者自主权的义务，被视为人们"按照自己的选择行事和控制自己的生活"的权利。[13]《道德与专业规范》指出，医生的保密义务包括："对可识别的患者信息保密；收集、使用和披露尽可能多的健康信息，以造福患者；共享信息，仅造福患者和患者的护理圈。"[14]

心理学、护理学和脊疗学等其他健康专业也在保密义务方面有相应的道德规范。例如，加拿大心理协会在其《心理学家道德规范》中以"尊重人格和民族尊严"为标题概述了保密义务。[15]

其次，衡平法将医患关系界定为典型的信托关系，[16]赋予医生的义务也包括保密义务。[17]信托关系是指一方给予另一方特别的信任和依赖，而另一方有责任本着诚意为对方利益行事的关系。这些关系通常表现为受托人拥有特殊的知识和专长。如 McInerney 案所述，这种特殊关系要求医生"以最大的诚意和忠诚行事，并对从患者处获得或关于患者的信息保密"。[18]

27

---

[13] CMA, Principles for the Protection of Patient Privacy, supra note 3.

[14] Canadian Medical Association, CMA Code of Ethics and Professionalism, CMA, 2018 at para 18, online (pdf)：⟨policybase.cma.ca/viewer?file=%2Fmedia%2FPolicyPDF%2FPD19-03.pdf#page=1⟩.

[15] Canadian Psychological Association, Canadian Code of Ethics for Psychologists, CPA, 2017, online：⟨cpa.ca/docs/File/Ethics/CPA_Code_2017_4thEd.pdf⟩ at 16—17.

[16] 也就是说，至少就医疗保健环境产生的一些关系而言——例如，它不适用于医生为保险合同评估患者之间的关系。

[17] McInerney, supra note 1; Norberg v Wynrib, [1992] 2 SCR 226.

[18] McInerney, ibid at para 20.

二、隐私和健康立法

个人健康信息受到一般隐私立法以及针对医疗保健环境的立法的保护。加拿大 10 个省和 3 个地区的联邦和省/地区层面都有关于个人信息隐私的立法。[19]根据联邦立法要求，《隐私法》和《信息获取法》适用于联邦公共机构(如加拿大卫生部)的信息。[20]2000 年出台的联邦《个人信息保护和电子文档法》[21]也是受到经济合作与发展组织隐私指南中嵌入的公平信息原则的启发而制定的。[22]这些基本原则是问责制、明确目的、同意、限制收集、限制使用、披露和保留、准确性、保障措施、开放性、个人访问以及合规性挑战。《个人信息保护和电子文档法》在促进全国隐私规范的一致性方面产生了深远影响。[23]联邦法规适用于私营商业部门的信息以及信息跨越省界的情况，但不适用于制定了本地区有关商业活动的隐私法且该隐私法与联邦法规大致相似的省份或地区。[24]许多省份和地区都有关于个人信息隐私的立法，但不同的法律对从事商业活动的公共机构或私人行为者的适用范围存在差异。一些省份的一般隐私法规被认为与《个人信息保护和电子文档法》基

---

[19] 加拿大的行政区域包括阿尔伯塔省(Alberta, AB)、不列颠哥伦比亚省(British Columbia, BC)、曼尼托巴省(Manitoba, MB)、新不伦瑞克省(New Brunswick, NB)、纽芬兰与拉布拉多省(Newfoundland and Labrador, NL)、新斯科舍省(Nova Scotia, NS)、安大略省(Ontario, ON)、魁北克省(Quebec, QC)、爱德华王子岛(Prince Edward Island, PE)、萨斯喀彻温省(Saskatchewan, SK)10 个省, 以及西北地区(Northwest Territories, NT)、努纳武特地区(Nunavut, NU)、育空地区(Yukon, YT)3 个地区。

[20] Privacy Act, RSC 1985, c P-21; Access to Information Act, RSC 1985, c A-1.

[21] Personal Information Protection and Electronic Documents Act, SC 2000, c 5. (PIPEDA).

[22] Organization for Economic Cooperation and Development (OECD), "OECD Guidelines on the Protection of Privacy and Transborder Flows of Personal Data" (2001), online: 〈www.oecd-ilibrary. org/docserver/9789264196391-en. pdf? expires = 1677460057&id = id&accname = guest&-checksum=02186D795F9B2EDBE4145349CCA218DD〉.

[23] 参见 von Tigerstrom, supra note 7 at 291—297。

[24] 阿尔伯塔省、不列颠哥伦比亚省和魁北克省的省级隐私法与《个人信息保护和电子文档法》相当。参见(AB) Personal Information Protection Act, SA 2003, c P-6.5; (BC) Personal Information Protection Act, SBC 2003, c 63; (QC) Act Respecting the Protection of Personal Information in the Private Sector, CQRL, c P-39.1.

本相似。㉕

　　大多数省份/地区也有专门针对健康信息隐私的立法。㉖这项立法因司法管辖区而异，但通常适用于保管人或受托人持有的健康信息，其中包括可以访问个人健康信息的各种个人和组织。如果该立法被认为与《个人信息保护和电子文档法》的规定基本相似，则视为适用于《个人信息保护和电子文档法》。㉗

　　在跨越省级和地区边界的情况下，公共卫生立法规定必须确保个人健康信息的保密性。例如，根据安大略省《健康保护和促进法》第 39(1)条，禁止在预防疾病传播的活动过程中披露身份信息。㉘

29

　　省级和地区隐私立法规定了更广泛的保密保护，适用于各种各样的个人和组织，这些个人和组织通常被称为健康信息"保管人"或"受托人"。有资格成为保管人或受托人的个人或机构因管辖权而异且包括政府机构和非政府机构。安大略省《个人健康信息保护法》是省级隐私法规的一个例子，该法旨在保护个人健康信息的机密性和个人隐私。㉙安大略省《个人健康信息保护法》规定，受监管的医疗从业者、医院和精神病设施运营商、救护车服务、药店、长期护理和养老院等都被视为健康信息保管人。㉚

　　个人健康信息在联邦和省/地区立法中有广泛的定义。根据《个人信息保护和电子文档法》第 2(1)条，个人健康信息是指有关在世或已故个人的信息，包括：

　　㉕　Organizations in the Province of Alberta Exemption Order, SOR/2004-220, Organizations in the Province of British Columbia Exemption Order, SOR/2004-220, Organizations in the Province of Quebec Exemption Order, SOR/2003-374.

　　㉖　努纳武特地区是个例外。

　　㉗　参见 Health Information Custodians in the Province of Ontario Exemption Order, SOR/2005-399；Personal Health Information Custodians in New Brunswick Exemption Order, SOR/2011-265；Personal Health Information Custodians in Newfoundland and Labrador Exemption Order, SI/2012-72；Personal Health Information Custodians in Nova Scotia Exemption Order, SOR/2-16-62。

　　㉘　HPPA, supra note 9 at s 39 (1).

　　㉙　Personal Health Information Protection Act, 2004, S O 2004, c. 3, Sch A, at s 1 ((ON) PHIPA).

　　㉚　Ibid at s 3.

(a) 有关个人身体或心理健康的信息；

(b) 关于向个人提供的任何医疗服务的信息；

(c) 关于该个人捐赠其任何身体部位或任何身体物质的信息，或从对该个人的身体部位或身体物质的测试或检查中获得的信息；

(d) 在向个人提供健康服务的过程中收集的信息；

(e) 为向个人提供健康服务而偶然收集的信息。

30　　　　安大略省《个人健康信息保护法》第 4 条指出，该法规定的"个人健康信息"包括：㉛

　　……是以口头或记录的形式识别关于个人的信息：

(a) 涉及个人的身体或心理健康，包括由个人家庭健康史组成的信息；

(b) 与向个人提供医疗保健有关，包括将一个人确定为个人的医护人员；

(c.1) 是一项计划，规定了医疗服务提供者或安大略省卫生团队根据 2019 年《连接护理法》(Connecting Care Act，2019) 第 21 条规定的资金为个人提供的家庭和社区护理服务；

(d) 涉及个人的医疗保健付款或资格，或医疗保健保险资格；

(e) 与该个人捐赠该个人的任何身体部位或身体物质有关，或来源于对任何该等身体部位或物质的测试或检查；

(f) 是个人的健康号码；

(g) 确定个人的替代决策者。

　　正如本章后文将讨论的，除非法律另有规定，否则通常禁止个人健康信息的保管人或受托人向他人披露信息。保管人和受托人在使用或共

㉛　Ibid at s 4 (1). 需要注意的是，此定义受第 4(3)条和第 4(4)条的约束，这两款涉及混合记录和例外情况。

享信息之前，还必须采取合理的措施确保这些信息的准确性、完整性和最新性。[32]许多司法管辖区还包含关于违反保密性的通知要求的特定条款，这些条款要求通知信息存在问题的个人或该省的相关信息和隐私专员。[33]

此外，保管人和受托人有义务做出合理努力，保护个人信息免受丢失和盗窃并防止未经授权的使用或披露。[34]这些义务的内容取决于有关信息的敏感性，并涉及采取行政、技术和实物措施以确保其安全。大多数立法还要求保管人和受托人制定信息保留和处置政策。[35]

为确保遵守隐私法，加拿大隐私专员公署(Office of the Privacy Commissioner of Canada)于 1983 年成立，负责监管联邦机构和部门对个人信息的处理，以及根据《个人信息保护和电子文档法》监管私营部门企业。[36]加拿大隐私专员公署独立于政府，其职责是保护和促进个人隐私权的发展，监督《隐私法》和《个人信息保护和电子文档法》的遵守情况并向议会报告。各省和地区也有自己的隐私专员或监察员，[37]其职责是保障各省或地区隐私法规的执行。

31

三、 个人健康信息的所有权、获取和更正

健康记录的所有权属于记录信息的个人或机构。根据《个人信息保

---

[32]　例如，《个人健康信息保护法》第 11 条，supra note 29。这也是《个人信息保护和电子文档法》的一个原则。

[33]　(NB) Personal Health Information Privacy and Access Act, SNB 2009, c P-7.05, s 49(1)(c)；(NL) Personal Health Information Act, SNL 2008, c P-7.01, ss 15(3), (4), (7)；(NS) Personal Health Information Act, SNS 2010, c 41, s 69；(ON) PHIPA, supra note 29 at s 12(2) and (3)；(NT) Health Information Act, SNWT 2014, c 2, s 87；(YT) Health Information Privacy and Management Act, SY 2013, s 16, s 30(1).

[34]　参见(ON) PHIPA, supra note 29 at s 12(1)；(NS) Personal Health Information Act, supra note 33, s 69。

[35]　(ON) PHIPA, supra note 29 at s 13(1). 在魁北克省，公共机构持有的个人信息在收集或使用信息的目的达成后必须销毁，但须遵守《档案法》(Archives Act)或《职业规范》(Professional Code)。参见 Act Respecting Access to Documents Held by Public Bodies and the Protection of Personal Information, 1982, RSQ, c A-21, supra note 11 at s 73。

[36]　Office of the Privacy Commissioner of Canada, "Who we are", online：⟨www.priv.gc.ca/en/about-the-opc/who-we-are/⟩.

[37]　就像曼尼托巴省的情况一样。

护和电子文档法》或者适用的省级或地区立法，患者有权查阅和更正自己的记录。在某些情况下，保管人可能会拒绝患者访问其医疗记录，例如，当访问这些信息会对患者或他人的健康和安全构成风险时。此种情况下，保管人有责任证明拒绝的正当性。例如，在安大略省，要拒绝患者访问其医疗记录，医生必须合理预期访问这些信息有对患者的治疗或康复造成重大伤害的风险，或者有对患者或另一人造成重大身体伤害的风险。[38]

四、 电子健康档案

电子健康记录是以电子形式存储的综合性个人健康记录。[39]这些记录融合了来自医院、医生和实验室等各种来源的信息。加拿大卫生信息通道是一个非营利性国家组织，成立于 2001 年，它为各省和地区促进和建立适当的电子健康记录系统提供了帮助。电子健康记录系统为提供护理而提供有效的患者信息访问，但同时也增加了患者健康信息被不当访问或共享的风险。[40]

五、 根据普通法和成文法规定的违反保密义务的责任

不当披露患者健康信息可能根据案件的特定情况引发一个或多个诉讼原因，如违反信托责任、诽谤、疏忽、违反保密义务和违反合同。[41]安

32

---

⑪ (ON) PHIPA, supra note 29 at s 52(1)(e)(i).

⑫ 参见 Nola M. Ries, "Patient Privacy in a Wired (and Wireless) World: Consent in the Context of Electronic Health Records" (2006) 43: 4 Alberta Law Review 681。

⑬ 参见 Noela J. Inions, Leanne E. Tran and Lorne E. Rozovsky, "Electronic Communications and Health Information" in Canadian Health Information: A Practical Legal and Risk Management Guide, 4th ed. (Toronto: LexisNexis 2018) at 145—157。

⑭ See von Tigerstrom, supra note 7 at 447—450; 关于这些诉讼原因的概述参见 Lemmens et al. 2020, supra note 10 at 103—104。

大略省上诉法院在 2012 年的 Jones v Tsige 案中也承认，对个人隐私的严重侵犯构成了"侵犯隐私"的侵权行为。[42]为了证明这一侵权行为，原告必须证明(1)被告的行为是故意的或鲁莽的，(2)被告在没有合法理由的情况下侵犯了原告的私人事务或关注点，(3)一个合理的人会认为这种侵犯是高度冒犯性的，会造成痛苦、羞辱或痛苦。[43]在 2015 年的 *Hopkins v Kay* 案中，安大略省上诉法院认为，存在一个单独的法律制度，可以用来质疑通过《个人健康信息保护法》侵犯隐私的行为，但这并不排除使用这种侵权补救措施。[44]最近，在 *Broutzas v Rouge Valley Health System* 案中，安大略省高级法院澄清称，这一侵权行为仅适用于涉及个人健康信息的隐私侵犯，这些侵犯可以被视为非常严重。[45]在该案中，三名医院员工访问了最近分娩的患者的医院记录，被视为违反了《个人健康信息保护法》和《个人信息保护和电子文档法》。一名员工利用这些信息进行销售，另两名员工则将患者的联系方式出售给销售人员。上诉法院发现，最终只有联系信息被共享以进行销售，维持了初审法官驳回原告认证动议的裁决，认为"侵犯隐私"的侵权行为不能成立；所分享的信息虽然属于个人信息，但并不属于隐私范畴，因此没有发生严重的隐私侵犯。[46]

健康信息立法中包含了一系列与保管人或受托人无正当理由披露或使用个人信息相关的犯罪和处罚措施。例如，安大略省《个人健康信息保护法》第 72(2)条概述了 11 项罪行，包括"违反该法或其规定"故意收集、使用或披露个人信息，以及"以虚假借口根据该法提出请求……"[47]大多数省份和地区规定，被发现违反这些行为的个人可能会被处以罚款或监禁。然而，根据犯罪的细节和行为人，不同司法管辖区之间存在差

33

---

[42]　Jones v Tsige，2012 ONCA 32(Tsige).

[43]　Ibid at para 71.

[44]　Hopkins v Kay，2015 ONCA 112，向加拿大最高法院申请上诉被拒，2015 CanLII 69422 (SCC)。

[45]　2023 ONSC 540. 参见 Stewart v Demme，2022 ONSC 1790。

[46]　Ibid at paras 30—35.

[47]　(ON) PHIPA, supra note 29 at s 72 (1).

异。在安大略省，个人可能被处以最高 20 万加元的罚款或最高一年的监禁，而非自然人可能被处以最高达 100 万加元的罚金。[48]虽然大多数省和地区立法仅限于对保管人和受托人施加处罚的合规机制，但一些省规定了民事诉讼理由，个人可以通过该诉讼理由为其隐私被侵犯寻求损害赔偿。[49]

（一）保密例外情况

医护人员不得分享患者机密信息的一般规则并非没有例外。患者可以明示或默示放弃保密，此外，普通法和成文法都规定了基于竞争利益的几种例外情况，例如防止对第三方的伤害。

（二）患者同意、弃权和紧急情况

在患者明示或默示同意的情况下，医疗专业人员可以共享保密信息。[50]通常情况下，医疗提供者之间需要共享患者健康信息以便治疗患者——有时被称为患者的"治疗圈"——被认为是经默示同意的。[51]在医护人员与其他医护人员共享患者信息时，他们通常不会事先获得明确的同意，例如，在患者同意转诊给其他医疗服务提供者或照顾者咨询其他专业人员的情况下。在"治疗圈"之外，通常需要患者的明示同意，除非法律规定了例外情况。在某些情况下，即使没有得到患者的同意，也可能分享具有识别性的诊断、治疗和护理信息。例如，如果不违反患者的明确要求，根据阿尔伯塔省《健康信息法》(Health Information Act)第35(1)(c)条、第 35(1)(d)条和第 35(1)(d.1)条的规定，保管人可以披露这些信息：[52]

[48] Ibid at s 72(2)(a)—(b).

[49] Ibid at s 65.

[50] Canadian Medical Association, CMA Code of Ethics and Professionalism (2018), supra note 14 at para 18；Hay v University of Alberta Hospital, (1990) AJ No 333, 69 DLR (4th) 755 at 757—758 (Alta QB)(Hay)；(ON) PHIPA, supra note 29 at s 18(2).

[51] Information and Privacy Commissioner of Ontario, "Circle of Care: Sharing Personal Health Information for Health-Care Purposes" (2015), online (pdf)：⟨www.ipc.on.ca/sites/default/files/legacy/Resources/circle-of-care.pdf⟩；参见 Stebner v Canadian Broadcasting Corporation, 2019 SKQB 91 at 44—45, 这强调了护理人员必须要求提供信息，而不仅仅是将其归类为"治疗圈"。

[52] RSA 2000, c H-5 ("HIA").

(c) 向个人的家庭成员或据信与个人有密切私人关系的另一个人，如果信息是笼统提供的，并且涉及个人在信息披露当天的存在、位置、状况、诊断、进展和预后……

(d) 在个人受伤、生病或死亡时，以便可以联系到该人的家庭成员、与其有密切私人关系的其他人或者该人的朋友……

(d.1) 在个人死亡的情况下，向该个人的家庭成员、与其有密切私人关系的另一人，如果该信息与该个人死亡的相关情况或该个人最近获得的医疗服务有关……

　　如果发现患者无法同意收集、使用或披露其个人健康信息，则无需征得同意。在这种情况下，医护人员可以与患者的亲属或监护人共享个人健康信息，以便他们可以代表患者作出决定。[53]在紧急情况下，如果患者的健康或安全迫切需要这些信息，医护人员可以提供必要的个人健康信息。

　　在民事诉讼中，如果患者的法律索赔涉及其健康，则可以理解为患者放弃了保密权。[54]具体而言，如果患者通过提起诉讼将自己的健康置于争议之中，有关原告健康的相关信息表面上是可以接受的。[55]如果患者希望记录医护人员为其提供的护理，同样无需获得许可。[56]此外，这些录音可以在法律诉讼中被受理。[57]在刑事诉讼下，受托人和保管人在向患者的辩护律师披露个人信息前，应获得患者的明示同意。[58]

（三）教学、研究、管理和审计

　　隐私法还承认，除了本章稍后讨论的其他允许的可识别信息的"公共利益"使用外，个人健康信息还可以被收集、存储和用于医疗保健的

35

---

[53]　参见(ON) PHIPA, supra note 29 at s 26(1)。

[54]　Cook v Ip, (1985) 52 OR (2d) 289.

[55]　Hay, supra note 50 at para 84.

[56]　在加拿大，如果录音是由其中一名参与者录制的，则允许录制私人对话。Criminal Code s 184(2)(a).

[57]　参见 JW v CAD, 2017 CanLII 60317 (ON HPARB)。

[58]　一般来说，未经患者同意，不应出于提供医疗保健服务以外的目的向非监护人披露个人健康信息。

适当管理，包括卫生当局的质量保证和审计。省和地区立法明确允许收集、储存和使用个人健康信息以管理医疗系统并组织支付护理费用。[59]在省级医疗保健系统内，为了这些目的共享个人健康信息是允许的，无需明确的知情同意。

为研究目的使用最初为提供医疗保健而收集的信息受到省和地区法律的管辖；受研究伦理准则的管辖，特别是由主要联邦资助机构制定的《三委员会政策声明》；[60]在一些省份，还受到省级实体制定的伦理准则和政策的管辖。[61]为获得药物和医疗器械批准数据而开展的研究将被提交给由联邦卫生当局组织的监管体系，但即使在这种背景下，《三委员会政策声明》也被视为权威的研究伦理指南。所有在联邦资助机构资助的机构中进行研究的研究人员都必须遵守《三委员会政策声明》。作为来自资助机构的指南，不遵守该指南可能会导致对研究人员和所在机构的研究经费被暂停。[62]

《三委员会政策声明》专章讨论了隐私和保密问题。它采取了一种"比例方法"来处理隐私和保密问题，这种方法强调可识别性(重新识别的风险)、敏感性和信息披露可能造成的伤害。[63]它包含了关于保密义务、同意和数据二次使用、信息保障和保密措施的各种规定。

研究伦理委员会在确定研究中隐私和保密标准的遵守方面发挥着至关重要的作用。他们对研究方案进行事先审查并确定相关事宜，例如，是否采取了足够的隐私保护措施，是否有充分的知情同意程序，以及研究是否不会导致不成比例的隐私风险。

---

[59]　参见(ON)PHIPA, supra note 29 at ss 37(1)(d), (e), (f) and (i) and 45(1)。

[60]　Canadian Institutes of Health Research, Natural Sciences and Engineering Research Council of Canada, and Social Sciences and Humanities Research Council, Tri-Council Policy Statement：Ethical Conduct for Research Involving Humans—TCPS 2, December 2022, online：⟨ethics.gc.ca/eng/documents/tcps2-2022-en.pdf⟩(TCPS)。

[61]　参见 the Quebec guidelines on biobanking：Unité de la recherche, Guide d'élaboration de la recherche des cadres de gestion des banques de données et de matériel biologique constituées à des fins de recherche (Ministère de la santé et des services sociaux, Québec), October 2012, online：⟨publications.msss.gouv.qc.ca/msss/fichiers/2012/12-727-02W.pdf⟩。

[62]　参见讨论：Lemmens et al. 2020, supra note 10 at 160—162 及脚注。

[63]　参见 Chapter 5, TCPS, supra note 60 at 77—91。

在加拿大的一些省份，研究伦理委员会的唯一严格法律框架包含在隐私立法中，尽管研究伦理委员会的工作远不止于审查研究中的隐私问题。例如，安大略省《个人健康信息保护法》规定了研究伦理委员会的组成，并要求在研究使用个人健康信息时有这些委员会参与。[64]

关于研究中健康信息的收集、存储和使用的详细规则主要集中在研究伦理指南之中，但省级隐私法规也有重叠的规定。

一般来说，隐私法只关注可以合理识别个人的信息，因此，根据合理预期无法识别个人的信息不属于省和地区法律的管辖范围。然而，正如有学者所指出的，新技术使得确保包含此类信息的健康信息和生物样本完全无法识别变得越来越困难。[65]因此，信息是否可以"合理地"去识别可能会随着时间的推移而演变。

隐私法规在使用健康信息进行研究方面相对灵活。在一些法规中，持续使用条款似乎有助于研究，并可以看作是对数据二次使用的广泛同意的接受。[66]例如，安大略省《个人健康信息保护法》关于使用健康数据进行研究的规定，只是明确说明了研究伦理委员会应该评估的"相关事项"，留下了很大的可解释空间。[67]其中，第44(3)条提出了委员会在确定数据是否可以在未经同意的情况下用于研究时应"考虑"的一些问题：研究是否可以在不获取数据的情况下合理完成；研究中的公共利益和保护个人隐私的公共利益(没有明确要求公共利益必须明显大于隐私利

37

---

[64]　(ON) PHIPA, supra note 29 at s 44.

[65]　Trudo Lemmens and Lisa Austin, "The End of Individual Control Over Health Information: Governing Biobanks and Promoting Fair Information Practices" in Jane Kaye and Mark Stranger, eds, Governing Biobanks (Farnham (UK): Ashgate, 2009) 243, in particular at 248—250；又参见 The Expert Panel on Timely Access to Health and Social Data for Health Research and Health Systems Innovation, Accessing Health and Health-Related Data in Canada (Ottawa: Council of Canadian Academies, 2015), online: 〈cca-reports.ca/wp-content/uploads/2018/10/healthdatafullreporten.pdf〉 at p 79, 指出"很难确定一个数据集是否符合不可识别的条件"。

[66]　参见 Tom Archibald and Trudo Lemmens, "Data Collection from Legally Incompetent Subjects: A Paradigm Legal and Ethical Challenge for Population Databases" (2008) Special Edition: Visions Health Law Journal 145 at 161—162；Adrian Thorogood, "Canada: Will Privacy Rules Continue to Favour Open Science?" (2018) 137 Human Genetics 595 at 599。

[67]　(ON) PHIPA, supra note 29 at s 44(3).

益，这也是其他一些隐私法规的要求）；以及获得同意是否不切实际。[68]

这似乎比《三委员会政策声明》的规定更灵活。《三委员会政策声明》允许研究人员访问可识别的健康数据并可以进行二次使用，前提是征得研究伦理委员会同意。例如：(1)访问数据至关重要；(2)这不太可能对他们的福利产生不利影响；(3)研究人员将遵守其信息将被使用的人的任何已知偏好；(4)获得同意是不可能或不切实际的。[69]理论上，可能会出现研究伦理委员会允许二次使用数据以遵守省级立法但违反资助机构指导方针的情况。

《三委员会政策声明》还要求研究人员获得研究伦理委员会的许可才能创建数据链接。研究人员必须表明它是否会产生可识别的数据，保证实施足够的安全措施并说明为什么数据链接是"必不可少的"。[70]一些省级隐私法规[71]和加拿大统计局的一些指令[72]也包含了用于研究的数据链接条款。

（四）预防伤害

普通法和成文法都提出了基于防止伤害的保密例外情况，包括所允许的披露和强制性报告义务。在许多情况下，托管人如果有合理理由相信披露会避免或最大限度地减少对任何人的健康或安全的迫在眉睫的危险，则被允许或必须违反保密规定。

根据省级和地区立法，护理提供者必须报告合理怀疑的虐待儿童行为，包括身体伤害、性虐待和精神虐待。[73]医护人员还被要求报告护理机构中涉嫌虐待成年人的情况。例如，在阿尔伯塔省，提供者必须在有

---

[68] Ibid at s 44(3).

[69] TCPS, supra note 60 at article 5.5A.

[70] Ibid at article 5.

[71] 例如不列颠哥伦比亚省的情况。参见 Freedom of Information and Protection of Privacy Act, RSBC 1996, c 165 at s 33(1)(iii).

[72] Statistics Canada, "Directive on Microdata Linkage", (2017), online:〈www.statcan. gc.ca/eng/record/policy4-1〉.

[73] 参见(SK) Children and Family Services Act, SS 1989-90, c C-7.2, s 12；(ON) Children, Youth, and Family Services Act, 2017, SO 2017, c 14, Sched 1 at s. 124。

合理理由相信客户受到虐待的情况下进行报告。⑭

联邦《检疫法》以及所有省份和地区都有关于传染病报告义务的立法。⑮然而，这项立法在适用对象和涉及的信息方面各不相同。例如，安大略省《健康保护和促进法》要求如果卫生专业人员和行政人员认为某个人患有或可能患有传染病，必须向相关单位的卫生官员报告。⑯这一要求适用于医生和注册护士、各种卫生从业人员(如脊疗师和自然疗法师)、医院管理者、机构负责人、学校校长和实验室操作员。⑰

特定传染病的强制性报告要求引起了人们的特别关注，因为披露可能带来的危害，例如污名化的危害，这在 HIV/AIDS(艾滋病病毒/艾滋病)诊断中是一个特别突出的问题。⑱由于诊断报告带来的风险，人们还担心强制性报告要求最终会导致寻求检测的人数减少。为了应对这种担忧，一些司法管辖区提供了匿名的 HIV/AIDS 检测。⑲

除了上述类别之外，加拿大普通法中没有明确规定旨在防止对他人造成伤害的普通法报告义务，但判例法支持在有限的情况下发出警告和承担义务。虽然美国判例中支持警告义务的推理没有直接适用于加拿大，但或多或少产生了一些影响。在美国 Tarasoff v the Regent of the University of California 案中，法院认为，被告治疗师未能向其中一名患者(受害者)发出生命威胁的警告，违反了对其应尽的护理责任。⑳加拿大最高法院在 Smith v Jones 案中引用了这一案件，该案涉及律师—客户特权，由一名作为被告(被指控犯有严重侵犯性工作者权利的罪行)的专家

39

---

⑭ (AB) Protection for Persons in Care Act, SA 2009, c P-29.1.
⑮ Quarantine Act, SC 2005, c 20.
⑯ (ON) HPPA, supra note 9 at s 25(1).
⑰ Ibid at ss 25—29.
⑱ 参见 Canadian AIDS Society v Ontario，(1995) 25 OR (3d) 388 (Sup ct J)，Aff'd (1996)，31 OR。
⑲ Public Health Agency of Canada (PHAC)，"HIV/AIDS Epi Updates, Chapter 3, HIV Testing and Surveillance Systems in Canada" (July 2010)，online：〈www. canada. ca/en/public-health/services/hiv-aids/publications/epi-updates/chapter-3-hiv-testing-surveillance-systems-canada. html〉.
⑳ Tarasoff v Regents of the University of California，17 Cal 3d 425 (Sup ct, 1976).

证人的精神科医生提起。[81]在该案中，精神病科医生试图警告法庭，他的病人在获释后有绑架、强奸和谋杀性工作者的可能。虽然法院坚持认为没有明确的义务这样做，但法院认为，在存在对可识别的人或人群造成严重身体伤害或死亡的紧迫风险的情况下，可以选择发出警告。[82]

法院还认为，在披露个人信息可以防止司法不公的情况下，医护人员可以披露个人信息。例如，法院裁定，有理由认为刑事案件中的证人不可靠的卫生专业人员有权向检方或辩方披露这一信息。[83]

关于医护人员是否有选择或义务向其他家庭成员披露与患者健康相关的信息(例如，遗传信息)，现有的判例法非常有限。[84]关于告知家庭成员遗传风险的责任以及警告存在遗传风险的潜在责任[85]的唯一加拿大案例是魁北克省上诉法院的 Watters v White 案，该案是根据民法而非普通法判决的。在此案中，上诉法院推翻了初审判决，即认定被告医生因未能警告患有严重遗传疾病的患者的家庭成员而负有责任，认为被告医生无法在不违反其对患者的保密义务的情况下警告患者的家庭成员。[86]虽然法院认识到了解这一警告对患者家属的重要性，但法院的结论是，这种情况不符合违反患者保密规定的紧迫性要求。[87]正如卡西尔(Kasirer)法官所述，"必须注意不要过分强调医生对患者所负的基本保密义务的例外情况。存在一种狭义的例外情况，即出于公共卫生、紧急情况或迫在眉睫的危险的考虑，非经同意的披露是合理的"。[88]

---

[81] Smith v Jones, [1999] 1 SCR 455.

[82] Ibid at para s 77—78.

[83] R v Ross, [1993] NSJ no 18, 79 CCC (3d) 253.

[84] 参见 Adrian Thorogood, Alexander Bernier, Ma'n H. Zawati and Bartha Maria Knoppers, "A Legal Duty of Genetic Recontact in Canada" (2019) 40(2) *Health Law in Canada* 58—78；Trudo Lemmens, Lori Luther and Michael Hoy, "Genetic Information Access, a Legal Perspective: A Duty to Know or a Right Not to Know, and a Duty or Option to Warn?" in *Encyclopedia of Life Sciences* (Chichester：John Willey & Sons, Ltd, 2015).

[85] 关于告知义务和警告义务之间的区别，参见 Ma'n H. Zawati and Adrian Thorogood, "The Physician Who Knew Too Much：A Comment on Watters v White" (2014) 21 Health Law Journal 1 at 18—20 (Zawati and Thorogood, "The Physician")。

[86] Watters v White，2012 QCCA 257 [Watters].

[87] Ibid.

[88] Ibid at para 111.

需要注意的是，该案的情况是这样的，很难在原告所主张的未能直接告知患有遗传病的儿童的母亲与远房亲属三十年后生出患同样遗传病儿童的事实之间建立因果联系。在该案中，医生告知了孩子的父亲，但父亲随后与母亲离婚，从未告诉她该病症的遗传性质。此外，上诉法院还提到了被指未能发出警告行为发生时的(1970 年)实行专业标准。因此，这个案例并不必然反映加拿大法院在处理基因检测结果显示存在可预防的严重伤害风险(例如肥厚型心肌病的情况)而未能告知家庭成员的案件时会如何判决。在 2021 年安大略省的 Bonenfant v Donesse 案中，安大略省高等法院指出，如果依据普通法来判断，Watters 案的诉讼"很可能会在接近性这一障碍上失败，远在政策考量介入之前"。[89]

六、警方调查

除非有法律机构要求披露，否则没有义务满足警方对个人健康信息的要求。[90]根据普通法，除非法规明确要求/批准，否则未经患者同意披露个人健康信息的医生就违反了其保密义务。[91]然而，医生是否因不合理地违反保密义务而需要承担法律责任，或者警方是否因此被禁止使用该信息，则是另一回事。[92]

当警方要求披露个人健康信息并且持有搜查令时，医疗护理人员应配合搜查令的要求。然而，医疗护理人员没有义务口头提供信息或提供庭前证词。在某些情况下，配合搜查令需要行使专业判断。例如，根据加拿大《刑法典》第 320.29(1)条，在配合警方搜查令的过程中，医护人员必

---

[89]　2021 ONSC 8544 at para 76.

[90]　然而，《刑法典》要求公民不得在没有合理理由的情况下阻碍或不协助警察履行职责。参见 Criminal Code of Canada, RSC 1985, c C46, s 129。

[91]　R v Dersch [1993] 3 SCR 768, 85 CCC (3d) 1.

[92]　Gilbert Sharpe, *The Law & Medicine in Canada*, 2nd ed. (Toronto：Butterworths, 1987) at 187—191.

须确信该患者无法表示同意且采集血样不会对该个体的健康造成危害。[93]

七、公共利益

在回应刑事背景下的信息请求时，医疗专业人员仅在有明确的法律要求时才应提供信息。医护人员应遵守法院命令，并允许在作为初步调查或刑事审判的证人时分享其他保密信息。[94]医护人员可能自愿担任证人，也可能被迫担任证人。然而，加拿大最高法院已经承认，在某些情况下，基于逐案评估，医生和患者之间的关系中可能存在特权。[95]逐案确定特权的测试是"威格莫尔测试"(Wigmore test)的四步：

1. 这些交流必须保证不会被披露；
2. 这种保密性对于全面、满意地维持当事人之间的关系至关重要；
3. 这种关系在公众看来应该是值得精心培养的；
4. 披露这些交流信息对关系造成的伤害必须大于为正确处置诉讼而获得的利益。[96]

一些省级法律要求卫生机构向警方报告枪伤或刺伤。[97]然而，这项

---

[93] Canadian Criminal Code, RSC 1985, c C-46, s 320.29(1).

[94] Ibid at ss 697—700.1；Ogden v Simon Fraser University [1998] BCJ No 2288 (BC prov Ct (sm Cl Div).

[95] Ryan, supra note 2.

[96] John Henry Wigmore, Evidence in Trials at Common Law, vol 8, McNaughton Revision (Boston：Little, Brown & Co, 1961) as cited in R v Gruenke [1991] 3 SCR 263.

[97] (AB) Gunshot and Stab Wound Mandatory Disclosure Act, SA 2009, c. G-12；(BC) Gunshot and Stab Wound Disclosure Act, SBC 2010, c. 7；(MB) Gunshot and Stab Wounds Mandatory Reporting Act, CCSM c G125；(NL) Gunshot and Stab Wound Reporting Act, SNL 2011, c G-7.1；(SK) Gunshot and Stab Wounds Mandatory Reporting Act, SS 2007, c G-9.1；(NT) Gunshot and Stab Wound Mandatory Disclosure Act, SNWT 2013, c 19；(NS) Gunshot Wounds Mandatory Reporting Act, SNS 2007, c 30, (ON) Mandatory Gunshot Wounds Reporting Act, 2005, SO 2005, c 9, s 2.

立法并非没有争议。正如安德鲁・马丁(Andrew Martin)所指出的，目前尚不清楚此类立法的根本目的是公共卫生和安全还是执法所需。[98]此外，这项立法可能会导致伤者因为担心警方调查而拒绝寻求医疗护理。[99]

八、技术时代的隐私和数据保护与新冠疫情

越来越多的技术用于提供医疗保健服务和存储健康信息，这对隐私和数据安全提出了重大挑战。如前所述，健康记录的电子存储在提高访问效率的同时，也增加了未经授权访问和安全漏洞的风险。例如，最近，加拿大多个卫生系统遭到广泛的网络攻击，影响了数百万患者档案。[100]

虚拟护理服务的提供也引发了基于技术相关风险的隐私和数据安全问题的讨论，自新冠疫情开始以来，这一问题尤为突出。虽然加拿大的虚拟医疗服务在之前就有所发展，但不得不承认的是，新冠疫情显著增加了其使用频率。[101]与虚拟医疗服务相关的风险包括技术和配置

43

---

[98]　参见 Andrew Flavelle Martin, "The Adoption of Mandatory Gunshot Wound Reporting Legislation in Canada：A Decade of Tension in Lawmaking at the Intersection of Law Enforcement and Public Health" (2016) 9：2 McGill Journal of Law & Health 175, online：⟨papers.ssrn.com/abstract=2811953⟩。

[99]　参见 Merril A Pauls and Jocelyn Downie, "Shooting Ourselves in the Foot：Why Mandatory Reporting of Gunshot Wounds Is a Bad Idea" (2004) 170 Canadian Medical Association Journal 1255。

[100]　参见 Office of the Saskatchewan Information and Privacy Commissioner, "Saskatchewan IPC finds ransomware attack results in one of the largest privacy breaches in this province involving citizens' most sensitive data" (2021), online：⟨oipc.sk.ca/saskatchewan-ipc-finds-ransomware-attack-results-in-one-of-the-largest-privacy-breaches-in-this-province-involving-citizens-most-sensitive-data/⟩。

[101]　Office of the Privacy Commissioner of Canada, "Privacy in a pandemic", (8 October, 2020), online：⟨www.priv.gc.ca/en/opc-actions-and-decisions/ar_index/201920/ar_201920/⟩；Patrick B. Patterson, Jenna Roddick, Candice A. Pollack and Daniel J. Dutton, "Virtual Care and the Influence of a Pandemic：Necessary Policy Shifts to Drive Digital Innovation in Healthcare" (2022) 35(5) Healthcare Management Forum 272.

错误、黑客攻击和软件利用以及"电子窃听"对个人信息的侵犯。[102]相应地，虚拟平台的使用也增加了健康信息的商业收集、使用和共享中的隐私风险。[103]

在疫情初期，医护人员在提供虚拟医疗保健服务的适当技术安全水平方面获得的指导有限，许多与信息安全相关的决定由医护人员自行作出。因此，提供虚拟医疗服务的优先顺序导致医护人员使用的技术平台往往存在广泛的安全风险，包括电子邮件、FaceTime 或 Zoom 等视频通话平台，以及各种营利性医疗保健特定"应用程序"。[104]在一些省份，广泛使用医疗保健应用程序为患者提供医疗保健服务。例如，在泰勒斯健康(Telus Health)和巴比伦(Babylon)建立合作关系后，[105]安大略省、不列颠哥伦比亚省和阿尔伯塔省开始通过巴比伦应用程序提供虚拟预约服务。[106]2020 年 4 月 21 日，阿尔伯塔省信息和隐私专员办公室宣布，由于一名医生和加拿大巴比伦健康有限公司(Babylon Health Canada Limited)在隐私影响

[102] Information and Privacy Commissioner of Ontario, "privacy and virtual health care", online：〈www.ipc.on.ca/covid-19-information-and-resources/privacy-and-virtual-health-care/〉.

[103] Sheryl Spithoff, Brenda McPhail, Quinn Grundy, Robyn K Rowe, Matthew Herder, Beatrice Allard, and Leslie Schumacher, "Commercial Virtual Healthcare Services in Canada: Digital Trails, De-Identified Data and Privacy Implications" (2023) Health Tech and Society Lab. Toronto, online：〈static1.squarespace.com/static/61803ca0424ab062d9625e2d/t/640799d52430852f-868b06a1/1678219738649/Commercial+Virtual+Healthcare+Services+in+Canada+Digital+Trails%2C+De-Identified+Data+and+Privacy+Implications+3.0.pdf〉；Tracey L. Adams and Kathleen Leslie, "Regulating for-profit virtual care in Canada: Implications for medical profession regulators and policy-makers" (2023) Healthcare Management Forum 36(2), online：〈www.ncbi.nlm.nih.gov/pmc/articles/PMC9975815/# bibr1-08404704221134872〉.

[104] Doctors Manitoba, "Advice on Video Visit Apps", online：〈doctorsmanitoba.ca/managing-your-practice/covid-19/virtual-care/advice-on-video-visit-apps〉；Doctors Technology Office, "DTO Frequently Asked Questions: Virtual Care for Physicians and MOAs" (2 February, 2021), online：〈www.doctorsofbc.ca/sites/default/files/dto_virtual_care_faq_for_physicians_and_moas.pdf〉；College of Physicians & Surgeons of Alberta, "COVID-19: Virtual Care", (March 2020, updated November 2020), online：〈cpsa.ca/wp-content/uploads/2020/06/AP_COVID-19-Virtual-Care.pdf〉；参见 Maria Jogova, James Shaw and Trevor Jamieson, "The Regulatory Challenge of Mobile Health: Lessons for Canada" (2019) 14：3 Healthcare Policy 19；Bill Marczak and John Scott-Railton, "Zoom's Waiting Room Vulnerability" (8 April 2020), online：〈citizenlab.ca/2020/04/zooms-waiting-room-vulnerability/〉.

[105] TELUS Health, "New app from TELUS health and Babylon enables Canadians to visit a doctor through their smartphone", online：〈www.telus.com/en/health/press-releases/new-app-telus-health-babylon-enables-canadians-visit-doctor-smartphone〉.

[106] Lorian Hardcastle and Ubaka Ogbogu, "Virtual Care: Enhancing Access or Harming Care？" (2020) 336 Healthcare Management Forum 288.

评估中提出的担忧，已对该应用程序展开调查。[107]隐私专员的两份报告显示，泰勒斯健康没有遵守阿尔伯塔省的《健康信息法》或《个人信息保护和电子文档法》，此外，还在收集对提供医疗保健服务不重要的信息。[108]

为应对虚拟护理服务的日益普及，包括信息和隐私专员、省级和联邦工作组、自我监管的医疗保健专业和加拿大卫生部在内的各种机构已制定了虚拟护理指南。例如，安大略省信息和隐私专员在 2021 年 2 月发布了《虚拟医疗就诊的隐私和安全注意事项：医疗保健部门指南》(Privacy and Security Considerations for Virtual Health Care Visits: Guidelines for the Health Sector)。[109]该指南描述了《个人健康信息保护法》的关键要求，并概述了增强虚拟医疗中隐私和安全的保障措施。在国家层面上，加拿大家庭医生学院(College of Family Physicians of Canada)、加拿大皇家医生和外科医生学院(Royal College of Physicians and Surgeons of Canada)以及加拿大医学协会联合编制了一份"虚拟护理行动手册"，该手册于 2020 年发布并于 2021 年进行了更新，其中包括一些与提供虚拟健康服务的技术使用和安全标准相关的指导。[110]在过去的两年里，提供虚拟护理的标准进一步发展，包括涉及技术要求的标准。例如，2022 年，安大略省卫生局发布了《虚拟就诊验证标准》，要求虚拟护理服务使用安全的视频和消息通信平台。[111]

技术进步还增强了加拿大政府应对和监测公共卫生紧急情况的能力，实现了广泛的数据收集和跟踪能力。然而，应对新冠疫情的措施引

45

---

[107]　Office of the Information and Privacy Commissioner of Alberta, News Release, "Commissioner Investigating Babylon by Telus Health App" (21 April 2020), online: 〈www.oipc. ab.ca/news-and-events/news-releases/2020/commissioner-investigating-babylon-by-telus-health-app.aspx〉.

[108]　Office of the Information and Privacy Commissioner of Alberta, "Commissioner Releases Babylon by Telus Health Investigation Reports" (29 July 2021), online: 〈oipc.ab.ca/p2021-ir-02-h2021-ir-01/〉.

[109]　Online: 〈oipc.ab.ca/p2021-ir-02-h2021-ir-01/〉.

[110]　The College of Family Physicians of Canada, Royal College of Physicians and Surgeons of Canada, and the Canadian Medical Association, Virtual Care Playbook (2021), online: 〈www. cma.ca/sites/default/files/pdf/Virtual-Care-Playbook_mar2020〉.

[111]　Ontario Health, "Virtual Visits Verification Standard" (June 29, 2023), online: 〈www. ontariohealth.ca/system-planning/digital-standards/virtual-visits-verification〉.

发了新的隐私问题，包括担心部署接触者追踪应用程序会导致政府对隐私的重大入侵，并且可以预见的是这种入侵将持续到疫情之后。[112]2020年7月，一款原本在安大略省开发的全国性新冠接触通知移动应用发布，以帮助通知用户与新冠检测呈阳性的个体有过接触。[113]应用发布之初公众难免心存担忧，但根据官方报告，该应用的数据追踪并未导致与个人健康信息相关的隐私入侵。2022年6月，加拿大卫生部审计与评估办公室和加拿大公共卫生署发布了对该应用程序的评估，其中包括对其遵守隐私原则的评估。[114]该报告指出，该应用程序包含适当的隐私保护手段，并且该应用程序没有收集健康信息或共享用户个人信息。[115]此应用程序自2022年6月17日起投入使用，现已停用。[116]

随着疫情的发展，在涉及收集或披露个人健康信息的其他措施中出现了隐私问题。[117]例如，安大略省于2021年9月推出了"疫苗护照"，以限制进入健身房、室内餐厅、电影院和音乐厅等非必要场所。[118]企业被

---

[112] 参见 Lisa M. Austin, Vincent Chiao, Beth Coleman, David Lie, Martha Shaffer, Andrea Slane and François Tanguay-Renaud, "Test, Trace, and Isolate: COVID-19 and the Canadian Constitution" (2020) Osgoode Legal Studies Research Paper; Canadian Civil Liberties Association, "Canadian Rights During COVID-19: CCLA's Interim Report on COVID's First Wave" (2020), online: ⟨ccla.org/wp-content/uploads/2021/06/2nd-Interim-Report-Working-Document-August-2020-1.pdf⟩.

[113] Prime Minister of Canada, "Prime minister announces new mobile app to help notify Canadians of COVID-10 exposure" (2020), online: ⟨www.pm.gc.ca/en/news/news-releases/2020/07/31/new-mobile-app-help-notify-canadians-potential-covid-19-exposure-now # : ~: text = The% 20Prime% 20Minister% 2C% 20Justin% 20Trudeau, tested% 20positive% 20for% 20COVID% 2D19⟩.

[114] Office of Audit and Evaluation Health Canada and the Public Health Agency of Canada, "Evaluation of the National COVID-10 Exposure Notification App" (June 2022), online: ⟨www.canada.ca/content/dam/hc-sc/documents/corporate/transparency/corporate-management-reporting/evaluation/results-covid-alert-national-covid-19-exposure-notification-app/covid-alert-app-evaluation-en.pdf⟩.

[115] Ibid at 13, 16.

[116] Health Canada, "Statement from Health Canada on Decommissioning COVID Alert" (2022), online: ⟨www.canada.ca/en/health-canada/news/2022/06/statement-from.html⟩.

[117] 参见 Privacy and COVID-19 Vaccine Passports-Office of the Privacy Commissioner of Canada; Canadian Civil Liberties Association, "FAQ: Vaccine Passports" (2021), online: ⟨ccla.org/privacy/surveillance-technology/faq-vaccine-passports/⟩.

[118] Miriam Katawzi, "Ontario reveals vaccine passport system for restaurants, gyms and theatres. Here's what you need to know" (September 1, 2021) CTV News, online: ⟨toronto.ctvnews.ca/ontario-reveals-vaccine-passport-system-for-restaurants-gyms-and-theatres-here-s-what-you-need-to-know-1.5569198⟩; Ontario, "Ontario to Require Proof of Vaccination in Select Settings" (September 1, 2021) News Release, online: ⟨news.ontario.ca/en/release/1000779/ontario-to-require-proof-of-vaccination-in-select-settings⟩.

要求提供疫苗接种证明或官方认可的豁免证明。该省推出了可在手机上使用的二维码系统。然而，最初在实施这一新系统时，进入企业的顾客必须出示完整的官方疫苗接种状态副本，而医疗豁免者必须出示健康从业者出具的豁免信(信中解释了豁免原因并可能包含证明豁免合理的医疗状况细节)。在联邦层面，航空公司和铁路公司也采取了相应措施，要求共享疫苗接种状态。[119]一些航空公司还对省级政府批准的官方医疗豁免进行了额外审查，包括要求那些获得官方批准的医疗豁免的人分享详细的健康信息，这些信息将由航空公司自己的健康评估人员进行评估。

　　许多雇主也引入了共享疫苗接种状态或医疗豁免的医疗信息。安大略省政府没有将接种两剂疫苗作为法律要求，而是作为建议。作为回应，许多雇主，包括所有教育机构，都强制要求接种两剂疫苗，并威胁对未提供此类信息的员工进行制裁，包括停薪留职甚至解雇，对学生则实行强制停课。

　　对这些政策合理性的讨论超出了本章的范围，但值得指出的是，在加拿大除魁北克省以外的所有省份以及联邦层面，都将接种两剂疫苗作为要求(由政府或雇主提出)，即使是对那些之前已经感染过的人也是如此。虽然大多数法院、人权委员会(包括安大略省人权委员会)和劳动仲裁员都明确接受了这种方法的合理性，但人们对这种强制措施的适当性提出了质疑。[120]这已经在事实上涉及了隐私问题，雇主或私营企业强制要求员工提供详细的健康信息，已经构成了对隐私的侵犯。一个典型的例子是，对于远程工作或休假的人，强制要求他们提供详细的疫苗接种信息或豁免依据。[121]在一些大学和学院，也要求居住在大学宿舍的学生

47

[119]　Government of Canada, "Mandatory COVID-19 vaccination requirements for federally regulated transportation employees and travelers", online：⟨www.canada.ca/en/transport-canada/news/2021/10/mandatory-covid-19-vaccination-requirements-for-federally-regulated-transportation-employees-and-travellers.html⟩.

[120]　Kevin Bardosh et al., "The unintended consequences of COVID-19 vaccine policy：why mandates, passports and restrictions may cause more harm than good" 7 (2022) *BMJ Global Health*, online：⟨gh.bmj.com/content/7/5/e008684⟩.

[121]　Ibid.

在第二次接种后进行加强针接种，考虑到免疫力下降因素以及青少年和年轻人的特定风险/效益平衡，这种做法的合理性有待商榷。[122]同样，由于缺乏正当性和合理性，强制要求接种加强针并提供相关证明可能构成对隐私的侵犯。

政府采取的其他措施也受到了强烈批评，有人认为这些措施构成了对公民隐私权的无理侵犯。一个进一步的例子是《紧急管理和公民保护法》下的安大略省第120/20号条例，该条例允许包括警察、消防员和护理人员在内的第一响应者访问个人的"新冠状态信息"，这些信息包括个人的姓名、地址、出生日期以及(如果适用的话)他们新冠检测呈阳性的结果。[123]该条例规定的目的是帮助"急救人员采取适当的安全预防措施，保护自己和他们所服务的社区"。[124]这项规定遭到了一些人权团体的强烈反对，包括原住民法律服务机构、黑人法律行动中心、加拿大公民自由协会和安大略省 HIV 和 AIDS 法律诊所，它们对这项规定的效用以及在这种情况下共享个人健康信息的合法性表示质疑。[125]该法于 2020 年7 月 22 日废止。

2022 年 6 月，联邦政府提出了 C-27 号法案(Bill C-27)，提议对《个人信息保护和电子文档法》下的现行私营部门隐私立法进行全面改革。C-27 号法案即 2022 年《数字宪章实施法案》(Digital Charter Implementation Act)，是 2020 年 11 月提出的同名 C-11 号法案的更新版本，[126]旨在废除《个人信息保护和电子文档法》下的隐私条款，代之以《消费者隐

⑫　Kevin Bardosh et al., "COVID-19 vaccine boosters for young adults: a risk benefit assessment and ethical analysis of mandate policies at universities" (2022) Journal of Medical Ethics, online: ⟨jme.bmj.com/content/early/2022/12/05/jme-2022-108449⟩.

⑬　Order under Subsection 7.0.2(4) of the Act—Access to COVID-19 Status Information by Specified Persons, O Reg 120/20.

⑭　Ontario, News Release, "Ontario Takes Additional Measures to Protect First Responders During the COVID-19 Outbreak" (6 April 2020), online: ⟨news. ontario. ca/en/statement/56590/ontario-takes-additional-measures-to-protect-first-responders-during-the-covid-19-outbreak⟩.

⑮　Canadian Civil Liberties Association, "Ontario Government Agrees to Human Rights Groups' Demands to End Police Access to COVID Database" (2021), online: ⟨ccla. org/press-release/ontario-government-agrees-to-human-rights-groups-demands-to-end-police-access-to-covid-database-2/⟩.

⑯　C-11 号法案因 2021 联邦选举而在议事程序上夭折。

私保护法》(Consumer Privacy Protection Act)。《消费者隐私保护法》下的变化将包括对违规行为处以更高的罚款，以及对侵犯隐私行为提出新的法律索赔。C-27 号法案于 2023 年 4 月 24 日在下议院二读通过，目前正在由工业和技术常务委员会审议。

C-27 号法案还提出了另外两项立法：《个人信息和数据保护法》(Personal Information and Data Protection Act) 和 《人工智能和数据法》(Artificial Intelligence and Data Act)。《个人信息和数据保护法》将设立一个行政法庭，负责审理对隐私专员决定的上诉并管理《消费者隐私保护法》。如果提出的《人工智能和数据法》获得通过，这将是联邦政府对人工智能的首个全面监管。

九、 保密与遗传学

遗传学领域的进步带来了特殊的隐私挑战，这是由基因信息的独特识别性质和基因检测所提供的信息类型所决定的。随着基因组技术的发展，从个体身上获得更多序列数据变得可行，风险和隐私问题随之增加。[127]

这种隐私挑战之一源于个人基因信息的家族性质，因此它与个体的家庭成员相关。[128]这些信息的关联性质导致了一个棘手的问题，即在与家庭成员共享个人基因信息方面，这种关系产生了哪些义务或选择。[129]然而，加拿大法律目前没有规定警告家庭成员严重遗传疾病的义务或选择，因为这种情况不符合 Smith v Jones 案中规定的必要条件。如前所述，在存在对可识别的人或人群造成严重身体伤害或死亡的紧迫风险的

49

---

[127] 参见 Kelly E. Ormond and Mildred K. Cho, "Translating Personalized Medicine Using New Genetic Technologies in Clinical Practice：The Ethical Issues" (2014) 11：2 Personalized Medicine 211。

[128] Lemmens, Luther and Hoy, supra note 84.

[129] 参见 ibid; Katie M. Saulnier et al., "Communication of Genetic Information in the Palliative Care Context：Ethical and Legal Issues" (2018) 18：4 Medical Law International 219。

情况下保密例外生效。该领域的主要案件是 Watters v White 案，魁北克省上诉法院在该案中认为，被告医生不可能在不违反其对患者保密义务的情况下，就其患者的严重遗传状况向家人发出警告。[130]如前所述，加拿大几乎没有关于保密和遗传学的相关判例法，由于案件的具体情况，Watters v White 案可能无法代表其他法院将如何在其他通过基因检测确定迫在眉睫、可预防的伤害案件中作出判决。

鉴于对基因歧视的担忧，遗传信息的披露也是一个受特别关注的领域。[131]为了应对这些问题，议会于 2017 年颁布了《反基因歧视法》，该法禁止个人和公司要求进行基因检测"作为获得商品、服务和合同的条件"，或在未经书面同意的情况下使用基因检测结果。[132]加拿大最高法院最近在《关于反基因歧视法的参考法》中确认了该法的合宪性。[133]

十、 健康信息治理与原住民

在过去的几十年里，加拿大越来越强调需要正视自殖民开始以来对原住民造成的历史不公正，重振与三大原住民群体(第一民族、因纽特

---

[130]   Watters, supra note 86；另参见 Zawati and Thorogood, "The Physician", supra note 85。

[131]   Annet Wauters and Ine Van Hoyweghen, "Global Trends on Fears and Concerns of Genetic Discrimination: A Systematic Literature Review" (2016) 61: 4 Journal of Human Genetics 275—282.

[132]   Genetic Non-Discrimination Act, SC 2017, c 3. 该法是否在加拿大其他人权立法已经提供的保护基础上增加了很多内容，这一点存在争议："残疾"的概念被解释得如此广泛，以至于它已经包括了遗传风险因素。更详细的讨论，参见 Kathleen Hammond, "Unnecessary and Redundant? Evaluating Canada's Genetic Non-Discrimination Act, 2017" (2020) 98(3) Canadian Bar Review 480—511, 哈蒙德(Hammond)支持这项法律，但也承认其存在一些冗余。更有力的支持，参见 Yvonne Bombard, Ronald Cohn and Stephen Scherer, "Why we need a law to prevent genetic discrimination" The Globe and Mail (19 September 2016), online: 〈 www. theglobeandmail. com/opinion/why-we-need-a-law-to-prevent-genetic-discrimination/article31936476/〉.更早的讨论，参见 Trudo Lemmens, "Selective Justice, Genetic Discrimination and Insurance: Should We Single Out Genes in Our Laws?" (2000) 45 McGill Law Journal 347—412.

[133]   Reference re Genetic Non-Discrimination Act, supra note 4.

人和梅蒂斯人)的关系,[134]并承认原住民自治。这也涉及对原住民独特利益的认可,包括与隐私有关的问题。

评论人士指出,原住民社区显然有兴趣收集以长期健康为重点的信息,因为原住民也逐渐认识到更全面的健康概念(在更广泛的集体层面上的总体健康和福祉)以及公共卫生监测的重要性。[135]然而,原住民历来对政府收集个人、家庭和社区相关信息的原因持怀疑态度。其中一个原因是,政府的心理数据过去曾被用于强迫原住民儿童离开家庭,在寄宿学校进行文化适应,许多儿童在寄宿学校遭受虐待、营养不良并染上传染病。在研究方面,也有未经个人或社区同意就从原住民那里收集信息和生物样本的情况。[136]因此,关于谁可以收集信息以及出于什么目的收集信息这类问题变得非常敏感。由于管辖权问题以及未能顾及原住民对医疗保健和隐私的看法,健康信息实践记录的开发也面临挑战。[137]

早在 2007 年,原住民就接受了一个处理信息的框架,即所谓的所有权、控制权、获取权和占有权原则,这是一个指导原住民信息管理方法的高级别框架。[138]与加拿大隐私法对个人权利的强烈关注形成鲜明对比的是,这些原则总体上反映了一种更为公共的信息管理观。[139]所有权原则是指第一民族的文化知识和对某些形式的信息的集体所有权;控制权原则强调信息管理中的自治,包括政策制定和数据管理;[140]获取权原则确认第一民族有权获取存储在任何地方的信息;占有权原则有助于维

51

---

　　[134]　原住民约占总人口的 5%, 即 180 万人。关于原住民面临的健康问题的简短讨论,参见 Lemmens et al., supra note 10 at 73—81。

　　[135]　参见 James Williams, Megan Vis-Dunbar and Jens Webber, "First Nations Privacy and Modern Health Care Delivery" (2011) 10:1 Indigenous Law Journal 101 at 113—114。

　　[136]　Ibid at 115.

　　[137]　Ibid at 115—116.

　　[138]　First Nations Centre, OCAP: Ownership, Control, Access and Possession, First Nations Information Governance Committee, Assembly of First Nations (Ottawa: National Aboriginal Health Organization, 2007). 参见 First Nations Information Governance Centre website: ⟨fnigc.ca/ocap-training/#:~:text=The% 20First% 20Nations% 20principles% 20of% 20ownership% 2C% 20control% 2 C% 20access% 2C% 20and, this% 20information% 20can% 20be% 20used⟩。

　　[139]　参见 Williams, Vis-Dunbar and Webber, supra note 35 at 120。

　　[140]　Ibid at 117.

护第一民族对数据的所有权。⑭

2010 年，主要资助机构在《三委员会政策声明》中加入了一个关于原住民研究的单独章节。⑭该章节并非旨在取代原住民自己制定的伦理指导；相反，它呼吁在研究的设计、实施、分析和出版中明确承认原住民的知识体系、独特的世界观和原住民的共同利益。它取代了健康研究资助机构早期的指导方针，即 2007 年至 2010 年间存在的"CIHR 原住民健康研究指导准则"。⑭

此外，该准则包含了原住民参与研究的伦理标准框架。⑭这些规定反映了对研究过程各个阶段社区参与的必要性的认识，以及对原住民自治和独特治理结构的认识。例如，该准则要求研究人员与社区合作，确定"老年人和其他知识持有者"，并让他们有意义地参与研究结果的设计、实施和解释。该准则特别提到需要尽早确定"社区和个人"的隐私和保密利益。⑭

对于数据的二次使用也有具体规定。如果数据不是公开可用的或法律上可访问的，且没有研究计划或研究计划没有明确允许二次使用，如果没有明示同意，那么想要访问"可识别为源自原住民社区或民族"的数据或生物样本的研究人员有义务与社区"接触"。⑭研究伦理委员会可以强制要求原住民社区参与数据的二次使用。当"有合理的可能性产生可识别为源自特定原住民社区或整个原住民社区某一部分的信息"时，研究人员还需要获得将两个匿名数据集联系起来的研究的批准。⑭

除了研究伦理指导方针中已经引入的明确指导外，加拿大联邦司法部

---

⑭　Ibid.

⑭　参见 Chapter 9, TCPS, supra note 60。

⑭　Canadian Institutes of Health Research, "CIHR Guidelines for Health Research Involving Aboriginal People (2007—2010)" (27 June 2013), online: 〈cihr-irsc.gc.ca/e/29134.html〉.

⑭　参见 Chapter 9, TCPS, supra note 60 at 107—132。

⑭　Ibid at art. 9.16.

⑭　Ibid at art. 9.20.

⑭　Ibid at art. 9.22.

还宣布，它打算将原住民的观点纳入联邦隐私法的现代化。一份讨论文件反映了同样的观点，即需要尊重自治和原住民在信息方面的集体利益。[148]

因此，不难看出，加拿大在信息治理方面，包括在卫生信息方面，对原住民自治和自决的需求越来越大。这是在对生活在保护区内外的原住民适用联邦或省级法律的复杂管辖权问题的背景下发生的。未来，原住民的健康自治可能伴随着原住民隐私法倡议的制定出现，这可能会加剧与省级卫生信息基础设施和隐私法规中法律条款的紧张关系。此外，还有一些具体举措旨在落实原住民对健康信息的看法。[149]值得关注的是，加拿大联邦和省级隐私法的现代化是否也将为联邦或省级隐私法中正式纳入原住民观点提供一个机会。毕竟，原住民领袖对包括联邦《隐私法》和《信息获取法》现代化在内的各种联邦隐私倡议中缺乏充分协商表示沮丧。[150]

十一、结　论

加拿大有关隐私和保密的法律受联邦和省级普通法、宪法和成文法的复杂相互作用管辖。长期以来，普通法一直承认医生和医护人员负有严格的保密义务，包括承认医患关系的受托性质。2012 年，安大略省上诉法院确认了一项针对侵犯隐私的普通法补救措施，称为"侵扰与世隔绝"（intrusion upon seclusion）。[151]除了省级或联邦隐私专员可能根据省级和联邦隐私法采取的监管干预措施外，这种基于法院的补救措施也是可

---

[148]　参见 Department of Justice Canada，"Privacy Act Modernization：A Discussion Paper：5. Modernizing the Privacy Act's relationship with Indigenous peoples in Canada"（2020），online（pdf）：⟨www.justice.gc.ca/eng/csj-sjc/pa-lprp/dp-dd/pdf/dp-5.pdf⟩。

[149]　参见 Williams，Vis-Dunbar and Webber，supra note 135 at 121—123。

[150]　参见 National Claims Research Directors and Union of BC Indian Chiefs，"The Impacts of Bill C-58 on First Nations Access to Information：A Discussion Paper Following the Review of Bill C-58 by the Senate Committee on Legal and Constitutional Affairs"（20 March 2019）online：⟨d3n8a8pro7vhmx.cloudfront.net/ubcic/pages/1440/attachments/original/1559070680/C-58Discussion-PaperFINAL.pdf?1559070680⟩。

[151]　Tsige，supra note 42.

行的。在大多数省份，大多数与隐私相关的补救措施都属于软性治理性质，尽管根据隐私法可以实施一些处罚。就健康信息而言，省级成文法最为重要，尽管 2000 年颁布的联邦隐私法《个人信息保护和电子文档法》通过承认与省级立法大致相似的法律而产生了影响。在这个体系下，即使在联邦管辖的领域(例如商业交易)，只要联邦隐私委员会认为省级法律与联邦法律大致相似，省级隐私法就会取代联邦法律而适用。

在过去的几年里，省级和联邦隐私专员已经发起倡议以更新各项隐私法，并应对由新信息技术和人工智能引发的新的隐私问题。加拿大联邦和省级政府正面临着压力，需要改变其隐私制度以便继续受益于欧洲联盟过去授予的数据自由交换，诚然，欧盟授予加拿大隐私法"充分性"地位以保护隐私，[152]如果 C-27 号法案获得通过，将使加拿大的隐私法更接近 GDPR。

加拿大联邦和省级政府也认识到加拿大原住民的独特地位以及他们对健康信息隐私的具体要求。原住民自治权已在研究伦理准则的调整中得到了体现，目前正在考虑在更新隐私法的过程中加入这一内容。如上所述，原住民已经提出了对健康信息自治的具体要求，也表明了他们在健康信息隐私方面有更多集体利益需要得到认可。如何保证原住民在隐私法设计中有意义的参与以及在健康信息方面获得不同利益群体的认可，仍然是加拿大联邦和省级政府在现代化隐私法过程中必须与原住民社区密切合作解决的问题。

十二、致　谢

作者想感谢马克斯·利维(Max Levy)提出的建议以及在参考文献方

---

⑫　Government of Canada, Sixth Update Report on Developments in Data Protection Law in Canada: Report to the European Commission (Ottawa: Innovation, Science and Economic Development Canada, 2019) online: ⟨publications.gc.ca/collections/collection_2020/isde-ised/Iu37-8-6-2020-eng.pdf⟩.

面提供的帮助，感谢塔利亚·乌尔夫(Talia Wolfe)提出的关于原住民隐私角度的资料建议，感谢艾林·李(Erin Lee)进行的相关判例法研究，以及感谢埃里卡·麦克拉克伦(Erica McLachlan)对本章初稿的反馈。

第四章　德国医疗健康和隐私保护

贝内迪克特·布赫纳

一、概　述[①]

在德国法律中，卫生部门的隐私主要有两个基础：数据保护法和医疗保密法。前者主要由 GDPR 规定，并由国家和州的数据保护法以及特定部门的数据保护法规补充，而后者则首先基于医疗专业法和《刑法典》(StGB)第 203 条。尽管 GDPR 作为根据《欧洲联盟运作条约》(Treaty on the Functioning of the European Union)第 288 条制定的条例，追求直接和全面的监管方法，但由于存在许多相关的开放条款，健康数据保护的监管在很大程度上仍由国家立法者决定。因此，数据保护法和医疗保密法的潜在并行适用性在 GDPR 下仍保持不变。[②]

GDPR 生效前后，关于一般数据保护法和医疗保密之间的关系一直

① 作者要感谢佩特拉·威尔金斯(Petra Wilkins)(不来梅大学信息、卫生和医疗法研究所)对翻译的帮助。
② Cf Art. 9 (3) and (4) GDPR；Thilo Weichert in Jürgen Kühling and Benedikt Buchner (eds), DS-GVO/BDSG (3rd edn, C. H. Beck 2020), Art. 9 DS-GVO No 139 and 150.

存在争议。有学者认为，医疗保密应该优先于数据保护；也有学者表示，两种监管体系各自独立适用，因此任何数据处理都要遵守数据保护法和医疗保密规定。关于数据保护与医疗保密的目的和基本设计在很大程度上是一致的，因此两种观点的争论似乎显得无关紧要。但是，在实践中，二者所涉及的监管的深度和内容往往会有所不同，例如，在涉及数据处理同意的要求时，就需要确定这两个监管框架之间的关系。

二、保密的伦理基础

医患关系的保密性本身并不是目的，而是成功治疗的基本条件，因此也是医疗系统正常运转的核心前提。早在1972年，德国联邦宪法法院就在其关于没收一个医生的患者病历的判决中指出，任何寻求医疗治疗的人都必须而且能够期望其病历得到保密：

> 医生了解到的关于患者健康状况的任何信息都是保密的，不会为任何第三方所知。只有确保了这一点，才能建立患者和医生之间的信任，这是医疗的基本先决条件之一，因为它增加了康复的机会，总体上有助于维持有效的医疗保健。③

全面的保密保护对于医生和患者之间信任关系的维护是必不可少的。只有当患者确信自己的信息是安全的时，他们才会信任医生。这种保密保护必须全面适用，而不应区分什么是值得保护的私密信息。联邦宪法法院在上述1972年的判决中也采取了明确的立场。据此，患者保密不仅包括：

> 与疾病、病情或投诉有关的记录，其披露可能会使相关人员被怀

③　BVerfG, Jdg of 8 March 1972—2 BvR 28/71, NJW 1972, 1123, 1124.

疑犯罪,或使其在其他方面陷入尴尬境地,或损害其社会地位。相反,必须尊重个人希望保护个人隐私的愿望,例如,医生对其健康状况的评估不应向第三方披露。④

原则上,医患关系的核心是患者的自我决定权,这不仅是决定是否进行治疗以及如何进行治疗的指导原则,也是治疗保密性的指导原则。即使从医学或医疗保健的角度来看,患者的意愿既不"合理"也无"益处",患者的意愿仍然是至高无上的。⑤电子患者档案的例子可以说明这一点:从医疗或保健的角度来看,将所有可用的患者数据存储在电子档案中是非常可取的,这些数据不仅包含诊断和治疗数据,还有药物计划和紧急情况等信息。然而,在这方面(以及类似的情况)法律的出发点始终是患者的意愿,而患者有权决定是否接受这种数据处理。⑥

三、 医疗保密

德国卫生部门隐私法的第一个依据是医疗保密,这是职业道德的核心要素。

(一) 医疗保密义务的主要来源

在德国法律中,医疗保密义务的法律基础一方面是医疗职业法,另一方面是刑法。

在职业法中,医疗保密的依据是《职业行为准则》(MBO-Ä)第9(1)条第一句规定,该规定体现在各州医学协会制定的《行为准则》版本中。据此,医生必须"对其作为医生而知悉或了解到的任何事情保

---

④　BVerfG, Jdg of 8 March 1972—2 BvR 28/71, NJW 1972, 1123, 1124.

⑤　Cf Benedikt Buchner, 'Die Vertraulichkeit der Arzt-Patienten-Beziehung—Doppelt geschützt hält besser?' in Christian Katzenmeier (ed), *Festschrift für Dieter Hart* (Springer 2020), 49, 53.

⑥　对于电子患者档案,参见《社会法典》第五卷(SGB Ⅴ)第344条。

密——即使在患者去世后"。

此外，医疗保密还受到《刑法典》的保护。根据《刑法典》第 203(1)条第 1 款：

> 任何人非法披露他人的隐私，特别是与该人个人生活领域有关的秘密，或者商业或交易秘密，其是以医生、牙医、兽医、药剂师或其他医疗保健专业人员的身份被告知或以其他方式获知这些信息的，且这些医疗保健专业人员需要接受国家监管的培训才能从事该专业或使用该专业头衔……将被处以一年以下监禁或罚款。

（二）受保密义务约束的人员

医疗保密义务首先适用于私人执业医生和受雇医生。[⑦]此外，依据《刑法典》第 203(1)条第 1 款，该义务也适用于其他需要国家监管培训才能从事该专业或使用该专业头衔的医疗保健专业的人员，如心理治疗师、助产士、按摩师或理疗师；[⑧]依据《刑法典》第 203(3)条第 1 句和第 203(4)条第 1 句，医疗助理(如医生的接待员、医疗技术助理)或者以医生为职业目的的人员(如进修人员、医学生)，也受医疗保密的约束；[⑨]依据《刑法典》第 203(3)条第 2 句和第 203(4)条第 1 句，受医疗保密约束人员的范围还涵盖了通过提供外部服务(如会计、文件归档，尤其是信息技术服务)参与医生工作的人员。

（三）保密的法律义务

医疗保密原则在原则上普遍适用，例如也适用于医生的亲属或在患者去世后。根据《刑法典》第 203 条的规定，个人隐私包括仅为某些特定、有限数量的人所知悉，且当事人有合法利益不予披露的所有详情。

[⑦] Bert-Sebastian Dörfer in Carsten Dochow et al, *Datenschutz in der ärztlichen Praxis* (1st edn, Deutscher Ärzteverlag 2019), chapter 11.4.

[⑧] Christoph Knauer and Johannes Brose in Andreas Spickhoff (ed), *Medizinrecht* (4th edn, C. H. Beck 2022), StGB §203 No 12.

[⑨] Knauer and Brose (n 8), StGB §203 No 21.

这些信息尤其包括：

> - 患者的身份；
>
> - 患者正在接受治疗；
>
> - 有关治疗的具体信息；
>
> - 患者的个人、职业或经济状况。

这些信息必须是医生以其医生身份而披露的且与提供医疗服务之间必须存在固有的联系。[10]在尚未建立治疗关系的时候，患者试图联系医生的行为也必须遵守医疗保密规定。[11]

《职业行为准则》第 9(1)条第 2 句列举了属于医疗保密范畴的信息来源，例如，患者的书面沟通、有关患者的记录、X 光图像和其他检查结果。

根据《刑事诉讼法》(StPO)第 53(1)条第 3 款规定的拒绝作证权和第 97 条规定的禁止扣押权，医疗保密在程序上受到保护。根据这些规定，医生有权拒绝就《刑法典》第 203 条所述事实作证，与医患关系有关的文件不得从医生处扣押。

四、 数据保护法

除医疗保密外，健康领域的第二个关键隐私来源是数据保护法。任何数据处理(包括医疗数据处理)的法律起点都是 GDPR。然而，GDPR 的全面适用性受到健康数据保护领域众多开放条款的限制，特别是 GDPR 第 9(2)(h)条和第 9(2)(i)条以及第 9(4)条，均为国家监管留下了广泛的空间，德国立法者在立法过程中对此进行了广泛利用。

59

---

[10] Klaus Ulsenheimer in Adolf Laufs and Bernd-Rüdiger Kern/Martin Rehborn (eds), *Handbuch des Arztrechts* (5th ed, C. H. Beck 2019), § 140 No 8.

[11] Dörfer (n 7) chapter 11.3.

（一）数据保护法与医疗保密的关系

如上所述，德国法律中数据保护法和医疗保密之间的关系尚未得到明确界定。根据《联邦数据保护法》(BDSG)第 1(2)条第 2 句，"遵守保持机密或专业或特殊官方保密的法律义务(并非基于法律规定)的责任不受影响"。医疗保密就是此类"保持专业保密的责任"之一，因此不受数据保护法规的"影响"。

学术文献和判例法对其具体含义有不同的解释。有时，它们会提到医疗保密性"优先于"数据保护法规，从而得出这样的结论：遵守医疗保密性等于遵守数据保护要求。[12]根据另一种观点，数据保护与医疗保密之间的相互作用遵循所谓的"双重障碍原则"，这意味着两种监管体系独立适用，因此任何数据处理都须遵守数据保护法和医疗保密法。[13]因此，需要进行两阶段的检查，只有同时符合数据保护法的要求和基于医疗保密原则的要求，数据处理才会被视为合法。

60

（二）数据保护法与医疗保密的共同特点

在许多情况下，数据保护法和医疗保密性的共存不会造成任何问题，因为这两种监管制度有着基本相同的保护目的和基本监管方法。[14]

数据保护和医疗保密共同的基本原则是，患者数据不得随意泄露。医疗专业法律要求医生对其作为医生而知悉的任何信息"保持沉默"，同样，数据保护法也原则上禁止处理个人数据，这也与 GDPR 第 6(1)条和第 9(1)条不谋而合。然而，在这两种法律制度下，禁止原则只是一个出发点，因为如果法律有规定或患者已表示同意，则通常允许披露患者数据。作为一项适用于任何监管制度的通用指南，可以注意到，针对特

---

⑫ 参见 Hans-Dieter Lippert in Rudolf Ratzel, Hans-Dieter Lippert and Jens Prütting, *Kommentar zur (Muster-) Berufsordnung für die in Deutschland tätigen Ärztinnen und Ärzte—MBO-Ä 1997* (7th edn, Springer 2018)，§ 9 No 82；Christoph Gusy/Johannes Eichenhofer in Heinrich Amadeus Wolff/Stefan Brink (eds), *BeckOK Datenschutzrecht* (42th edn, C. H. Beck 2021), BDSG § 1 No 83；Wronka, 'Datenschutzrechtliche Aspekte des "neuen" § 203 StGB' (2017), RDV 129, 131。

⑬ 例如，参见 Carsten Dochow, 'Unterscheidung und Verhältnis von Gesundheitsdatenschutz und ärztlicher Schweigepflicht (Teil 2)' (2019), MedR 363, 366；Jürgen Kühling, 'Datenschutz im Gesundheitswesen' (2019), MedR 611, 619；Weichert (n 2) DS-GVO Art. 9 No 146。

⑭ Cf Buchner (n 5) 51.

定病例的成功治疗结果所需的任何沟通都是允许的，并不需要患者的明示同意。一般而言，这将由法定豁免规定，或者至少可通过患者的默示或推定同意使披露合法化。[15]

（三）数据保护法与医疗保密的区别——以同意为例

数据保护法和医疗保密皆以同意作为披露数据的合法依据，换言之，这两种监管制度下当事人的同意始终是至关重要的。在数据保护法中，同意是数据合法处理的主要依据，如 GDPR 第 6(1)(a)条和第 9(2)(a)条所规定。关于医疗保密，德国《职业行为准则》第 9(2)条明确规定，医生有权在解除医疗保密义务的情况下披露患者数据。这两种情况背后的理念是，患者的意愿应决定其数据如何处理。

然而，在涉及有效同意的具体要求时，数据保护法和医疗保密之间的差异变得明显。根据数据保护法标准，如 GDPR 第 9(2)(a)条所规定的，同意必须"明确"给出才能有效。相比之下，医疗保密原则规定有效同意也可以是默示的。如果按照双重障碍原则，假定必须同时符合数据保护法和医疗保密的要求，那么更严格的要求，[16]即数据保护法原则所要求的"明确性"，将优先适用。

然而，至少在处理患者数据仅用于医疗目的的情况下，将同意的有效性主要基于医疗保密原则似乎更有说服力。这意味着，患者对数据处理的同意并不总是必须如数据保护法更严格的规定所要求的那样明确，而是可以根据医疗保密原则，在数据被一位医生传递给另一位医生时，采用默示或推定同意。因此，最终并未严格采用双重障碍原则。

五、保密例外

如前所述，数据保护法和医疗保密的出发点都是要求不得随意泄露

---

[15]　Buchner (n 5) 55.

[16]　参见 Weichert (n 2) DS-GVO Art. 9 No 49；Dochow (n 13) 365。

患者数据。只有法律有规定或患者已表示同意，才允许根据医疗保密原则披露患者数据。数据保护法也适用同样的基本原则。

（一）法定例外情况

如果医生被要求披露患者数据，则通常不视为违反医疗保密义务。《职业行为准则》第 9(2)条第 2 句明确规定，法定的披露和通知义务不受保密义务的约束。

规定医生有义务披露患者数据的条款散见于各种法律法规之中，涵盖面从特定的健康相关法律[如《感染保护法》(IfSG)]到社会法条款，再到一般法律(如刑法)。自新冠疫情开始以来，《感染保护法》中关于特定疾病报告要求和病原体检测的规定，尤其是针对新冠的规定，变得至关重要。在法定医疗保险法中，向医疗保险基金通报由第三方造成的疾病和健康损害的原因[《社会法典》第五卷(SGB V)第 294(a)条]或向法定医疗保险医师协会传输数据以进行会计核算(《社会法典》第五卷第 295条)是相关的例子。另一个关于报告要求的例子可以在《刑法典》第 138条和第 139 条中找到，其中规定了医生报告特别严重性质的即将发生的刑事犯罪风险的义务。

各联邦州的州立医院法中有具体规定，允许而非要求医生披露患者数据。大多数联邦州都或多或少地制定了关于医院数据保护的具体规定。各联邦州的癌症登记法也允许或要求将肿瘤疾病报告给所谓的信任中心(Vertrauensstellen)，然后由这些中心在癌症登记册中记录假名化的患者数据。此外，一些州的法律还包含条款，允许注册的精神科医生和心理学家在支持和保护精神疾病患者的目的下，未经同意即将患者数据传递给法院或道路交通管理部门等第三方。

尽管 GDPR 优先于国家立法，但国家立法规定的数据处理豁免仍然适用，如 GDPR 第 9(2)(h)条和第 9(2)(i)条的引言条款以及第 9(4)条所规定。例如，州立医院法中关于为履行治疗合同而处理患者数据的规定，包括文件要求、社会援助、向患者护理人员提供咨询以及会计核算目的，都属于 GDPR 第 9(2)(h)条的引言条款的范畴。各州州立医院法中关

62

于为保证住院患者护理质量或医院感染检测、预防或控制目的而处理数据的豁免，可属于 GDPR 第 9(2)(h)条和第 9(2)(i)条的规定范畴。在成员国立法豁免的框架内，为符合 GDPR 的要求，必须始终遵守必要性原则。如果 GDPR 第 9(2)(h)条和第 9(2)(i)条所列目的可以通过假名化甚至匿名化数据来实现，则不允许在此范围内处理个人数据。例如，州立医院法已经考虑到了这些要求，要么明确规定对患者数据进行匿名化和假名化处理，要么至少确立了必要性原则。[17]

根据主流观点，《基本法》(GG)第 140 条和《魏玛宪法》(WRV)第 137(3)条共同保障的教会自治权意味着，联邦和各州的数据保护法不适用于教会组织。[18]GDPR 也"尊重"这一宪法地位(第 165 条)，其第 91(1)条规定，在 GDPR 生效时适用全面数据保护规则的教会可继续适用这些规则，"前提是它们须符合本条例"。德国新教教会通过行使自治权，于 2017 年 11 月 15 日颁布了《德国新教教会数据保护法》(DSG-EKD)，从而完成了 GDPR 第 91(1)条规定的监管任务，使其教会和执事部门的数据处理规定符合 GDPR 的要求。天主教会也同样如此，它通过调整现行《教会数据保护法》(KDG)的规定，满足了 GDPR 的要求，该法于 2018 年 5 月 25 日在德国所有(大)教区生效。

(二) 同意

如果没有法定的豁免，披露患者数据的合法性取决于患者是否已通过免除医生的保密义务来同意此类披露。根据《职业行为准则》第 9(2)条，如果医生已被免除医疗保密义务，则有权披露患者数据。患者的同意也是根据《刑法典》第 203 条提出的理由，并且是数据保护法下的法定豁免。其背后的基本理念是，应由患者自己决定如何处理其数据。

在披露患者数据并非为了履行实际的治疗合同，而是出于其他目的

---

[17] Benedikt Buchner and Simon Schwichtenberg, 'Gesundheitsdatenschutz unter der Datenschutz-Grundverordnung' (2016), GuP 218, 222.

[18] Cf. Tobias Herbst in Jürgen Kühling and Benedikt Buchner (eds), DS-GVO/BDSG (3rd edn, C. H. Beck 2020), DS-GVO Art. 91 No 22.

将数据传输给第三方(如公共当局或公司)的情况下,患者的同意至关重要。如果无法律豁免条款适用,医生只能在征得相关患者同意的情况下披露数据。例如,在私人保险公司根据《保险合同法》(VVG)第 213 条提出请求,或向第三方(如访客)披露有关住院情况的信息时,患者必须同意披露其数据。

由于医患保密原则也适用于医生之间的关系,因此,除非有法定的豁免情况,医生之间披露患者数据仍取决于相关患者的同意。《职业行为准则》第 9(5)条强调了患者意愿的核心重要性:同时或连续治疗患者的医生只有在"患者已给出知情同意或可假定其已给出知情同意"的情况下,才相互免除医患保密义务。通常,患者的默示(隐含)同意被认为可使数据披露合法化。患者并未明示同意披露数据,而是通过结论性的行为来表达同意。如果数据交换显然是成功治疗的前提,那么一般可以假定患者默示同意相关医生之间交换数据。[19]

如果患者无法给予明确或默示(隐含)同意,例如,在紧急情况下,患者如果失去自我意识,数据的披露可以基于患者的推定同意作为例外进行。如果数据的披露符合患者的利益,或者患者之前曾同意类似的数据披露,则可以推定为同意。因此,急诊医生可以将(患者)数据透露给负责后续治疗的医生。向非医疗第三方,特别是近亲,披露信息也可以基于患者的推定同意。

在未成年人具备所需的理解能力的时候,他们也可以有效同意对其数据进行处理,并免除医生的医患保密义务。这必须在具体案例中进行评估,且取决于未成年人自主和负责任地行事的能力以及实际披露数据的种类和目的。有人建议将理解能力建立在某些年龄要求之上,例如 14 岁或 15 岁。此类年龄要求可能提供一些指导,但并不能免除医生在具体案例中评估未成年人理解能力的责任。[20]

---

[19] Ulsenheimer (n 10) § 145 No 3.

[20] Benedikt Buchner in Benedikt Buchner (ed), *Datenschutz im Gesundheitswesen* (30th edn, AOK Verlag 2022), chapter A/3.2.7.

同意被认为有效的首要前提是必须自由作出同意。然而，在医疗保健领域，患者经常没有真正的选择能力。在紧急情况下，患者是否自由作出同意似乎值得怀疑，在服务不足的农村地区或咨询高度专业化的医生时更是如此。在这些情况下，相关人员通常会主观上感觉自己别无选择，进而无法自主决定是否同意处理数据。[21]

65　关于解除对保险公司的医疗保密义务，德国联邦宪法法院裁定，如果这种同意是"几乎没有谈判余地"，并且相关个人必须同意在不合理的程度上披露其个人数据，则这种同意无效。[22]联邦宪法法院明确指出，在双方之间存在明显的"谈判能力失衡"的情况下，放弃保密性不能被视为有关个人对其个人数据处理的自由自主决定的表达。如本案例所述，如果相关人员依赖于合同的订立，且合同条款"几乎没有谈判余地"，那么联邦宪法法院会认为，如果相关人员必须同意对与保险案件相关的所有敏感健康数据进行几乎不受限制的处理，这将无法与信息自决权相协调。法院并未走到完全质疑同意合法性的地步，即使在双方谈判实力不平衡的情况下也没有这样做，然而，法院正确地要求，同意条款不应过于宽泛，而应将对数据处理的同意限制在合同所要求的范围内。[23]

（三）其他医疗保健人员和外部服务提供商

根据《刑法典》第 203(3)条第 1 句，与医疗实践或医院工作人员等专业助理共享知识，不被视为《刑法典》第 203 条所定义的披露。相反，当患者数据被一位医生传递给另一位医生时，医患保密原则同样适用，因为仅仅由于另一位作为数据接收者的医生也受医患保密义务的约束，并不能使披露患者数据合法化。[24]然而，通常情况下，一名医生向另一名医生披露数据可以基于患者的默示或推定同意。

---

[21]　Federal Social Court (BSG), Jdg of 10 December 2008—B 6 KA 37/07 R, MedR 2009, 685 也持这一观点。

[22]　BVerfG, Jdg of 23 October 2006, 1 BvR 2027/02, MedR 2007, 351.

[23]　参见 Benedikt Buchner and Jürgen Kühling in Jürgen Kühling and Benedikt Buchner (eds), DS-GVO/BDSG (3rd edn, C. H. Beck 2020), DS-GVO Art. 7 No 42 ff。

[24]　Lippert (n 12) §9 No 27.

当医疗诊所、医院或其他医疗机构雇用外部服务提供商(例如，用于会计、存档或信息技术维护目的)时，这通常意味着向该外部提供商披露个人数据。根据《刑法典》第 203 条的旧版本，除非相关患者已同意，否则禁止向外部服务提供商披露此类数据。随着 2017 年对《刑法典》第 203 条的修订，医生现在不仅可以根据《刑法典》第 203(3) 条的规定向专业助理披露患者数据，还可以"在为了能够利用这些其他相关人员所提供的服务而必要的范围内"向参与医生工作的其他人披露患者数据，而无需患者同意。《刑法典》第 203(3) 条第 2 句所定义的服务包括打字、会计和电话接听服务、文件存档或信息技术支持等。[25]《职业行为准则》第 9(4) 条也将《刑法典》第 203 条的这一扩展规定纳入其中。因此，与以往不同，现在聘请外部服务提供商不再需要相关患者的同意。

同样，从数据保护法的角度来看，如果外部服务提供商根据 GDPR 第 28 条被归类为处理者，则外部服务提供商的参与也不需要患者的同意。根据德国对 GDPR 第 28 条的解释，这要求作为处理者的服务提供商受医疗保健提供商的指示约束，在处理数据时没有自由裁量权或决策权。[26]

(四) 研究

当患者数据被用于研究目的时，必须遵守数据保护法的规定和医疗保密的要求，在这种情况下，双重障碍原则再次适用。

数据处理保护法在多个方面赋予出于研究目的的数据处理以特权地位。GDPR 第 9(2)(j) 条规定，如果数据处理是出于科学研究目的所必需的，国家法律可以对 GDPR 第 9 条关于禁止处理敏感个人数据的一般规定予以豁免。德国立法者通过《联邦数据保护法》第 27(1) 条第 1 句中的一项旨在平衡利益的条款，利用了这一监管范围，该条款规定，如果出于研究目的"且控制者处理数据的利益明显大于数据主体不处理数据的

---

[25]　BT-Dr. 18/11936, p. 22.

[26]　Mario Martini in Boris Paal and Daniel Pauly (eds), DS-GVO/BDSG (3rd edn, C. H. Beck 2021), DS-GVO Art. 28 No 2.

利益"，则可在未经同意的情况下处理健康数据。此外，此类数据处理需要采取多项保护措施，这些措施已在《联邦数据保护法》第27(1)条第2句和第27(3)条中予以规定。

应注意的是，作为一种基本规则，《联邦数据保护法》第27条不适用于存在特定行业关于出于研究目的的数据处理的法规的情况，例如社会法规定或医疗法规定，如《药品法》(AMG)、《基因诊断法》(GenDG)或《移植法》(TPG)。癌症登记法和各州医院法规中的特定行业规定也优先适用，因为它们包含关于出于研究目的的数据处理的特定规定。

所有这些特定行业的规定也可根据《刑法典》第203条归类为豁免，即它们也根据医疗保密原则使披露患者隐私合法化。之所以如此，是因为这些规定(不同于《联邦数据保护法》第27条为研究数据提供的一般豁免)是考虑到医患关系中数据的机密性而制定的，并涉及通常由医疗保密原则保护的数据的处理。㉗

（五）防止对他人造成伤害

根据德国法律，如果存在对生命或肢体的直接危险，并且只有通过违反医疗保密原则才能避免这种危险，医生也有权披露患者数据。《刑法典》第34条假定了一种所谓的正当理由的必要性，对于这种情况，可以排除非法违反医疗保密原则的行为。

可以假定存在正当理由必要性的一个典型情况是，医生将患者患有危及生命的传染性疾病的情况告知其生活伴侣。原则上，医生对患者家属或伴侣也负有保密义务。但是，如果为了保护第三方的生命或健康而有必要这样做，医生可以不遵守这项义务。然而，在这种情况下，医生通常应首先告知患者其健康状况和相应的危险，并努力说服患者告知其生活伴侣。只有在试图说服患者不成功或由于患者的无理性或疾病的性质而显然毫无意义的情况下，医生才不再受保密义务的约束。

㉗　Christian Dierks et al, 'Lösungsvorschläge für ein neues Gesundheitsforschungsdaten-schutzrecht in Bund und Ländern', Legal expertise 2019, p. 76; available at www. dierks. company/publications/.

如果儿科医生向青少年福利办公室通报可能存在虐待儿童情况的严重迹象，那么这一行为则属于合理的医疗保密违规。联邦立法者已通过一项规定，要求在儿童福利受到威胁的情况下提供咨询和传递信息：根据《儿童保护合作法》(KKG)第 4 条，如果无法通过其他方式防止对儿童福祉的伤害(讨论情况；鼓励接受帮助)，并且认为青少年福利办公室的介入是必要的，那么可以通知青少年福利办公室。在这种情况下，特别重要的是，观察到儿童遭受虐待、忽视或性虐待迹象的医生应仔细记录是否以及基于何种考虑决定向青少年福利办公室报告这些情况。[28]一些联邦州还在州法规中规定了在可能损害儿童福利的情况下传递信息的规定，例如在巴伐利亚州，发现儿童受到虐待或忽视的严重迹象的医生有义务向青少年福利办公室报告他们的怀疑。

68

(六) 调查机关(警察、检察官办公室)

在政策调查和初步诉讼程序中，医生也受医疗保密规定的约束。德国《刑事诉讼法》规定了拒绝作证的权利和禁止扣押以保护患者隐私。仅凭警察或检察官办公室已展开调查这一事实，并不能成为违反医疗保密规定的理由。只有在生命或肢体面临直接危险，且无法通过其他任何方式避免这一危险的情况下，才允许在特殊情况下披露数据。[29]如果警方正在寻找一名涉嫌犯下严重罪行并有可能进一步实施暴力行为的人，医生可告知警方该名人士曾是其治疗对象并告知警方是否有某些资料可供查阅。

根据《刑法典》第 138 条和第 139 条的规定，可能出现违反医疗保密规定的情况，这两条规定了举报计划犯罪的义务，在涉及特别严重刑事犯罪(例如谋杀、杀人、为勒索赎金而绑架和劫持人质)的情况下，这一义务也适用于医生。[30]

根据《联邦居留法》(BMG)第 32(1)条的规定，如果某人未在德国登

---

[28]　Gert Jacobi et al, 'Misshandlung und Vernachlässigung von Kindern—Diagnose und Vorgehen' (2010), Dtsch Arztebl Int 107(13), 231, 238.

[29]　所谓的正当性定义，参见《刑法典》第 34 条。

[30]　Maren Pollmann in Benedikt Buchner (ed), *Datenschutz im Gesundheitswesen* (30th edn, AOK Verlag 2022), chapter C/3.1.

记为居民且在机构内停留超过三个月，那么其入院或进入护理机构的情况也必须报告。此外，"如果为了消除重大且紧迫的危险、起诉刑事犯罪或确定失踪人员和事故受害者在个别情况下的命运而有必要"，这些机构还必须向主管当局提供信息。

69　　**（七）媒体**

在媒体要求医疗机构提供信息方面，挑战在于平衡患者的个人权利与新闻和信息自由之间的关系。同样的，该情形下基本规则是不得披露健康数据。医疗保密甚至适用于一般信息，例如某人是否在事故发生后被收治和治疗，因为病人的身份和某人正在接受治疗的事实也是保密的。如果有关人士没有同意，披露这些资料将被视为违法行为。

六、 保密和遗传学

在德国法律中，遗传数据的处理受特定法律《基因诊断法》的监管。根据《基因诊断法》第1条的规定，必须对基因诊断和基因分析以及遗传样本和数据的使用进行监管，以防止基于遗传特征的歧视。鉴于人类基因组研究的发展，立法者认为有必要加强个人在处理遗传数据方面的自决权。这一意图是基于这样一种信念，即遗传数据是特别敏感的个人数据，因为通过遗传检查获得的遗传信息将在很长一段时间内保持其重要性，具有"高预测潜力"，并且还可能在个别情况下披露有关第三方亲属的信息。[31]

《基因诊断法》第4条规定普遍禁止歧视，任何人不得因遗传特征、因他接受或未接受遗传检查或分析，或因这种检查或分析的结果而受到歧视。根据第7条规定，基因检查和分析必须由医生进行。根据第8条规定，只有在当事人明确书面同意的情况下，才能进行基因检查或分析。

---

[31]　BT-Drs. 16/10532, p. 1.

无法理解遗传检查的性质、意义和后果并无法作出相应决定的人，只能在非常有限的情况下进行遗传检查，具体定义见第 14 条规定。

尤其存在争议的问题是，医生是否可以在患者被诊断患有遗传病后告知其亲属，因为其亲属也可能受到这种遗传疾病的影响。考虑到早期的信息和治疗能够减轻甚至预防亲属患同样的疾病，这个问题就显得尤为重要。在这种情况下，可能会再次考虑根据《刑法典》第 34 条规定的违反医疗保密规定的情况。然而，就遗传数据而言，必须考虑《基因诊断法》第 10(3) 条第 4 句的特殊规定。有人认为，德国立法者在颁布这一规定时，正是考虑到这种情况并在这方面决定赞成严格保护遗传数据，甚至接受病人亲属的相应不利处境。这种观点主要是由基因数据的"特殊地位"来证明的。然而，这种观点在细节上存在诸多争议。例如，如果病人存在明显滥用保密权而拒绝告知健康面临相当大风险的亲属的情况，则可以允许保密例外发生。[32]

七、 数据主体的权利，特别是获取信息的权利

数据保护法、医疗专业法和民法赋予作为数据被处理者的患者一些所谓的数据主体权利，例如访问、通知和删除等权利。这是为了确保患者不会沦为数据处理的"对象"，并使他们不仅能够感知哪些患者数据正在被处理，而且在可能的情况下有效地控制处理。[33]

患者最重要的权利是查阅权，不仅限于查阅医疗记录，还包括获得其医疗记录副本的权利。[34]根据既定判例法，病人的自决权和人格尊严

---

[32] 详细说明，参见 Benedikt Kart, Anita Hennig, Susanne A. Schneider and Andreas Spickhoff, 'Information potentiell betroffener Verwandter durch den Arzt im Rahmen der Gendiagnostik' (2021), MedR 775, 778。

[33] Buchner (n 20) chapter A/4.

[34] Christian Katzenmeier in Adolfs Laufs, Christian Katzenmeier and Volker Lipp, Arztrecht (8th edn, C. H. Beck 2021), chapter IX No 66；《数据保护法》和 GDPR 第 15(3) 条第一句包含了一项类似的规定，要求控制者"提供正在处理的个人数据副本"。

权要求他们有权查阅自己的医疗记录，而无需证明其有特殊的法律利益。[35]这与《民法典》(BGB)第 630(g)条的规定相一致，该条要求医生在患者提出请求时"允许其立即查阅与其有关的全部病历"。而且根据职业法，医生也有义务按照《职业行为准则》第 10(2)条第 1 句的规定提供病历。

一般数据保护法根据 GDPR 第 15 条规定了访问权。这项权利被视为数据主体的基本数据保护权利。个人有权知道"谁在什么时候、在什么场合知道自己的情况"。[36]访问权是为了使个人能够行使其信息自决权作为一种控制权，并在必要时请求删除或更正其数据。[37]

根据 GDPR 第 12(2)条，患者原则上可以免费行使其访问权并获得其记录的副本。然而，根据《民法典》第 630(g)(2)条第 2 句规定，当患者要求提供病历的电子副本时，患者必须"向治疗方偿还所产生的费用"。此外，《职业行为准则》第 10(2)条第 2 句也提到了"在偿还费用后提供文件副本"。

八、处 罚

如果未经授权而泄露患者数据，除了根据德国法律或欧洲数据保护法可能会受到赔偿损失、罚款甚至监禁等一系列制裁外，还可能受到职业法规定的制裁。

根据 GDPR 第 82 条，任何人都可以就因违反 GDPR 规定而遭受的物质或非物质损害要求赔偿。如果医生与患者签订了治疗合同，则还可以根据《民法典》的规定提出合同损害赔偿要求。此外，违反数据保护

---

[35] BGH, Jdg of 23 November 1982—VI ZR 177/81, MedR 1983, 65; BVerfG, Jdg of 16 September 1998—1 BvR 1130/98, MedR 1999, 1777.

[36] 参见 1983 年联邦宪法法院的著名判决：BVerfG, Jdg of 15 December 1983—1 BvR 209/83, BVerfGE 65, 1。

[37] Buchner (n 20) chapter A/4.3.1.

规定还可能依据 GDPR 第 83 条和德国《联邦数据保护法》第 42 条被处以罚款或监禁。

根据《刑法典》第 203(1)条的规定，违反医疗保密将被处以罚款或最高一年的监禁。职业法也对违反医疗保密规定的行为规定了处罚，相应的处罚规定在联邦各州的医疗保健职业法中。根据各州的法律，处罚可能包括罚款，甚至禁止执业等。

第五章　日本隐私和健康法

井上英治

一、概　述

日本法律是在 19 世纪最后二十五年开始借鉴德国和法国法律的基础上建立的。尽管第二次世界大战后美国法律的影响很大，但日本法律仍属于大陆法系，其《民法典》最初于 1896 年颁布。

然而，保密和个人数据保护的问题在很大程度上是由法规规定的，包括《刑法典》、规定医务人员资格和地位的法律以及个人信息保护立法。

二、保密的伦理基础

《希波克拉底誓言》(Hippocratic Oath)宣称："凡我所见所闻，无论有无业务关系，我认为应守秘密者，我愿保守秘密，不予泄漏。"① 《世

---

① Hippocratic Writings，translated by J. Chadwick and W. N. Mann (Penguin Books 1950).

界医学协会日内瓦宣言》(The World Medical Association's Declaration of Geneva)中包含这样的声明："我将尊重所寄托给我的秘密，即使病人已经死亡。"②日本医学会(Japanese Medical Association)也在其网站上肯定地张贴了这一声明。③

三、 保密的实践基础

在日本，与其他国家一样，人们经常指出，如果能确保患者与医生沟通的保密性，患者就可以去诊所或医院，与医生谈论他的健康问题，而不必担心他的私人身心信息被意外泄露。④

四、 保密义务的主要来源

《刑法典》第 134 条禁止医生、药剂师或助产士在无正当理由的情况下披露在服务过程中知悉的他人的机密信息，⑤违反则可处以不超过六个月的监禁或不超过 10 万日元的罚款。

关于其他医务人员，每一项关于其资格和地位的法律都有类似的规定，禁止和惩罚不合理地披露患者隐私信息的行为。例如，《临床实验室技术员法》第 19 条规定，⑥临床实验室技术人员不得在没有合法理由的情况下泄露在服务过程中知悉的任何秘密。该法第 23 条规定，违反

----

② 参见 www.wma.net/policies-post/wma-declaration-of-geneva/(last visited 15 December 2022)。

③ 参见 www.med.or.jp/doctor/international/wma/geneva.html(last visited 15 December 2022)。

④ Y. Noda, *Ijihou Jo [Medical Law Part I]* (Seirin Shoin 1984) 193.

⑤ 其英文翻译可在以下网站上找到，需要说明的是，本章包含的英文翻译并不总是遵循该翻译，www.japaneselawtranslation.go.jp/en/laws/view/3581(last visited 16 December 2022)。

⑥ 英文翻译可参见 www.japaneselawtranslation.go.jp/en/laws/view/2956(last visited 16 December 2022)。

第 19 条的人将被处以不超过 50 万日元的罚款。

五、 受保密义务约束的人员

所有医疗专业人员和工作人员必须遵守患者保密信息的保密义务。

六、 法律保密义务

参见前文"保密义务的主要来源"中的描述。

七、 数据保护法

概述

在日本，个人信息保护制度的建立始于 20 世纪 70 年代的地方政府机构。就国家政府而言，直到 2003 年 5 月才颁布《个人信息保护法》⑦《行政机关个人信息保护法》⑧和《法人行政机构个人信息保护法》，⑨其影响渊源可以追溯到 1980 年经济合作与发展组织关于保护个人数据隐私和跨境流动的指导方针带来的重大影响。

《个人信息保护法》的前三章包含总则、国家和地方政府的责任以及个人信息保护的基本政策，在颁布时得到实施，这三部法律(《个人信息保护法》《行政机关个人信息保护法》和《法人行政机构个人信息

---

⑦ 该法 2015 年修订后的英文译本可参见 www.japaneselawtranslation.go.jp/en/laws/view/2781 (last visited 16 December 2022)。最初的 2003 年版本似乎无法在互联网上阅读。

⑧ 该法 2016 年修订后的英文译本可参见 www.japaneselawtranslation.go.jp/en/laws/view/3152 (last visited 16 December 2022)。

⑨ 该法 2016 年修订后的英文译本可参见 www.japaneselawtranslation.go.jp/en/laws/view/3397 (last visited 16 December 2022)。

保护法》)于 2005 年 4 月全面生效。2003 年颁布的《个人信息保护法》的后一部分(第 4 章至第 6 章)规定了私营企业经营者处理个人信息的义务以及对其违规行为的处罚。《行政机关个人信息保护法》和《法人行政机构个人信息保护法》分别用于监管国家政府机构和独立的国家行政机构的个人信息处理。

2021 年 5 月，日本个人信息保护立法发生重大结构变化。这一变化于 2022 年 4 月将《行政机关个人信息保护法》和《法人行政机构个人信息保护法》合并为修订后的《个人信息保护法》(《行政机关个人信息保护法》和《法人行政机构个人信息保护法》被废除)。此后，《个人信息保护法》在国家层面管理公共和私营部门的个人信息保护。2023 年 4 月，《个人信息保护法》的适用范围将进一步扩大到地方政府和独立的地方行政机构。

尽管修订后的《个人信息保护法》为私营部门和公共部门提供了不同的规则，但无论大学等学术机构还是医院等医疗机构，无论其属于国家、市政还是私营部门，现在都受到类似的监管，并遵守为私营部门经营者规定的相同规则。考虑到修订后的《个人信息保护法》将所有学术和医疗机构都视为私营部门，并且鉴于迄今为止关于医疗隐私的法律讨论都集中在《个人信息保护法》上，我在撰写以下解释时将考虑《个人信息保护法》的要求。为方便起见，以下文本中使用的是从 2023 年 4 月起实施的《个人信息保护法》的条款编号。

关于医疗和护理领域个人信息的处理，个人信息保护委员会和厚生劳动省于 2017 年发布了《医疗和护理服务提供者适当处理个人信息的指导方针》，并于 2022 年和 2023 年对其进行了修订。⑩与其前身《2004年提供医疗和护理服务的经营者适当处理个人信息的指南》一样，《医疗和护理服务提供者适当处理个人信息的指导方针》总体上是根据《个人信息保护法》的规定起草的。

75

---

⑩ 参见 https：//www.mhlw.go.jp/content/001120905.pdf (last visited 11 September 2023)(仅有日文版)。

八、《个人信息保护法》的关键条款

（一）目的

《个人信息保护法》第 1 条规定，其目的是在关注个人信息效用的同时，保护个人(个人信息的主体)的权利和利益。为实现这一目标，重点是确保个人在个人信息处理过程中的透明度和参与度，并将个人信息的使用目的作为其许多规定中的一个核心概念。

（二）使用目的说明

《个人信息保护法》第 17 条规定，处理个人信息的经营者[指为商业用途而保有个人信息数据库(无论是否计算机化)的自然人或法人，不包括中央或地方政府机构](以下简称"处理经营者")在处理个人信息时，应尽可能明确地规定使用个人信息的目的(以下简称"使用目的")。那些设立和运营诊所或医院的自然人或法人被视为处理经营者，因为他们必然会保有例如患者病历的数据库。

（三）使用目的的通知或公告

《个人信息保护法》第 21 条规定，处理经营者收集个人信息后，应立即将其使用目的告知个人或公布其使用目的，但目的已公布的情况除外。

关于医疗和护理领域个人信息的处理，《医疗和护理服务提供者适当处理个人信息的指导方针》在第 25—26 页、第 30 页对《个人信息保护法》第 18 条和第 21 条的评论中指出，医疗或护理服务机构应以在医院、诊所或机构内张贴通知的方式，并在可行的情况下在其网站上公布使用目的。《医疗和护理服务提供者适当处理个人信息的指导方针》所建议的具有普遍适用性的目的不仅包括在机构内和机构外向患者或居民提供医疗或护理服务所必需的目的，还包括收费(如向第三方付款人发送账单)、预防和解决纠纷(如向保险公司咨询或报告)、机构管理和治理所必需的目的。《医疗和护理服务提供者适当处理个人信息的指导方针》在第 48—49 页对《个人信息保护法》第 27 条的评论中建议，通知中应包含以下声明：除非患者反对并要求机构获得其明示同意，否则视为患者默认同意所公布的利用目的。

（四）使用目的限制

《个人信息保护法》第 18 条规定，处理经营者不得为实现第 17 条规定的使用目的以外的不必要目的处理个人信息，除非已获得个人对处理的同意。第 18(3)条规定，以下情形不受此限制：

(i) 根据法律或法规进行处理。

(ii) 需要保护人的生命、身体或财产，且难以征得个人同意的。

(iii) 强烈需要促进儿童的公共健康或健康发展，且难以获得个人同意的情况。

(iv) 在执行法律或法规规定的工作时需要与国家或地方政府机构合作，并且获得个人同意可能会干扰其执行。

(v) 处理经营者属于学术机构，并且出于学术研究目的需要处理个人信息。

(vi) 个人数据与学术机构共享，⑪并且该学术机构出于学术研究的目的需要处理个人数据。

（五）第三方共享的限制

《个人信息保护法》第 27 条规定，除第 18(3)条第(i)至(iv)项所列及下列第(v)至(vii)项附加条款规定的豁免情况外，处理经营者不得在未事先征得个人同意的情况下与第三方共享个人数据。

(v) 如果处理经营者是学术机构，并且共享个人数据对于学术研究结果的发布或指导是不可避免的(除非共享可能不合理地

---

⑪ "个人数据"一词在《个人信息保护法》第 16(3)条中被定义为个人信息数据库所包含的个人信息。

损害个人权利或利益)。

(vi) 处理经营者是学术机构,并且经营者和第三方联合进行学术研究需要共享[与第(vi)项相同的例外情况]。

(vii) 如果第三方是学术机构,并且第三方有必要出于学术研究的目的处理个人数据[与第(vi)项相同的例外情况]。

(六) 披露

《个人信息保护法》第 33 条规定,个人可以要求处理经营者披露其保留的可识别个人的个人数据。处理经营者在收到要求后,应立即以个人要求的方式向其披露保留的个人数据,除非披露此类数据属于以下情形之一:

(i) 披露可能损害个人或第三方的生命、身体、财产或其他权利或利益。

(ii) 披露可能妨碍处理经营者正确开展业务。

(iii) 违反法律、法规的。

(七) 修正

《个人信息保护法》第 34 条规定,当可识别个人的保留个人数据的内容不真实时,个人可以要求处理经营者对该数据的内容进行更正、补充或删除(以下简称"更正等")。处理经营者在收到要求后,应立即在实现使用目的所必需的范围内进行必要的调查,并根据调查结果对数据的内容进行更正等处理。

(八) 2015 年修正案中增加的《个人信息保护法》主要条款

2015 年,《个人信息保护法》进行了修正以适应信息和通信技术的发展和充分利用大数据,个人信息保护委员会也随之成立。

(九) 个人信息定义的细化:个人识别码

该修正案在该法中引入了三个新概念,第一个是"个人识别码"。

如果与在世个人有关的信息包含个人识别码，则将其视为个人信息，无论该信息是通过姓名、出生日期还是其中包含的其他识别描述来识别的。个人识别码有两种：一种是内阁命令中列出的身体特征(如 DNA、面部构造、指纹或掌纹)转换成的字符、字母、数字、符号或其他代码，可识别个人身份；另一种是分配给或颁发给作为持有人、收件人、被许可人、主体或被保险人个人的字符、字母、数字、符号或其他代码(如护照号码、基本养老金号码、驾照号码、居民登记号码、个人号码或健康保险号码)。

（十）需要特别注意的个人信息

"需要特别注意的个人信息"是修正案引入的第二个新概念。它被定义为包含个人种族、信仰、社会地位、病史、犯罪记录、犯罪受害者记录或内阁命令规定的其他描述的个人信息，这些信息的处理需要特别注意，以免对个人造成不公平的歧视、偏见或其他不利影响。在健康和医疗领域，执行内阁命令在法律中规定的病史中添加了以下描述：(i)存在精神或身体残疾，(ii)健康检查或其他医学测试的结果，或(iii)提供健康咨询、医疗护理或处方填写，作为需要特殊护理的描述。实际上，所有医疗和健康信息都被定性为需要特别注意的个人数据。

实际上，《个人信息保护法》第 20(2)条规定，只有在获得个人事先同意的情况下，才允许收集需要特别注意的个人信息，但类似于第 18条所列的豁免情况除外。

（十一）匿名信息

"匿名信息"是修正案引入的第三个新概念。它被定义为通过处理个人信息创建的信息，并且可以通过采取以下行动之一，使其既不可单独识别，也不可恢复为任何个人信息：

(i) 删除所述个人信息中识别个人的所有描述，或

(ii) 删除所述个人信息中的所有个人识别码。

(十二) 个人信息保护委员会

2015 年的修正案设立了个人信息保护委员会，作为一个独立的政府机构，负责监督私营部门个人信息保护的全部领域(2021 年修正案全面实施后，其管辖范围覆盖私营和公共部门以及国家和市政的全部领域)。

九、《下一代医疗基础设施法》的颁布

2017 年 4 月，日本国会通过了《下一代医疗基础设施法》。[12]其目的是建立一种机制，使医院和使用医疗和卫生数据库的其他机构能够将患者或受试者的数据提供给擅长数据处理和数据安全的政府认可的私营公司。该机制将以自愿为基础运作。医院、诊所、学校和雇主可自愿参加该机制。参与机构的患者或其他受试者(如学生或雇员)将收到书面通知，并有机会选择退出。

该数据公司将收集和汇集患者和受试者的数据，整合同一个人的数据，并创建一个匿名医疗数据数据库。匿名数据库将免费提供给制药公司、研究机构和政府机构，用于研究、开发或公共卫生推广。

十、 保密例外

(一) 法定例外情况

如"保密义务的主要来源"一节所述，《刑法典》和每一部规范医务人员资格和地位的法律，虽然一般都禁止披露患者的机密信息，但都

---

[12] 其官方名称被翻译为《旨在促进医学领域研究和发展的匿名医疗数据法》(Act on Anonymized Medical Data that are Meant to Contribute to Research and Development in the Medical Field)。其英文翻译可参见 http://www.japaneselawtranslation.go.jp/ja/laws/view/3441 (last visited 19 December 2022)。

规定在有正当理由披露时可以豁免。患者的同意(见下文)和允许或要求披露的法律是最常见的披露理由。例如,《传染病预防和传染病患者医疗法》第12(1)条规定如下：⑬

　　医师对下列人员之一进行诊断时,除厚生劳动省令规定的情况外,若为第(i)项规定的人员,医师必须立即通过最近的保健所所长,向都道府县知事报告其姓名、年龄、性别及厚生劳动省令规定的其他事项;若为第(ii)项规定的人员,则必须在七天内报告其年龄、性别及厚生劳动省令规定的其他事项：

　　(i) 一类传染病患者,二类、三类或四类传染病患者或无症状携带者,省令规定的五类传染病患者,或新型流感感染者等,⑭或疑似感染新传染病者,或

　　(ii) 省令规定的五类传染病患者(包括省令规定的五类传染病无症状携带者)。

　　同上文"第三方共享的限制"所述,《个人信息保护法》第27条虽然通常禁止处理经营者在未经个人同意的情况下与第三方分享个人数据,但对同一条中列出的特定情况提供了豁免。

(二) 明示和默示同意

　　如果患者同意将其机密医疗信息披露给第三方,则允许共享。相反,未经许可的第三方披露机密医疗信息基本上是非法的,通常必须明示同意才能有效。这一基本原则在后文所示的案例中得到了例证。

(三) 明示同意

　　在一起民事案件中, 一名公司员工在为公司工作时受伤, 起诉为其提供医疗服务的医院和医生违反保密规定, 未经其同意非法向雇主披露

---

　　⑬　英文翻译可参见 www.japaneselawtranslation.go.jp/ja/laws/view/2830 (last visited 19 December 2022)。

　　⑭　新冠于2020年2月被列为指定传染病,自2021年2月起被列入"新型流感感染等"。根据该法,它实际上被视为二类传染病。

其医疗信息,雇主是他就工伤事故造成的损害提起的另一起诉讼的被告。法院判给原告损害赔偿金,要求被告赔偿医生因泄漏事件破坏原告对医生的信心而造成的精神痛苦。⑮

明示同意要求的另一个例子可以在日本医院网站上经常发布的通知中找到,该通知称,保险公司员工希望与医生会面或以其他方式从医生那里获得有关在医院接受护理的患者(被保险人或受益人等)的信息必须事先获得患者分享信息的书面同意。

82

(四)默示同意

《医疗和护理服务提供者适当处理个人信息的指导方针》指出,除非患者反对,否则包括在设施显示的通知上的使用目的中的第三方披露将被视为得到患者默示同意。

一个典型的案例是,在一起涉及药物不良副作用受害者对其制造商提出损害索赔的案件中,法院驳回了一名医生以患者保密信息的保密义务为由拒绝提交医疗记录的请求,称"由于受害患者正在向制造商寻求损害赔偿,制造商披露了他们的私密信息,包括他们的疾病名称、症状和状况,因此本案中要求提交的记录不会出现违反保密规定的问题"。⑯

(五)其他医疗保健人员

如上所述,除《传染病预防和传染病患者医疗法》第 12 条等仅适用于医师的规定外,一般对医师适用的规则将同样适用于其他医疗人员。

(六)教学、研究和审计

关于教学和审计(研究中的审计/监测除外),没有任何具体规定将这些情形排除在上述一般规则之外,但在适用《刑法典》第 134 条时,教学或审计可被视为披露的正当理由。

关于医学研究,上文引用的《个人信息保护法》第 27(1)条第(iii)项

---

⑮　Saitama Chiho Saibansho [Saitama Dist. Ct.] March 4, 2010, Hei 19 (wa) no. 256, 2083 Hanrei Jihou [Hanji] 112 (Japan).

⑯　Fukuoka Koto Saibansho [Fukuoka High Court] Sept. 17, 1977, Sho 52 (ra) no. 59, 28 (9—12) Kaminshu 969, 973 (Japan).

中规定的促进"公共健康"现在被解释为包括通过医学研究促进医学进步，并为豁免与第三方共享信息的一般禁令提供了依据。此外，在 2021 年修订之前，《个人信息保护法》在第 76 条中豁免了将个人信息用于主要目的的新闻界、写作专业人士、学术机构、宗教组织和政治组织，使其免于承担该法规定的义务。因此，《个人信息保护法》第三方共享条款的限制不适用于学术机构进行的学术研究。然而，尽管欧盟和日本分别于 2019 年 1 月根据 GDPR 第 45 条和《个人信息保护法》第 24 条(2021 年修订后，第 28 条)就彼此的个人数据保护系统达成了相互充分性安排，但那些被明确免除《个人信息保护法》规定的职责要求的个人信息处理不在该安排范围内。为了纠正学术机构的这种情况，日本政府在 2021 年制定修订后的《个人信息保护法》时，将该学术机构从《个人信息保护法》授予一般职责豁免的经营者类别中删除，并为学术机构增加了关于使用目的的限制[第 18(1)条]和第三方共享限制[第 27(1)条]以及收集需要特别注意的个人信息的同意要求[第 20(2)条]的新豁免条款。欧盟充分性认定的这一变化将带来何种结果，还有待观察。

（七）通过立法和指导方针规范医学研究

日本政府及其部委颁布了几套医学研究伦理准则和管理医学研究的立法，包括：

- 《涉及人类受试者的生命科学和医学研究伦理准则》(2021 年颁布,最近一次修订于 2023 年)
- 《再生医疗安全法》(2013 年颁布)
- 《临床研究法》(2017 年颁布)
- 《药品医疗器械质量、疗效和安全性保障法》下发布的《良好临床实践省令》(最初于 1960 年以《药品事务法》之名颁布,2013 年修订并重命名)⑰

---

⑰　英文翻译可参见 www.japaneselawtranslation.go.jp/en/laws/view/3213 (last visited 21 December 2022).

这些准则和立法规定了处理研究对象的个人身份信息和样本的知情同意要求。到目前为止，这些指南和立法的起草都考虑到了《个人信息保护法》中体现的原则，实际上，每一项医学研究都受其中一项指南或立法的约束。

一般而言，根据这些准则或法规，在让研究受试者参加侵入性医学研究之前，必须获得其书面知情同意，而为进行研究目的的收集非出于研究目的(现有材料)的样本和信息，如果适当提供了关于其研究用途的通知或公告方案，以及选择不成为参与者的机会，则可以被允许。

(八) 防止对他人造成伤害

防止对他人的伤害通常相当于保护他人的生命、身体或财产，这些都包含在《个人信息保护法》第 27(1)条第(ii)项中作为第三方共享个人信息的豁免理由。因此，关于个人信息立法，防止对他人的伤害无疑将被视为保密的例外。

关于《刑法典》和其他关于医务人员资格和地位的法律中的保密义务，防止伤害他人可被解释为属于正当理由的范围。

此外，正如前文所讨论，预防对他人的伤害是要求医生报告传染病病例的法定条款的主要依据。

(九) 警方调查

关于警方调查，《刑事诉讼法》第 197(2)条规定，[18]可要求公职人员或公共或私人组织就与调查有关的必要事项提出报告。从内阁在 2004 年向议会提交的意见来看，当医疗机构应披露请求向警方披露个人信息时，该披露似乎是《个人信息保护法》第 27(1)条第(i)项立法规定允许的。[19]

---

[18] 英文翻译可参见 www.japaneselawtranslation.go.jp/en/laws/view/3739 (last visited 22 December 2022).

[19] Uga Katsuya, *Shin Kojinjyohohogoho no Chikujyokaisetsu* [*New Commentaries on the Act on the Protection of Personal Information*] (Yuhikaku 2021) 250.

关于《刑法典》和其他法律中有关医务人员资格和地位的保密义务，警方的调查可以被解释为属于正当理由的范围。

(十) 公共利益

《个人信息保护法》第 27(1)条规定，在强烈需要促进公共卫生且难以获得个人同意的情况下(第 3 项)，或在需要与国家或地方政府机构合作的情况下，允许第三方数据共享(第 4 项)。促进公共卫生以及与公共机构的合作可以被视为公共利益。

85

正如前文已经提到的，《医疗和护理服务提供者适当处理个人信息的指导方针》第 47 页列出了与基于人口的癌症登记处和政府统计局共享数据的例子。

(十一) 新闻自由

一方面，《个人信息保护法》第 57(1)条第 1、2 项豁免了将个人信息用于报道或写作目的的新闻和写作专业人员承担《个人信息保护法》规定的义务和处罚。另一方面，就《刑法典》第 134 条规定的医生的保密义务而言，向新闻界或写作人员披露个人信息并不合理。一个典型的案件是，一名精神病学家被命令就一个青少年的案件撰写专家意见，并获得了关于该青少年的资料副本，他向一名自由职业记者披露了他进行的精神测试和调查的材料和书面结果。最高法院最终判决该精神病学家违反了《刑法典》第 134 条规定的保密义务。[20]

(十二) 其他理由：防止和纠正虐待和忽视儿童

《个人信息保护法》第 27(1)条第(iii)项规定，在强烈需要促进儿童健康发展且难以获得个人同意的情况下，允许第三方数据共享。这一愿景旨在通过与儿童保护机构及时交换受试儿童的个人数据，防止和纠正儿童被虐待或忽视的情形。

---

[20]　Saiko Saibansho [Sup. Ct.] Feb. 13, 2012, Hei 22 (a) no. 126, 66 Saiko Saibansho Keiji Hanreishu [Keishu] 405 (Japan).

十一、 保密与遗传学

(一) DNA 数据作为个人识别码

86 　　关于个人信息保护背景下的遗传信息，2015 年对《个人信息保护法》的修正案引入了个人识别码的概念，内阁法令规定，如果是可识别个人的 DNA 数据，且属于全基因组序列数据、全外显子组序列数据、全 SNP 数据、由 40 个或更多个独立 SNP 组成的序列数据，或 9 个或更多个基因座的 4 个碱基短串联重复序列，则将其视为识别码。[21]

(二) 临床医学中的基因数据

　　日本医学科学协会(The Japanese Association of Medical Sciences)目前由 142 个医学专业领域的医学会组成，于 2011 年发布并于 2022 年修订了《医学实践中基因检测和诊断指南》。[22]该指南强调："必须以特别的注意处理遗传信息，因为遗传信息在个体的一生中保持不变，可用于预测疾病，并且还可能影响其生物学亲属。遗传信息的处理应遵守保密原则，并符合个人信息保护法律。"[23]

87 　　《医学实践中基因检测和诊断指南》第 4 节题为"处理个人信息和个人遗传信息"，其中规定如下：

---

　　[21]　Personal Information Protection Commission, Guidelines for the Act on the Protection of Personal Information (General Rules) 9 (2016).
　　[22]　其英文译本可在以下网站找到，尽管本文中的英文翻译并不总是遵循该译本，https：//jams.med.or.jp/guideline/genetics-diagnosis_e_2022.pdf (last visited 22 December 2022)。
　　[23]　《医学实践中基因检测和诊断指南》列出了遗传信息的以下特征：
• 在个体的一生中不会改变。
• 部分遗传信息与生物学亲属共享。
• 可以以相对准确的概率预测生物学亲属的基因型或表型。
• 可以对无症状携带者(未来几乎无患上与致病变异体相关的疾病风险，但拥有该变异体，并能将其传递给下一代)进行诊断。
• 在疾病发作之前，几乎可以肯定地预测未来患病的风险。
• 可用于产前或植入前遗传检测。
• 不当处理遗传信息可能会对受检者及其亲属造成社会不利。
• 遗传检测本身具有不确定性。不确定性是指致病变异体(突变)预测的疾病的发病、发病时间、症状或严重程度的可能变化以及个体间的差异，并且随着医疗护理和研究的进步，其临床效用可能会发生变化。

(1) 保护个人信息

能够接触到受试者遗传信息的医疗保健专业人员需要充分了解遗传信息的特性,并按照本指南妥善处理个人遗传信息,同时遵守个人信息保护法律。

(2) 医疗记录文档

生殖系遗传信息在人的一生中保持不变(静态信息),但同时也是跨器官的信息,由身体的所有细胞共享。它不仅由当前的生物学亲属共享,也由未来的生物学亲属共享。因此,遗传信息必须在临床部门之间以及医生和医疗辅助人员之间共享,并长期保存,以确保患者的隐私得到充分保护。同样,基因检测的结果和遗传咨询的内容通常也应像其他临床数据一样记录在医疗记录中。

(3) 医务人员的教育和培训

⋯⋯

(4) 对受试者的保密义务和向生物学亲属解释结果

从基因检测中获得的所有个人遗传信息,与其他医疗信息一样,均须保密,不得在未经受试者同意的情况下向任何第三方,包括受试者的亲属披露。然而,当认为受试者的基因诊断对其亲属的健康管理有益时,如果无法获得此类信息就无法实施有效的预防和治疗,则可以考虑向亲属披露遗传信息。在此情况下,在向生物学亲属披露结果之前,必须获得受试者的同意。但是,考虑到受试者亲属的最大利益,即使无法获得受试者的同意,也可以向他们的生物学亲属披露受试者的遗传信息,以防止对他们造成不利影响。在这种情况下,不应仅根据主治医生的个人判断向受试者的亲属披露信息,而应在与相关医疗机构的伦理委员会协商后进行。

(5) 考虑防止社会不利条件和歧视

⋯⋯

(三) 儿童或其他无行为能力者的基因测试

关于对儿童或其他无行为能力人进行基因检测的问题,《医学实践中基因检测和诊断指南》第 3 节第 3 条规定如下：

> 对于已发病未成年人或无法表示同意的人的基因检测，有必要获得作为其替代代表的人的同意。在这种情况下，替代代表应在仔细考虑受试者在其医疗保健中的益处后作出决定。在向受试者解释检测内容时，应根据受试者的能力水平，尽可能获得其同意。

> 如果疾病在成年前发病，且其症状前诊断对受试者的医疗保健管理有用，则应同样进行基因检测。

> 同时，对于未成年人成年时或成年后发病的疾病，一般不应通过其替代代表的同意进行无症状携带者诊断或症状前检测，而应推迟到未成年人成年并能够自主作出决定后再进行。

十二、 从日本法律、准则和实践看四个具体案例

案例 1：是否对患者的家人/伴侣负有保密义务？例如：患者的伴侣打电话给医院的护士，询问有关其伴侣/患者的一些消息。护士要求伴侣把他的 HIV 药物带到医院。该伴侣不知道患者感染了 HIV。护士因违反保密义务而被解雇。

原则上，一方面，患者的保密健康信息甚至可能不会被泄露给患者的家人或伴侣。另一方面，如果患者的状况使他无法作出医疗决定，家庭成员或伴侣通常会成为代理决策者，并因此听取患者的医疗信息。然而，在本案例中，患者似乎并非不能作出医疗决定。因此，当护士要求伴侣把患者的 HIV 药物带来时，她应该征得患者的同意，向伴侣透露他感染 HIV 的状况。护士要求携带 HIV 药物的前提是患者是 HIV 阳性，并且信息是敏感的。因此，如果未经患者同意提出请求，将相当于泄露患者的私密信息。需要说明的是，解雇护士的行为是否可以辩护，取决于对实际情况的考虑，包括其必要性的紧迫性、在医院内的可用性、她

在雇佣合同和工作记录下的地位以及医院的雇佣实践。

案例2：录音和录像的现状以及私家侦探的使用：患者是否可以将他与医生的对话录音并在法庭上使用？保险公司能否聘请私家侦探为责任案件中的患者/索赔人录制视频，以证明索赔人并不像他假装的那样瘫痪？

关于音频和视频录制的使用，只要录制内容涉及受试者自己的对话，就没有问题。事实上，为了防止纠纷，经常有人建议或推荐在医患双方同意的情况下，对患者与医生及其他医务人员之间的对话进行音频或视频录制，这是一种很好的方式。

只要信息收集和使用不违反法律，使用私家侦探记录患者/索赔人的情况似乎是允许的，比如观察和记录患者的公开露面是为了有限的保险理赔目的。

案例3：家庭治疗中如果儿童显示出遭受虐待的迹象，即使其父母也是患者并享有保密权，医生是否可以向有关部门报告？

根据《个人信息保护法》第27(1)条第(iii)项，在强烈需要促进儿童健康发展且难以获得个人(即父母)同意的情况下，允许第三方数据共享。这项规定旨在防止和纠正虐待或忽视儿童的行为。因此，医生可以向适当的儿童保护机构报告病例，而不必担心违反保密规定。

案例4：遗传信息的保密性和血亲知情权：[尽管蒂埃里·范斯韦弗尔特教授在2022年7月22日15:44的电子邮件中引用了2017年英国上诉法院民事庭案例 ABC v St George's Healthcare NHS Trust (EWCA Civ 336)，但高等法院耶普(Yip)法官在2020年2月28日对上诉法院于2017年发回的案件作出了关于案情的判决。由于耶普法官的意见在事实情况方面更具信息量且分析全面，我在参照耶普法官的判决的基础上撰写了以下部分。段落编号是指高等法院耶普法官意见中显示的编号。]

关于此案，我认为高等法院耶普法官在上诉法院发回重审后(2017 EWCA Civ 336)作出的关于案情的判决[2020 EWHC 455 (QB)]恰当地驳回了原告的损害赔偿请求，且对原告案件的分析详尽无遗，处理充满同

89

情，这让我印象深刻。

我相信，日本法院在面对同样的事实情况时，也会同样拒绝向原告提供补救措施，因为医院工作人员没有披露的义务，而且未披露与原告声称所遭受的伤害之间不存在因果关系。日本法院可能不会遵循复杂的推理过程，即首先认定第二被告对原告负有注意义务，以平衡原告了解其遗传风险与其父亲利益和保持保密性的公共利益之间的关系，并根据其结果行事(第 259—260 段)，然后否认存在任何可起诉的违反该义务的行为(第 263 段)，而是直接撰写意见书，否认第二被告有义务提醒原告其遗传风险，理由是即使向原告披露了该风险，她也不会因此终止妊娠，即不存在因果关系。

关于医院工作人员向受试者亲属披露受试者信息的义务，《医学实践中基因检测和诊断指南》第 4 节第 4 条"对受试者的保密义务和向生物学亲属解释结果"规定，当认为受试者的基因诊断对其亲属的健康管理有益时，如果无法实施有效的预防和治疗，则可以考虑向亲属披露基因信息，并且虽然通常需要获得受试者的同意，但如果考虑受试者亲属的最大利益使披露变得必要，那么即使没有受试者的同意，也可以将其基因信息披露给其生物学亲属。在这种情况下，《医学实践中基因检测和诊断指南》建议与伦理委员会进行协商，这是 ABC 案中向原告姐姐披露信息时所采取的程序。

关于 ABC 案中医院工作人员的披露义务，我认为受试者患者的坚决拒绝对于拒绝披露的判定至关重要。如果尽管患者坚决拒绝披露，但医务人员仍有义务或被允许披露，那么许多患者将因担心自己敏感的医疗和基因信息被泄露而不愿就医。因此，特别是出于这一政策原因，应该支持 ABC 案的结论。

从法律角度来看，我认为原告声称所遭受的伤害可能并不严重，无法证明其要求的损害赔偿补救措施是合理的。然而，法院并未追究此事，因为双方同意如果确定存在违反义务和因果关系的要求，原告应获得 345 000 英镑的损害赔偿金(第 1 段)。

关于道德义务，我认为应当从道德上承认耶普法官在 ABC 案中所描述的、依法对医院信托机构施加的义务，即平衡原告了解其遗传风险与其父亲利益和保持保密性的公共利益之间的关系，并根据医疗专业组织发布的指南行事。这项义务的实施将通过道德准则、机构伦理委员会以及最终的司法法院来确保。

第六章 北欧诸国医疗健康和隐私保护

梅特·哈特列夫

一、概　述

北欧国家——也被称为斯堪的纳维亚国家①——由丹麦、芬兰、冰岛、挪威和瑞典组成。②它们是福利国家，拥有公共资助的全民医疗体系，有时被称为特殊的"北欧模式"。③运行北欧福利国家模式需要对经济资源进行全面再分配。税收必须向公民和企业征收，分配给负责医疗保健、社会保障、教育、儿童和老人护理的各种公共和私人实体，并进一步分配给人口中的受益人。为了实现这种"循环经济"，个人数据至

---

① "斯堪的纳维亚"通常被用作丹麦、挪威和瑞典三国的定义；而"北欧国家"指的是斯堪的纳维亚半岛上的国家，包括芬兰和冰岛。

② 这些国家人口很少——斯堪的纳维亚人口总数约为2500万。

③ G. Esping Andersen, *The Three Worlds of Welfare Capitalism* (Cambridge：Polity Press, 2002)；and J. Magnusson, K. Vrangbæk, R. B. Saltmann and P. E. Martinussen, 'Introduction：The Nordic Model of Health Care' in J. Magnusson, K. Vrangbæk and R.B. Saltmann, *Nordic Health Care Systems：Recent Reforms and Current Policy Challenges*, European Observatory on Health Systems and Policies Series (Buckingham：Open University Press, 2009), 3—20.

关重要。因此，所有北欧国家很早就为公民引入了个人身份号码，以促进正确的税收征收和各种公共福利的分配。实践中，早在 1947 年，瑞典就是世界上第一个在全国范围内引入个人身份号码的国家。④1954 年冰岛紧随其后，十年后(1964 年)芬兰和挪威也加入，1968 年丹麦也开始实行。⑤个人身份号码对于建立全面的登记册以及包括医疗服务在内的公共(和私营部门)收集和共享个人数据至关重要。

92

北欧国家历来是人权的有力推动者，这反映在北欧法律体系中患者权利的地位上。1992 年，芬兰成了世界上第一个出台特别的《患者权利法》(Act on Patients' Rights)的国家，紧随其后的是冰岛(1997 年)、丹麦(1998 年)和挪威(1999 年)。相对而言，瑞典在这方面花了更长的时间，于 2014 年首次通过了《患者权利法》。⑥

关于患者权利的概述，包括隐私权保护方面，所有北欧国家现在都有单独的法案(芬兰、⑦冰岛、⑧挪威⑨和瑞典⑩)，或者在更全面的法案中有单独的章节(丹麦)。⑪这些权利的性质和可审理性因国家而异。特殊患者的权利立法应进一步被视为更全面的立法体系的一部分，在该体系中，患者的权利与医疗专业人员的职责、患者安全和质量法规以及数据

---

④ J.F. Ludvigsson, P. Otterblad-Olausson, B.U. Pettersson and A. Ekbom, 'The Swedish Personal Identity Number: Possibilities and Pitfalls in Healthcare and Medical Research' (2009) 24 (11) *European Journal of Epidemiology* 659.

⑤ 关于冰岛参见 I. Watson, 'A Short History of National Identification Numbering in Iceland' (2010) (4) *Bifröst Journal of Social Science* 51, 关于芬兰、挪威和丹麦参见 S. Bauer, 'From Administrative Infrastructure to Biomedical Resource: Danish Population Registries, the "Scandinavian Laboratory", and the "Epidemiologist's Dream"' (2014) 27(2) *Science in Context* 187。

⑥ 关于瑞典立法发展滞后的原因和影响的讨论，参见 E. Rynning, 'Still No Patients' Act in Sweden. Reasons and Implications' in E. Rynning and M. Hartlev (eds), *Nordic Health Law in a European Context. Welfare State Perspectives on Patients' Rights and Biomedicine* (Malmö/Leiden: Liber/Martinus Nijhoff Publishers, 2012), 122—136。

⑦ The Act on the Status and Rights of Patients (*Laki potilaan asemasta ja oikeudesta*) 785/1992 (1993 年生效)。

⑧ Patients' Rights Act (74/1997).

⑨ Act on Patients' and Users' Rights (Lov om pasient-og brukerrettigheter), 63 of 2 July 1999 (2001 年生效)。

⑩ Patient Act (Patientlag), 2014: 821, 19 June 2014.

⑪ Consolidated Act 1011 of 17 June 2023—Health Act (Sundhedsloven). 1998 年 7 月 1 日颁布的关于患者法律地位的第 428 号原始法案(lov om patienters retsstilling)于 2005 年与若干其他法案合并成为《卫生法》。

保护立法相互交织。因此，北欧国家的患者权利处于一个复杂的法律环境中，这可能使其难以驾驭和划定清晰的界限。

保密义务是各种专业和公共法规相互作用的一个例证。保密长期以来一直是医学伦理学的一项基本原则，其历史可以追溯到《希波克拉底誓言》。北欧各国专业伦理规范和专门法律都对此作出了规定，用以监管医疗行业。随着患者权利法以及国家和欧盟数据保护法规的出台，保密原则已得到其他监管工具的补充，这些工具侧重于如何在处理健康数据时平衡患者的隐私权和自主权与其他各种利益。因此，北欧医疗保健中的保密和隐私被置于一个更复杂的法律环境中，该环境缓和了在收集和使用健康数据进行治疗和其他目的时出现的各种(部分相互冲突的)利益。

总的来说，北欧各国的宪法对个人自由有着强有力的保护，包括隐私权、家庭生活权和信息自由权。如本章所述，显然，基于对他人的利益和权利以及重大公共利益(包括公共健康利益)的考虑，隐私权会受到一些限制。北欧各国对这些利益的平衡以及对整个立法框架的关注点呈现出一定差异，各有千秋。芬兰以高度重视数据驱动的创新而闻名，这反映在其最近促进利用健康数据进行创新的立法中；瑞典是世界上第一个将信息自由作为宪法原则引入的国家(1766 年)，这为瑞典适用保密原则提供了一个特殊的框架；挪威有着通过数据保护立法和健康数据使用道德评估全面机密性保护和数据保护的悠久传统；冰岛以一家私人公司(DeCode)的努力而闻名，该公司创建了一个家谱数据库，并在自愿捐款的基础上建立了一个全人口的基因数据库；丹麦以其高质量的信息资源和数字化登记实践而闻名，在北欧诸国中其将健康数据用于各种目的的立法相对宽松。

后文将概述北欧医疗服务中隐私保护的特定特征，我们将重点关注丹麦法律，[12]同时会将其与其他北欧国家具有特别意义的法律状况进行

---

⑫ 本章作者来自丹麦。尽管立法上有相似之处(基于长期的法律合作传统)，丹麦语、挪威语和瑞典语在某种程度上可相互理解，但在语言、医疗服务组织和法律法规方面仍存在一些明显差异。因此，对所有北欧国家进行全面的比较分析超出了本章的范围。

关联性阐释。

　　需要注意的是，所有北欧国家都属于大陆法系，判例法并不像普通法系国家那样占据突出地位。关于医疗保健中的保密和隐私问题，虽然有一些法院案例，但并不算多。尽管如此，北欧各国仍有各种行政投诉或纪律处分机制，可以处理有关侵犯保密权和其他患者权利以及违反数据保护法的案件和投诉。

94

二、　保密的主要伦理基础和法律来源

　　如前文所述，北欧各国的保密权各有渊源。从丹麦法律中保密原则引入的历史角度来看，其起点可追溯至 1672 年的法律法规，当时一项针对"医生和药剂师"的皇家行政法令规定了保密义务，指出药剂师(及其助手)不得"发表或泄露"有关患者医疗状况的信息，除非隐瞒此类信息会造成危险。[13]在丹麦皇家生育诊所工作的助产士被要求特别注重保密，在该诊所，女性可以秘密分娩(即隐秘分娩)。该诊所于 18 世纪建立，禁止助产士"滥用孕妇在不幸情况下对其的信任"。[14]药剂师的保密义务主要是为了确保患者的利益，避免敏感信息被泄露，而助产士的保密义务则是为了避免不道德的杀婴行为。1815 年，保密成为官方医学伦理的一部分，当时哥本哈根大学引入了一项基于《希波克拉底誓言》的医学生誓词。对于医生而言，该誓词至今仍然有效，但其主要功能如今已转变为仪式性质。

　　20 世纪初，丹麦开始为各种医疗保健专业人员制定特别立法。首先是《药剂师法》(Act on Pharmacists)(1913 年)，随后是《助产士法》(Act on Midwifes)(1914 年)、《牙医法》(Act on Dentists)(2016 年)、《护士法》(Act on Nurses)(1933 年)和《医生法》(Act on Medical Doctors)(1934 年)。所

---

　　[13]　Kongelig forordning af 4. december 1672 om Medicis og Apothekere，section 24. 当时，丹麦是丹麦-挪威王国的一部分。
　　[14]　Reskript af 13. marts 1750 and Reskript af 6. januar 1764.

有这些法律都包含了保密义务。《医生法》尤其引人注目，因为其准备工作详细讨论了保密的重要性。该法强调了对个人和人口健康的双重关注，而在该法之前的白皮书指出：

95

> 如果医生有权谈论他们可能了解到的关于患者疾病或其他状况的一切，那么恐怕人们会因此避免咨询医生或省略提供完整信息，这将违背个人和公共卫生的利益。[⑮]

因此，保密被视为与患者建立信任的先决条件，这有助于鼓励患者寻求医疗护理并传达诊断和治疗疾病所需的信息。

丹麦在立法准备过程中清晰地阐述了有关条款的基本原理，因此目前仍有许多内容被用作解释现行立法的参考。1930 年修订的《刑法典》(Criminal Code)规定，任何基于公共授权或执照(例如医生、药剂师、助产士等)从事专业活动的人，以及任何协助有执照的人从事其专业活动的人，如果违反保密义务，都将受到刑事制裁。[⑯]

如今，北欧国家的保密规定受到多种立法行为的影响。首先，所有国家的立法都规定了医疗保健专业人员的权利和义务，适用于所有医疗保健专业人员，而不像之前那样为每组医疗保健专业人员(医生、护士、助产士等)单独制定法规。除丹麦外，其他关于医疗保健专业人员权利和义务的法律都包含单独条款对保密义务进行规定。[⑰]丹麦在近二

---

⑮ Ministry of Internal Affairs, 1931. White paper submitted by the commission regarding the legal status of medical doctors (Betænkning afgivet af Kommissionen Angaaende Lægers Retsstilling) (Copenhagen: J.H. Schultz A.-S, 1931), 27.

⑯ 关于丹麦立法发展的描述，包括保密原则和数据保护法的相互作用，参见 S. Wadmann, M. Hartlev and K. Hoeyer, 'The Life and Death of Confidentiality: A Historical Analysis of the Flows of Patient Information' (2023) BioSocieties. https: //doi.org/10.1057/s41292-021-00269-x(last accessed 28 August 2023)。

⑰ 参见 the Finish Healthcare Professionals Act (Laki terveydenhuollon ammattihenkilöistä) no. 559 of 28 June 1994, section 17, the Icelandic Healthcare Practitioners Act (Lög um heilbrigðisstarfsmenn) no. 34/2012, article 17, the Norwegian Healthcare Personnel Act (Helsepersonelloven) no. 64 of 2 July 1999, section 21, and the Swedish Patient Safety Act (Patientsäkkerhetslagen) no. 659 of 17 June 2010, section 12。

十年前想要修订该法时，[18]人们认为这是不必要的，因为《刑法典》以及《卫生法》患者权利部分涵盖的医疗数据处理权利和义务已经规定了保密义务。[19]其他北欧国家的《刑法典》也包括关于对违反保密义务的制裁的规定。保密义务也可能依赖于合同义务，例如雇佣合同中的义务。一般行政法还规定了公职人员的保密义务——因为普遍存在(广泛)公共资助的医疗服务，这在北欧国家具有特殊意义。此外，患者权利、研究伦理和数据保护立法以及关于健康登记、健康数据和生物库的特别规定也对北欧国家的健康数据的保密和使用产生了较大影响。[20]

96

　　无论保密是否被确立为一项法律义务，医疗保健专业人员协会通过的特殊道德准则也对保密作出了规定。尽管保密已被确立为一项法律义务，但也被规定在由医疗保健专业人员协会通过的特殊伦理准则中。尽管正式立法具有优先地位，但伦理义务也是重要的来源，因为它们为医疗保健专业人员的实践提供了启示。

三、　受保密义务约束的人

　　一般来说，保密义务适用于持有执照的医疗保健专业人员及其助理。对于哪种专业活动需要公共许可证，北欧国家之间的情况有所不同。在丹麦，公共执照要求涵盖了广泛的专业人员(如医生、护士、助产士、牙医、脊疗师、理疗师、心理医生、医疗助理、放射科医生)。丹麦的许可证制度涵盖了总共 28 组医疗保健专业人员。在其他北欧国家，

---

[18]　Consolidated Act on Authorization of Healthcare Professionals and Health Services (Lov om autorisation af sundhedspersoner og om sundhedsfaglig virksomhed), no. 122 of 24 January 2023.

[19]　Consolidated Act no. 1011 of 17 June 2023—Health Act.

[20]　有关全面的概述，参见 Nordic Innovation, Bridging Nordic Data。对于二次使用卫生数据促进创新和发展的可能性和障碍的法律概述，参见(Oslo, 2020) available at https：//www.nordicinnovation.org/2020/bridging-nordic-data。

许可证要求适用于更少(瑞典)或更多(芬兰、冰岛和挪威)的医护人员。[21]
此外, 保密义务也适用于所有公职人员, 也可遵循合同义务。

四、法律保密义务

在所有北欧国家, 法律保密义务适用于在患者和医护人员之间的职业关系中向未经授权的人披露的所有私密信息。因此, 必须有三个可供解释的标准。

在丹麦的背景下, 隐私数据通常被定义为个人不希望向他人透露的数据。基于这一定义, 人们一直在考虑是否所有健康信息(从扭伤脚踝到严重的癌症状况)都应被视为隐私, 或者私密性是否仅适用于更敏感的健康数据, 例如与严重健康状况或生殖健康或心理健康有关的数据。然而, 实践中在特定情况下或对个人而言微不足道的健康数据也可能被视为敏感数据, 因此人们普遍认为不可能明确区分敏感和非敏感健康数据。从这个角度考虑, 任何类型的健康数据都是保密的, 无论它是涉及琐碎的健康问题还是更敏感的问题。这符合 GDPR 第 4(15)条中对于健康数据的定义(健康数据被广义地定义为与一个人的身体或精神健康状况直接或间接相关的任何数据)。需要注意的是, 在丹麦与个体相关联的组织样本也被视为健康数据并与其他个人数据一样受到监管。此外, 在其他北欧国家还有单独的法案对生物库进行监管。[22]

医疗保健法中的保密义务不仅限于健康数据, 还涵盖各种保密数据, 比如有关家庭问题、就业问题和财务问题的数据。患者生病(没有

---

[21] Nordisk Ministerråd, Håndbok over regulerte helsepersonelgrupper i Norden (Handbook on regulated groups of health care professionals in the Nordic countries) (København, 2016) available here http：//norden.diva-portal.org/smash/get/diva2：941436/FULLTEXT03.pdf (last accessed 28 August 2023).

[22] 芬兰：Biobank Act 688/2012, 冰岛：Act no. 110/2000 on Biobanks and health-data banks, amended by Act no. 45/2014, 挪威：Act no. 12 of 21 February 2003 related to treatment biobanks, 和瑞典：Act no. 297 of 23 May 2002 on Biobanks in healthcare。

透露诊断结果)或与医疗服务部门有过接触这一事实也被视为隐私信息，无论这些信息是否透露了有关患者的更具体的医疗信息。这一点早在 1963 年的一起法庭案件中就已经确立,[23]当时警方正在调查一起入室盗窃案，窃贼从屋顶窗户坠落时割伤了自己。当联系附近当地医院的急诊病房时，病房确认他们治疗过割伤患者，但拒绝透露姓名。警方要求法院下令披露患者的身份，但法院的结论是仅病房人员的身份就应被视为隐私信息，没有任何理由违反保密原则。

　　保密义务仅适用于未经授权的人员，即指没有合法权限访问信息的人员。合法访问权限一般在关于访问或传递或接收特定患者信息权利的相关法规中有所界定。合法访问权限可以依赖于患者的同意或授权书。参与为患者提供护理的医护人员通常不被视为未经授权，而雇主、家庭成员和近亲也应该被视为未经授权的人员，这点将在后文详述。

　　最后，保密义务仅限于在患者与医护人员之间的职业关系中获得的关于患者的信息。如果患者与碰巧是护士的邻居进行私人交谈，通常不会被视为职业关系，但是当患者向护士寻求医疗建议时，就可以视为已经建立了职业关系。关于职业关系或私人关系之间区别问题的一个典型案例是，一名全科医生的病人同时也在当地一家医疗中心担任牙科助理，她私下向全科医生倾诉了一些个人问题，但不久后她得知全科医生将她的问题告诉医疗中心的其他同事，据此提出了投诉。病人投诉委员会得出的结论是，她与全科医生的沟通不属于医患关系的一部分，因此不存在违反保密规定的情况。[24]在病人与医疗保健专业人员之间的关系中，保密义务是单向的。因此，病人对医疗保健专业人员没有保密义务。这意味着病人可以自由透露有关医疗保健专业人员的信息，他们也有权在未经事先同意的情况下，例如，记录他们与医疗保健专业人员的

98

　　㉓　U 1963.1045 Ø.

　　㉔　Patient complaint no. 0229601, available (in Danish) here https：//stpk.dk/afgorelser-og-domme/afgorelser-fra-sundhedsvaesenets-disciplinaernaevn/0229601/(accessed latest 28 August 2023).

对话，只要这仅用于私人目的(例如，记住对话中说的内容)。相比之下，如果记录的对话被用于除私人目的以外的其他目的，例如在投诉案件中，重要的是要确保符合 GDPR 和国家数据保护法规。还应注意的是，当病人在公共场合时，有关其健康状况的信息也不属于医患关系的范围。在这种情况下，收集和披露健康信息和其他个人信息可能受 GDPR、国家数据保护法或刑法以及人权法规的约束。例如，如果一家保险公司雇用的私家侦探在责任案件中跟踪并用视频记录病人/索赔人，以证明索赔人并不像他所声称的那样瘫痪，这将是对个人数据的处理，但只要视频不公开，这通常是可以接受的。㉕

在丹麦法律中，保密的法律义务有一个基于权利的相对部分，即患者的保密权。根据《卫生法》第 40 条，患者有权要求医护人员对其在执业期间所经历的健康状况和其他隐私信息保持沉默。这种保密权也反映在《卫生法》中授予患者的关于健康数据控制的自决权中。

五、 数据保护法

所有北欧国家要么是欧盟成员国(丹麦、芬兰和瑞典)，要么是欧洲经济区成员国(冰岛和挪威)。这意味着国家数据保护立法必须符合 GDPR 的基本原则。㉖GDPR 由单独的国家数据保护法进行补充，为 GDPR 某些条款的应用提供法律依据，或利用为各国变通规定留有空间的条款(例如，GDPR 第 89 条关于将数据用于研究目的的规定)。数据保护规则也可能包含在国家数据保护法以外的其他法律中。例如，在丹

㉕ 如果法院评估证据对案件至关重要，则通过秘密观察或录音获得的有关患者或医护人员的信息可在法庭案件中用作证据。

㉖ Regulation (EU) 2016/679 of the European Parliament and of the Council of 27 April 2016 on the protection of natural persons with regard to the processing of personal data and on the free movement of such data, and repealing EU Directive 95/46/EC (General Data Protection Regulation), OJ L 119/1.

麦,《卫生法》和《健康研究和健康数据研究项目研究伦理评估法》㉗中的规定优先于丹麦《数据保护法》。㉘在其他北欧国家,优先实施补充性特别卫生条例也很常见。丹麦《卫生法》与 GDPR 和丹麦《数据保护法》的主要区别在于,《卫生法》让患者对医疗服务中数据的使用拥有更多影响力,这种影响力一部分是通过同意要求实现的,一部分则是通过选择退出机制实现的。这将在后文进行更详细的讨论。

六、保密例外

100

保密义务并非绝对,所有北欧国家的立法都依赖于一系列保密例外情况,而这些例外情况的标准则有所不同。在某些情况下,例外情况是根据明确规定的法定豁免条款而来的。在其他情况下,例外情况则是根据其他法定条款而来,例如,GDPR 和国家数据保护法允许为科学目的处理数据。此外,在某些情况下,例外情况可能需要法院的命令,例如,警方出于法证调查目的而需要获取病人数据的情况。

(一) 法定情形

在某些情况下,保密义务会与其他法定职责发生冲突。在丹麦法律中,如果根据其他法定职责,存在向其他公共机构报告或提供信息的义务(《卫生法》第 43.2.2 条),则法定的保密原则不适用。这可能适用于各种情况。例如,医护人员需要向各种登记机构报告有关特定疾病、事件(例如出生和死亡)、疫苗接种、药物处方和副作用的信息。与其他国家一样,出于监测目的,在丹麦医护人员有义务向卫生部门报告多种传染病病例,从流感、新冠和脑膜炎等更常见的疾病到霍乱、麻疹、脊髓灰

㉗ Consolidated Act no. 1338 of 1 September 2020 on Research Ethics Review of Health Research Projects and Health Data Research Projects.

㉘ Act no. 502 of 23 May 2018 on supplementary provisions to the regulation on the protection of natural persons with regard to the processing of personal data and on the free movement of such data—Data Protection Act.

质炎和猴痘等更罕见的疾病。报告应包括患者的个人身份识别号码,在某些情况下还应包括其电话号码。尽管之前对此并没有太多争议,但新冠疫情的暴发使人们对样本和数据的收集以及数据的二次使用(用于研究和其他目的)给予了更多关注。这不禁令人唏嘘不已——在新冠疫情期间收集和使用数据及样本竟然会对公众对医疗保健服务的信任构成挑战。与之形成对比的是,在报告 HIV/AIDS 病例时,公共卫生部门特别关注建立接受检测的信任。在这种情况下,个人有权匿名接受检测,这意味着报告中不会包含受检者的身份识别信息(详见"防止伤害他人"部分)。医疗保健专业人员也有义务在儿童遭受虐待或父母未充分关注儿童医疗需求的情况下通知社会保障部门。如果父母因医疗原因无法充分照顾孩子,即使他们是患者并有权保密,这项义务也适用。在这些情况下,不需要进行利益权衡,但应评估所提供的信息对接收信息的公共部门是否重要。总而言之,报告义务优先于保密义务。

此外,丹麦《刑法典》第 164a 条还要求公民如果知道有人被指控或判定犯有罪行但实际上是无辜的,就必须与警方联系。这对医护人员来说可能是相关的,例如,他们治疗过一名患者,这名患者透露自己犯了罪,或者他们有充分理由怀疑该患者犯了罪,但此时却有另一个无辜的人可能因为这个罪行而被错误地指控或判定有罪。在这种情况下,医护人员就需要根据丹麦《刑法典》第 164a 条,将这个信息告知警方。

(二) 明示和默示同意

在所有北欧国家,患者同意可以将医护人员从保密义务中解放出来。然而,重要的是要仔细研究同意的范围和同意要求。

同意披露健康数据是丹麦《卫生法》的一般规则,无论是在信息传递给其他医护人员时(该法第 41.1 条),还是在信息披露给私人或卫生保健服务之外的公共和私人机构时(该法第 43.1 条)。这也是丹麦立法正式重视患者的信息自决权的重要体现。

当健康数据以治疗患者为目的被传递给其他医护人员时,除保密例外情形外通常同意必须明确且满足 GDPR 第 4(11)条和第 7 条有关规定。[29]
依据丹麦《卫生法》第 42 条，也存在口头同意即可的情况，但此情况只
适用于提供信息的医护人员或接收信息的医护人员。在出于除患者治疗
以外的其他目的披露健康数据或向医疗保健服务以外的主体(例如其他公共
机构、亲属或其他私人、雇主或保险公司)披露时，同意要求更为严格。

在这种情况下，必须提供明确且书面的同意，且该同意书的有效期
最长为一年(《卫生法》第 44 条)。对于 15 岁以下的儿童以及永久丧失同
意能力的成年人，其监护人(儿童)或近亲属/法定监护人/未来代表(成年
人)有权提供同意。

除了明确的同意之外，《卫生法》还采用了选择退出选项的解决方
案。在这种方案中，患者会被告知他们有权反对将患者数据披露给其他
医疗保健专业人员，并反对他们访问这些数据(该法的第 41.3 条和 42a.5
条)。在某些情况下，患者有权提出反对，例如当参与患者特定治疗的各
种医疗保健专业人员共享信息时，或者当医院例行公事地将患者的医疗
状况报告发送给全科医生时。这种退出选项为患者提供了更大的自主权
和隐私保护。在实践中，这种退出的选择使明示同意的一般规则更具理
论性而非实践性，其也适用于医护人员或学生为了教育和能力发展的目
的获得患者记录，或为了质量保证的目的对治疗实践进行一般分析的情
况。尽管未明确称为"默示同意"，但根据背景，这基于患者默认愿分享信
息的假设，他们有权反对。反对权类似于默示同意，通过非言语行为表达。

丹麦法律不能在健康数据传递给医疗保健服务之外的行为者的情况
下使用默示同意，同样重要的是要注意，退出选项不符合 GDPR 中规定
的同意要求。因此，《卫生法》中规定的选择退出法规必须同时在 GDPR
中有另一个法律依据，通常是第 9(2)(h)条和第 9(2)(i)条。

（三）其他医护人员

参与治疗的其他医护人员显然需要有关患者的信息。例如，全科医

---

[29] 更多详细信息参见 executive order no. 359/2019 regarding information and consent to
medical treatment and to processing, disclosure and gaining access to health data。

生将患者转诊到专科医生或医院进行进一步诊断和治疗，以及医院内部不同病房和医护人员参与诊断和治疗患者。所有北欧国家的立法都允许在没有明示同意的情况下处理这些情况下的数据。

根据丹麦《卫生法》第41.1条，医护人员为向患者提供医疗保健而共享健康数据通常需要患者的知情同意。然而，也有一些例外情况。例如，在必要且被认为符合患者利益和需求的前提下，如果为了在实际和特定的治疗环境中提供护理，有必要向另一位医疗专业人员披露健康数据(第41.2.1条)。此外，如果其他医护人员可以直接访问数据，例如，通过电子健康记录系统(electronic health record system)，他可以访问相关数据，其前提也是，这是必要且被认为符合患者利益和需求的(第42a.1条)。披露与访问的区别在于，在披露情况下，初级医疗专业人员可以确保只披露必要的信息，而在直接访问情况下，访问医疗专业人员在查看患者的电子健康记录系统时，不可避免地会获得比必要更多的信息。随着越来越多的人可以从国家健康平台上获取健康数据，如今获取数据比披露更常见。

丹麦《卫生法》还允许医护人员将患者的医疗记录(病历)从医院发送给患者的全科医生(第41.2.3—41.2.4条)。如果患者(或其监护人或代理人)无法同意治疗，出于患者的重大利益考虑，也允许医护人员披露或获取相关信息(第41.2.4条和第42a.2条)。此外，医护人员有权访问患者所谓的"联合医疗卡"，这是一个记录患者从药房获得的处方药信息的登记册。这为大多数医护人员(以及其他非医疗护理人员)提供了关于患者所开处方药的信息。

(四) 教学、研究、质量保证、规划、管理、认证和审计

医疗保健服务中的一些活动，如教学和培训、医学研究、质量保证和发展、规划、管理、认证和审计，与患者治疗密切相关，因此从保密的角度来看，这些活动被认为具有特殊地位。丹麦法律有时将此类活动描述为"与治疗相关的活动"，这意味着将健康数据用于这些活动更多地被视为健康数据的"主要用途"而非"次要用途"。

医学、护理和其他卫生专业的学生需要将实习作为教育的一部分，在实习时，他们可以获得有关患者的隐私信息。教授和教师也经常使用病人或病人案例作为教学活动的一部分。这对未来的患者是有益的，但不可否认的是，这可能会给现在的患者带来负担和干扰。直到几年前，丹麦卫生立法对教学活动保密方面的关注还很有限。然而，显而易见的是学生在医疗服务机构执业时不被保密义务涵盖，因为保密条款只适用于持有执照的医疗专业人员及其助手。此外，卫生专业人员出于自我评估和学习目的"重新查看"过去接受治疗的患者的健康记录的传统做法在《卫生法》中也没有法律依据。在 2014 年对《卫生法》进行修订后，这一点现在在《卫生法》中得到了明确解决，具体体现在第 40.2 条、第 41.2.6—41.2.7 条、第 41.6 条和第 42d.2.1 条上。该法为在未经明示同意的情况下将患者数据用于这些目的提供了法律依据，也赋予了患者反对的权利。

医学研究是健康数据处理的另一个重要领域，随着大数据研究、基因组测序以及基于人工智能的精准医疗和精准公共卫生举措的发展，这一领域正越来越受到关注。这一发展及其对保密性的影响将在后文详细介绍。大多数医学研究项目都依赖于健康数据，无论是涉及研究对象的情况，还是基于组织样本或个人数据的研究。所有北欧国家都坚定地致力于研究，它们的立法都允许以各种方式将健康数据和组织样本用于研究目的。然而，这五个国家的立法框架差异很大，丹麦和芬兰研究相对自由，挪威则限制最多。总体而言，北欧国家都利用 GDPR 第 89 条规定的研究豁免来进行个人数据研究，对研究项目有各种研究伦理批准机制，机制取决于个人是否为研究参与者，或者项目完全基于组织样本或个人数据。同样，也有一些国家对基于组织样本和健康数据的研究项目制定了特别立法。[30]

---

[30]　参见 Finnish Act no. 552/2019 on the Secondary Use of Health and Social Data, the Icelandic Health records Act (55/2009), the Norwegian Act no. 43 of 20 June 2014 on Health Records and Act no. 44 of 20 June 2008 on Medical and Health Research, and the Swedish Health Data Registries Act and Patient Data Act 2008/355；关于生物银行见前注 20，关于除冰岛外每个北欧国家的单独章节见 S. Slokenberg, O. Tzortzatou and J. Reichel (eds), *GDPR and Biobanking. Individual Rights, Public Interests and Research Regulation across Europe* (Berlin：Springer, 2020)。

　　在丹麦，涉及研究参与者的研究始终需要研究伦理委员会的批准，[31]
研究参与者必须提供知情同意书才能参与，这也应涉及项目中的数据处
理。此外，研究人员必须遵守 GDPR 和丹麦《数据保护法》。[32]如果只能
对个人数据或组织样本进行研究，则《数据保护法》第 10 条激活 GDPR
第 9(2)(j)条和第 89 条中的研究豁免，并允许在未经数据主体同意的情况
下处理个人数据和组织样本，仅用于进行统计或科学研究。这些项目必
须对社会具有重要意义，研究必须对数据进行处理，数据应尽可能使用
假名，不得用于研究以外的其他目的。除了必须遵守《数据保护法》有
关规定外，这些研究项目还可能需要研究伦理委员会的授权。对于基于
组织样本的研究项目和基于敏感个人数据的研究项目来说，它们都存在
产生二次发现的风险(尤其是那些使用遗传数据或高级成像技术的项
目)。如果要将数据转移到 GDPR 规定范围之外的第三方，则始终需要获
得《数据保护法》的许可(《数据保护法》第 10.3 条)。同样，如果数据
转移涉及人类组织样本(也在 GDPR 的规则范围内)，或者数据转移的目
的是在公认的科学期刊或类似出版物上发表，也需要获得《数据保护
法》的许可。

　　除了《数据保护法》外，《卫生法》还有几条规定涉及为科研目的
使用健康数据。根据《卫生法》第 46.1 条，如果项目已经得到研究伦理
委员会的批准，则可以进一步使用患者记录和注册簿中的数据用于科研
目的。如果项目没有得到研究伦理委员会的批准，这在大多数情况下适
用于仅基于个人数据的项目，则负责医疗卫生服务的地区委员会必须授
权访问数据主体的健康记录(第 46.2 条)。条件是该项目必须具有重大的
社会利益，地区委员会可以为数据处理设定进一步的条件。此外，还有
一个条件是，只有在提供治疗的医疗保健专业人员许可的情况下，才能
与数据主体联系(第 46.3 条)。最后，数据仅可用于科研目的，且任何数

105

---

[31]　Supra note 27.
[32]　Supra notes 26 and 28.

据发布都必须确保数据主体不可识别(第 48 条)。

质量保证和发展以及患者安全计划也是与治疗相关的活动示例。同样,行政、规划、认证和审计也是如此。在这些情况下,健康数据的使用通常在一个"保密圈"内进行,其中所有能够接触到数据的人都负有保密义务。因此,北欧国家的法律框架允许为这些目的报告和共享数据,通常无需患者明示同意。丹麦《卫生法》包含了几项与质量和患者安全相关的报告义务,并允许卫生当局出于行政、规划和审计目的,无需患者同意即可访问患者数据(例如,第 42d 条、第 43.2.3—43.2.5 条以及第 58—61 章)。

(五) 防止伤害他人

106

保密不仅是保护患者隐私权的关键原则,也是建立和维护对医疗服务信任的关键。因此,根据《欧洲人权公约》第 8 条,只有在涉及重大公共利益或私人利益的情况下,才允许披露信息。在防止对他人造成伤害具有重大意义的情况下,可能会免除保密义务。在丹麦的法律框架中,这一点在《卫生法》第 43.2.2 条中得到了明确的体现,该条款允许在他人重大利益超过患者利益的情况下披露信息。在利用这一选项之前,通常需要先尝试获得患者的知情同意,但如果患者不同意,传递信息可能是合理的。

在患者患有传染病或遗传病的情况下,预防对他人的伤害是一个被特别关注的问题(更多内容可参见"保密性与遗传学"部分)。应对 HIV 感染的公共卫生对策可以作为北欧国家在传染病流行情况下采取不同保密方法的一个例证。[33]当 HIV 在 20 世纪 80 年代至 90 年代达到最高水平但治疗选择仍然有限时,丹麦的公共卫生政策是采用所谓的"合作和包容战略",并通过确保匿名性和呼吁风险群体承担责任来促进检测,以防止疾病进一步传播给他人。只有在特殊情况下,才允许与有风险的人联系并建议他们接受检测。人们认为"合作和包容战略"最适合防治

---

③　一个有趣的比较参见 Signild Valgårda, 'Problematizations and Path Dependency: HIV/AIDS Policies in Denmark and Sweden' (2007) 51(1) Medical History 99—112。

HIV。在瑞典，"合作和包容战略"也得到了认可，但在此基础上补充了"遏制和控制战略"，确保对 HIV 患者进行登记，追踪可能受到感染的人，并对不遵守负责任行为规则的人进行强制隔离。㉞比较这两种战略，很明显，丹麦的做法证实了丹麦的坚定承诺，即将保密视为建立对医疗保健服务信任的重要措施，从而制定公共卫生政策。必须补充的是，在获得更好的 AIDS 治疗选择后，对何时有理由通知可能受到感染的人的评估可能会有所不同，因为今天对高危人群的追踪可能是这些人的救命稻草。如果早期预防性治疗可以降低受到严重影响的风险，那么同样的考虑也可适用于通知与新冠感染者有过接触的弱势人群。然而，很明显，任何非正当或意外向包括亲属在内的第三方披露个人医疗信息或病史的行为都将被视为明显违反保密义务。例如，如果医院鼓励一名亲属将患者的"HIV 药物"带到诊所，而该亲属并不知道患者是 HIV 阳性，那么这种情况就可能出现。一个丹麦的投诉案例也可以作为说明。在这个案例中，一名做了流产手术的患者指示诊所只将账单发送到她的私人电子邮件，而不是她的家庭地址。然而，账单不小心被发送到了她的家庭地址，结果她的伴侣获得了这个私密信息。这被认为是对保密义务的明确违反。㉟

在其他情况下，如果信息对于避免对他人造成伤害是必要的，那么也有可能被证明可以搁置保密义务。在丹麦最高法院的一个案例中，㊱一家医院在一名成年患者出院后，通知了她的父亲她的病情。患者因为身体问题被送往医院，同时还患有精神疾病。当她表示要离开医院自杀时，医院进行了医疗评估，但认为她的精神状况并不严重到足以证明需要强制她留在医院。当她出院时，她明确指示医护人员不要告诉她的父亲。尽管她明确拒绝通知她的父亲，但最高法院认为，考虑到如果她自杀成功会给她父亲带来痛苦，为避免这种悲剧发生而通知他是合理的。

㉞ ECtHR 在 Enhorn 案中抨击了强制隔离。*Enhorn v Sweden*，app. 56527/00 (2005).

㉟ Case no. 16SPS62, available (in Danish) at https://stpk.dk/afgorelser-og-domme/afgorelser-fra-styrelsen-for-patientklager/16sps62/(last accessed 28 August 2023).

㊱ U 1996.1261Ø.

（六）警方调查

出于法医学目的的信息披露将各种利益的平衡放在首位。警方调查可能涉及涉嫌犯罪的患者，但也可能涉及犯罪受害者(即患者)，由于各种原因，他们对警方调查不感兴趣(例如家庭暴力案件)。因此，存在多种不同的利益冲突。

患者明确希望保护隐私和享有信息自主决定的权利，这是因为面临刑事调查的风险，或者(作为受害者)因为刑事调查可能使患者面临严重的风险。此外，医疗服务机构普遍希望维持公众对医疗服务的信任。另外，对于犯罪受害者以及调查和应对严重犯罪行为的普遍社会利益来说，也存在重大的利益关联。丹麦《卫生法》与民事和刑事诉讼立法相结合，概述了平衡利益的一般原则。根据《卫生法》，在严重犯罪案件中，如果社会利益或私人利益明显比保护患者隐私和维持信任的利益更为重要，向警方披露信息可能是合理的(但不是强制性的)。丹麦患者投诉委员会的一个案例可以说明这一评估。[37]在这个案例中，一名精神病患者告诉医生，他埋了一把步枪以备后用。他非常沮丧，表示想要自杀。他还说他可能会变得暴力，并且对他的女朋友非常生气。医生评估后认为患者不是特别暴力，但他仍然认为向警方透露步枪被埋的地点是正确的。当警方询问时，他还透露了患者的身份。委员会同意向警方透露步枪的位置是合理的，但批评了透露患者身份的行为，因为这并不是解决此案中可能对他人构成的威胁所必需的。通常情况下，是警方要求医疗服务机构提供信息。如果医疗服务机构基于保密性考虑拒绝提供信息，警方需要法院的命令，而法院在发出命令之前，需要确信这是一起严重的犯罪，并且获取患者信息是调查此案的最后手段。丹麦法院在多个案件中处理过这个问题。在一个说明性案例中，高等法院得出结论，[38]没有足够有力的理由强迫医生提供关于患者的证词。该案涉及纵火，这

108

---

[37] Case no. 0231702, available (in Danish) at https://stpk.dk/afgorelser-og-domme/afgorelser-fra-sundhedsvaesenets-disciplinaernaevn/0231702/(last accessed 28 August 2023).

[38] Case U 1995.775V (Western High Court).

是一种严重的犯罪,警方想知道患者是否有烧伤迹象。然而,法院得出结论,即使这是一起严重的犯罪,警方也有其他调查手段,且证词不能被视为最后手段。

北欧国家特别重视使用国家新生儿筛查生物库(所谓的 PKU 生物库)中的组织样本,这些生物库储存着新生儿的组织样本。在丹麦,PKU 生物库在识别犯罪受害者(例如,谋杀案中发现受害者的 DNA 并需要识别)和灾难(例如,巴厘岛酒吧爆炸事件和 2004 年印度洋海啸的受害者)的情况下提供了样本。这符合丹麦法律的规定,允许在需要承认重大社会利益或私人利益的情况下,对保密义务进行豁免。在另一个案例中,警方想要获取一名犯罪嫌疑人的样本,但高等法院拒绝发出命令,因为法院认为为了法医学目的获取组织样本违反了丹麦关于 DNA 数据库的规定和《欧洲人权公约》第 8 条。在瑞典,利用 PKU 生物库的样本调查 2003 年瑞典外交部长安娜·林德(Anna Lindh)谋杀案以及识别 2004 年印度洋海啸受害者的行为引发了重大争议。在林德案中,一名嫌疑人(后来被判有罪)的组织样本在警方逮捕该嫌疑人之前被交给警方,警方由此可以检查其与犯罪现场发现的 DNA 是否匹配。随后,这一做法受到了多个公共机构的批评,因为没有法院的命令。对于海啸受害者,瑞典议会暂时修改了生物库法律,允许使用 PKU 生物库的组织样本来识别受害者。随后还发生了其他事件,警方要求获取生物库样本用于法医目的,这一问题已受到两个委员会的审查和考虑。在上届委员会的白皮书中,建议禁止将生物库样本用于法医目的,但应允许使用样本识别受害者。[39]

(七) 公共利益

除了调查犯罪的社会利益外,还有其他几个领域也存在合理的社会利益,需要获取健康数据。正如前文已经提到的需要社会服务部门照顾的儿童的情况,一般来说,拥有全民健康和社会保障体系的社会通常需要信息来确保每个人都有权获得他们应得的服务,同时也确保没有人得

---

[39] Framtidens biobanker (Biobanks of the future), SOU 2018.4.

112

到超过合理限度的服务。

以社会服务为例。病假工资和社会养老金与身体和心理健康状况有关，需要获取健康数据来进行评估。一般来说，根据丹麦《卫生法》，这需要患者的同意，而且通常患者自己也有兴趣获得社会服务申请的正面评估。然而，在某些情况下，基于公共利益获取信息可能是合理的，例如，在怀疑是否提供了可靠信息的情况下。在 M.S. v Sweden 案中，⑩欧洲人权法院得出结论，瑞典当局在工业保险赔偿案件中收集患者病历信息是合理的。申请人背部病情严重，她声称在工作中不慎滑倒和摔倒后病情加重。瑞典社会保障局在未经她同意的情况下，从她的医疗档案中获得了非常敏感的健康信息。法院认为，她申请赔偿的行为并没有放弃她的隐私权，而且她的隐私权已经受到侵犯(第8.1条)。然而，法院也发现这种干预是合理的且符合比例的(第8.2条)。社会保障局需要客观信息来评估赔偿申请，而所披露的健康数据都与评估相关，并且是从一个公共机构转交给另一个公共机构。

（八）新闻自由

北欧国家的宪法保护信息自由和新闻自由。瑞典的保护可以追溯到1766年，在瑞典，保密条款通常被视为对宪法原则中信息自由和获取公共信息权利的例外。然而，新闻自由显然需要与个人隐私权相平衡，在这方面，媒体报道医疗服务和个别患者情况的目的很重要。对试图揭露健康信息的八卦新闻不存在保护，尤其是关于公众人物的健康信息。而具有重要信息价值(例如，新冠疫情期间)或关于医疗服务中存在问题以及患者受到虐待的媒体报道，可以服务于具有重大公共利益的合法目的。在丹麦最高法院的一个案件中，⑪评估了是否可以禁止播放关于一家精神病院情况的电视节目。地区委员会认为，报道会暴露脆弱的病人，尽管他们同意参与，但被认为无法评估参与的后果。最高法院认定，大多数患者都能够提供有效的参与同意书，对于被视为无法同意的

110

---

⑩　M.S. v Sweden, ECtHR application no. 20837/92.
⑪　U 1989.726 H.

两名患者，法院认定，考虑到广播的目的并不违法，法警对广播的禁令是没有根据的。

七、 保密性与遗传学

北欧各国对基于现有健康数据资源和生物库发展精准医学有着极大的兴趣，这些资源可以为测序和其他全面的基因分析提供组织样本。冰岛已经在这个方向上发展了多年，这得益于一家名为 DeCode 的私营公司的举措，该公司也得到了冰岛政府(至少在某些时期)的支持。丹麦在2019年建立了国家基因组中心，芬兰也制定了全面的精准医学战略，其中包括建立国家基因组中心。丹麦国家基因组中心的监管法规并不特别关注保密问题，而是由《卫生法》的规定来解决。然而，它确实解决了与出于法医目的从该中心披露数据相关的保密问题。在这种情况下，只有在法院命令的基础上，警方才能获得与恐怖主义调查(而不是其他严重罪行)相关的数据。此外，新立法还承认患者对决定自身信息的兴趣，允许患者选择不二次使用存储在国家基因组中心的遗传数据。

精准医学提出了一些与医疗保健目的基因检测相同的保密问题。挪威和瑞典关于基因检测和相关问题的特别法案已经实施了好几年，丹麦自1996年以来在特别就业和保险法案中对将基因信息用于保险和就业目的进行了监管。因此，有一个法律基础设施可以解决与新的基因和大数据技术相关的法律和伦理问题，包括这一发展如何影响医疗服务的保密性。

从保密的角度来看，有两个问题需要特别注意。一个涉及家庭关系中的保密性，另一个涉及对雇主、保险公司和其他私人实体的保密性。挪威《生物技术法》是最全面的，[42]它解决了这两个问题。一般来说，家

---

[42] Act no. 100 of 5 December 2003 relating to the application of biotechnology in biomedicine.

庭关系中的保密问题预计会在家庭内部得到解决，只有在患者不愿意告知有风险的家庭成员的情况下，医疗专业人员才能在患者同意的情况下联系遗传亲属，告知患相关遗传疾病的潜在风险。这在患者无法作出决定的情况下也是可能的。这种联系通常会涉及向亲属透露患者的保密信息。在北欧其他国家，这个问题通常在保密和保密例外(例如保护他人利益)的一般框架内处理。在丹麦，这个问题通常作为诊所常规遗传咨询的一部分来处理。遗传咨询基于专业伦理原则，根据这些原则，通常会鼓励受检人员联系可能受特定遗传疾病影响的亲属。如果受检人员拒绝告知可能受影响的亲属，医疗专业人员必须妥善评估，确定亲属的重大利益是否超过患者的利益(《卫生法》第43.2.2条)。如果通过定期检查或早期干预可以预防或缓解已确定的遗传疾病，那么情况可能就是这样，BRAC1或BRAC2基因的携带者就是这种情况。与其他国家不同，[43]丹麦尚未有任何关于亲属获取信息权利的范围和限制，以及医疗专业人员是否可能有义务依职权或根据请求向亲属提供此类信息判决先例。

112

挪威法和瑞典的《遗传完整性法》都规定，[44]除非法律有规定，否则任何人不得将要求另一人进行基因检测或要求某人提供有关自己的遗传信息作为协议的一部分。然而，在瑞典的法律中，保险公司有权在保险金额超过特定阈值时要求提供遗传信息。丹麦法律也禁止或限制在就业和保险(以及养老金)关系中获取遗传信息。[45]在芬兰，只有关于就业的立法，[46]而在冰岛，[47]立法仅限于保险关系。因此，这是北欧国家明显需要更多法律关注的领域。

---

　　[43]　ABC v St George's NHS Hospital Trust [2017] EWCA Civ 336 (On appeal from Nicol J [2015] EWHC 1394 (QB)).

　　[44]　Act no. 351 of 1 July 2006 on Genetic Integrity.

　　[45]　Act no. 286 of 24 April 1996 on Health Information in Employment, Consolidated Act no. 1237 of 9 November 2015 on Insurance, and Consolidated Act no. 355 of 2 April 2020 on Company Dension.

　　[46]　Act on Privacy in Working Life (759/2004).

　　[47]　Act on Insurance Contracts (30/2004).

八、结 论

从个人角度来看，隐私和保密的法律原则处于一个复杂的环境中，其中技术发展、社会需求以及私人和商业利益对创新和发展的需求，都在呼吁法律和伦理上的调整。现有的伦理和法律框架并不一定适合拥抱这种发展，在这种发展中，个人对社会、大型科技公司和其他人的透明度越来越高，而与家庭医生之间的保密关系的概念似乎已经被忽视。然而，新冠疫情清楚地表明，建立和维护患者对医疗保健服务的信任仍然很重要。欧盟委员会采取的重要举措也证实了这一点，这些举措旨在解决医疗保健服务中人工智能的开发和应用所带来的伦理和法律挑战。在最近的一份白皮书中，欧盟委员会令人信服地论证了发展卓越生态系统(研发)和信任生态系统(公民)的必要性。[48]维持信任的关键伦理原则包括透明度、人类代理和监督、非歧视和公平、隐私和数据治理以及安全和问责制。这些原则符合北欧福利国家模式，可以为更新的、更稳健的伦理和法律途径的发展提供支持。

113

---

[48] EU Commission, White Paper—on artificial intelligence. A European approach to excellence and trust, COM (2020) 65 final, 19.02.2020.

第七章　卡塔尔卫生系统数据保护、隐私和保密

巴里·索莱曼

一、引　言

本章将探讨卡塔尔卫生系统的数据保护、隐私和保密情况。卡塔尔现在正逐步向国际化转型，逐渐成为区域重要经济体，在全球范围内产生的影响日趋明显。这些影响不仅体现在举办大型体育赛事、国际会议以及建造引人注目的城市和基础设施上，更根本地体现在机构建设方面。卡塔尔采用国际法律最佳实践，正在制定反映长期确立的法律体系标准和规范的法律和政策。尽管这些规范尚未完全实现，但它们正在不断发展。

这种转型最明显地体现在卡塔尔金融中心的成立上，这是一个商业和金融中心。①卡塔尔金融中心内设卡塔尔国际法院，主要审理卡塔尔

① 参见'Overview' QFC, https：//www.qfc.qa/en/about-qfc/overview accessed 10 Sept 2023。

金融中心实体之间的纠纷。②卡塔尔国际法院的法官来自英国和其他拥有成熟的法律体系的国家，适用普通法的一般原则。卡塔尔国际法院的首任院长是前英国最高法院院长兼首席大法官菲利普勋爵(Lord Philips)，现任院长是曾任首席大法官的托马斯勋爵(Lord Thomas)。③在法庭之外，机构遵循领先的国际组织的仲裁和调解规则。卡塔尔是世界上第三个批准《新加坡调解公约》的国家。④

115

在这样一个政治、经济和文化多样的地区，选择哪个国家来探讨任何法律议题都可能具有挑战性。然而，卡塔尔与国际社会的直接互动使其在法律体系的其他领域，如医疗领域，值得深入研究。⑤事实上，尽管中东国家落后于医疗保健支出方面的全球 GDP 平均水平，但政府和私营实体对当地医疗保健系统的投资不断增加。⑥卡塔尔的人均医疗保健支出在中东地区名列前茅。⑦

与金融法庭的商业领域相比，医疗领域的法律原则应用不那么直接。民事纠纷在当地法院审理，这些法院适用源自《拿破仑法典》(Napoleonic Code)的民法原则。在涉及医疗专业人员的法律纠纷中，伊

---

② 卡塔尔金融中心是根据卡塔尔金融中心 2009 年第 2 号法律设立的[QFC Law No. 2 of 2009 (Qatar)]；QICDRC, 'History', www.qicdrc.gov.qa/about-us/history accessed 10 Sept 2023。

③ Ibid.

④ United Nations Convention on International Settlement Agreements Resulting from Mediation Resolution Adopted by the General Assembly on 20 December 2018 (Sixth committee (A/73/496) 73/198)；沙特阿拉伯是第四个批准《新加坡调解公约》的国家。

⑤ 沙特阿拉伯和阿拉伯联合酋长国还建立了适用英国普通法的金融中心、法院和争端解决中心。然而，审查这三个国家的隐私和保密性超出了本章的范围。未来的研究肯定需要填补这一空白。

⑥ 'Current Health Expenditure (% of GDP)—Middle East & North Africa' The World Bank (2019) https：//data.worldbank.org/indicator/SH.XPD.CHEX.GD.ZS?locations=ZQ&most_recent_year_desc=true accessed 10 Sept 2023.

⑦ 'Qatar's Investment in Healthcare Sector at QR22.7bn' Peninsula (22 Sept 2019) https：//thepeninsulaqatar.com/article/29/09/2019/Qatar's-investment-in-healthcare-sector-at-QR22.7bn accessed 10 Sept 2023；'Demand for Health Services in Qatar' Oxford Business Group (2020) https：//oxfordbusinessgroup.com/overview/keeping-pace-private-sector-set-play-more-important-role-demand-medical-services-continues-rise accessed 10 Sept 2023；阿拉伯联合酋长国和沙特阿拉伯的公共和私人投资同样在增加。参见 Nitin Mehrotra and others, 'Public Versus Private Investment' KPMG (2020) https：//assets.kpmg/content/dam/kpmg/ae/pdf-2020/09/public-vs-private-investment.pdf accessed 10 Sept 2023；David Ndichu, 'Private Investment in UAE Healthcare to rise by 9.5% annually：KPMG Report' Gulf Business (24 Sept 2020) https：//gulfbusiness.com/private-investment-in-uae-healthcare-to-rise-by-9-5-annually-kpmg-report/accessed 10 Sept 2023。

斯兰沙里亚法(Islamic Sharia Law)和刑法优先于民法。这种组合提出了关于下文探讨的法律原则的某些特性。在建立患者隐私和保密权的过程中，这个复杂的体系中融合了多种规范和影响。⑧本章分析了三个广泛的法律领域，并评估了隐私方面的相关影响。第二部分通过宗教、《宪法》(Constitution)和一般刑法规定探讨了保密性的伦理和法律基础。第三部分探讨了医疗实践中关于保密性的具体法律规定和公共卫生部(Ministry of Public Health)使患者能够通过监管机构投诉的保护措施。第四部分揭示了卡塔尔在四个方面对保密性的具体考虑，即数据保护法、媒体对行为的影响、围绕心理健康的社会污名以及通过基因研究泄露敏感信息的风险。在这些部分中，本章将强调所指出的特殊案例在卡塔尔法律中的适用性，即向家庭成员保密的义务(案例 1)、使用音频和视频记录的地位(案例 2)、家庭治疗和虐待案件(案例 3)以及基因隐私(案例 4)。

116

总体而言，分析表明，隐私和保密性的国际规范在这个体系中普遍存在。然而，在某些领域，它们的应用模式不免存在差异。在许多方面，这些原则的应用与人们的预期相符。但在某些方面，隐私被赋予了比其他地方更高的地位，几乎受到崇敬。在其他方面，本章揭示了隐私不能完全凌驾于卡塔尔的地方性社会考虑、宗教和文化生活方面之上。因此，卡塔尔在这些方面之间保持了独特的平衡，而随着卡塔尔的国际化进程，基于国际规范的法律增长也引发了如何维持这种平衡的问题。

二、 保密的首要基础

卡塔尔是一个阿拉伯国家，其宗教为伊斯兰教。在伊斯兰教中，尊重个人的"秘密"或隐私至关重要，并且在披露机密事项之前，通常必

---

⑧ 术语"隐私"和"保密性"在本章中可互换使用。在卡塔尔，阿拉伯语版本的法律优先于英语版本。本章依赖于官方英文翻译，但翻译之间可能存在差异。

须获得个人的同意。⑨这一伦理基础体现在卡塔尔《宪法》中,《宪法》规定伊斯兰法(Islamic Law)是其主要立法来源。⑩卡塔尔《宪法》第37条有关保护隐私的规定指出:

> 个人隐私的神圣不可侵犯,因此,除非法律规定允许,否则不得干涉他人的隐私、家庭事务、家庭或通信,或任何其他可能贬低或诽谤他人的干涉行为。⑪

这一条款已在判例法中得到援用。在最高法院案例 QCC 156/2017 中,一名父亲因其女儿的图像(未成年)未经他许可被用于展览而索赔。⑫ 法院根据第37条判决,"禁止干预个人或其家庭生活及其家庭事务,除非通过合法方式"。⑬该图像未经父亲许可被发表,因此赔偿是合理的。⑭ 因此,第37条不仅仅是理想化的,它反映了伊斯兰教中的保密伦理基础,并在实践中具有法律适用性。此外,在某些刑法领域也强烈体现了对隐私的保护。侵犯女性隐私是犯罪。⑮诽谤行为非常严重,任何关于个人或其家庭的照片、新闻或评论(即使这些评论是准确的)都可能受到罚款和监禁的处罚。⑯未经许可非法侵入他人私生活,如拦截信件、电话、录制对话和偷拍私人场所内的人,均将受到罚款和监禁的处罚。⑰ 2017年,为了应对社交媒体的使用,这些处罚有所加重。人们对在车祸

---

⑨ World Health Organization, Islamic Code of Medical and Health Ethics, Regional Committee for the Eastern Mediterranean (September 2005) Fifty Second Session, EM/RC52/7; Saeid Nazari Tavaokkoli, Nasrin Nejadsarvari and Ali Ebrahami, 'Analysis of Medical Confidentiality from the Islamic Ethical Perspective' (2015) 54 Journal of Religion and Health 427, 430—432.

⑩ Permanent Constitution of the State of Qatar 2004, Article 1.

⑪ Ibid., Article 37.

⑫ QCC 156/2017.

⑬ Ibid.

⑭ Ibid.

⑮ Law No. 11 of 2004 Issuing the Penal Code, Article 291 (Penal Code).

⑯ Ibid., Article 331.

⑰ Ibid., Article 333. 2017年第4号法律增加了对违反第333条的处罚。参见 Shafeeq Alingal, 'Photography Violating Privacy to Invite Action' Gulf Times (2 Feb 2021) www.gulf-times.com/story/683783/Photography-violating-privacy-to-invite-action。

中拍摄死者和伤者以及违反交通规则者的照片表示担忧。[18]法律还经过修订，禁止出于诽谤目的在公共场所拍摄或录制他人视频。[19]因此，从整体层面来看，隐私在宪法和法律上均受到保护。因此，对于本书中关于使用音频和视频记录的案例2(以及私家侦探)，在公共场所或私人场所录制或传输对话，或窃听都是严格禁止的。医生未经患者同意进行此类录制将是非法的。

118

宗教、宪法和法律背景有助于阐明医疗保健领域保密性的立法义务。这种背景如何影响这些义务是微妙的。某些法律必须在国际最佳实践与当地宗教期望之间取得平衡。宗教学者发布称为法特瓦(Fatwās)的法律意见。法律和法特瓦中的某些元素之间存在某种一致性，如可以进行堕胎的限度或不应为捐赠器官提供经济补偿的原则。对这种平衡的需要很重要，但并不普遍。[20]当存在不同意见时，宗教学者会咨询西方科学学院以寻求答案。[21]对于隐私而言，这种背景在医疗法律本身中的影响有限。这些法律往往复制了欧洲或美国所期望的隐私和保密标准，然而，有关分析也突出了卡塔尔背景下隐私的独特方面。

三、 医疗保健中的保密和一般法律义务

在卡塔尔的医疗领域，隐私和保密性受到立法的强烈保护。与英国

---

[18]　Habib Toumi, 'Qatar Bans Taking Pictures at Accident Sites' *Gulf News* (17 Sept 2015) https：//gulfnews. com/world/gulf/qatar/qatar-bans-taking-pictures-at-accident-sites-1. 1585446 accessed 10 Sept 2023.

[19]　Law No. 4 of 2017；参见 Safwan Moubaydeen and Zaher Nammour, 'Qatar Strengthens Data Protection—Penal Code Amended' *Dentons* (17 May 2017) www.dentons.com/en/insights/ alerts/2017/may/17/qatar-strengthens-data-protection#:~:text= 4% 20of% 202017% 20was% 20published, fine% 20not% 20exceeding% 20QAR% 2010% 2C000 accessed 10 Sept 2023。

[20]　Barry Solaiman, 'Medical Liability in Qatar' in Vera Lúcia Raposo and Roy Beran, *Medical Liability in Asia and Australasia* (Springer 2021) 214 and 218；Mohammed Ghaly, *Islam and Disability：Perspectives in Theory and Jurisprudence* (Routledge 2010) 122—123 and 289.

[21]　Mohammed Ghaly, 'Biomedical Scientists as Co-Muftis：Their Contribution to Contemporary Islamic Bioethics' (2015) 55 *Die Welt des Islams* 286, 298.

和美国不同，在这些国家，疏忽索赔主要通过民事法院提出，而在卡塔尔，索赔主要通过刑事和民事法院提出。案件往往首先在刑事法院开始，因为定罪可以在民事索赔中作为"确凿证据"。[22]因此，由于刑法中适用的制裁，根据下文探讨的法律违反保密性的行为在卡塔尔法律环境中自动变得更加严重。

《刑法典》第332条规定，任何人以官方贸易或专业身份行事，未经同意非法泄露他人委托的秘密，均构成犯罪。[23]此类违规行为的处罚为可高达两年监禁或罚款。[24]这一规定适用于在执业过程中未经患者同意披露其私人和机密信息的医疗专业人员(除非他们有权为正常工作而这样做)。应当重申的是，该法律适用于任何医疗专业人员，而不仅限于医生。

除《刑法典》外，适用于医疗专业人员的主要立法是1983年第2号法律(《医疗实践法》)，该法规定了医疗专业人员应达到的护理标准。[25]医疗专业人员被期望在诊断或治疗患者时提供"适当护理"并以"合理和专业正统的证据为基础"行事。[26]护理标准与英国 *Bolam v Friern Hospital Management* 案一致。[27]侵犯患者隐私将低于医疗专业人员应达到的护理标准。《医疗实践法》第20(1)条规定，医生必须以"专业和诚信"行事，并禁止披露"因职业而发现的患者的机密信息，除非是法律允许的情况"。这一禁止规定是该法第20条中列出的九项规定中的第一项，突出了隐私的重要性。

医疗领域内的几项法律也具体规定了隐私保护。1983年第3号法律规范了药学专业。[28]同样，该法要求药剂师"维护职业的尊严和荣誉并

119

㉒ Law No. 13 of 1990 Civil and Commercial Procedure Law, Article 301; Law No. 23 of 2004 Regarding Promulgating the Criminal Procedure Code, Article 319.

㉓ Penal Code (n 15) Article 332.

㉔ Ibid.

㉕ Law No. 2 of 1983 with respect to the Practice of the Profession of Medicine and Dental Medicine and Surgery.

㉖ Ibid., Article 18.

㉗ *Bolam v Friern Hospital Management* [1957] 1 WLR 582.

㉘ Law No. 3 of 1983 with regard to Regulating the Pharmacology Professions, Mediators and Agents of the Drug Factories.

接受其道德原则"。㉙在这种情况下，该法禁止药剂师未经法律授权披露"关于其客户的机密信息"。㉚传染病、器官捐赠和心理健康法律也强调了与保密性相关的具体规定。这些法律因其对隐私的影响而单独探讨。

120

除立法外，公共卫生部还发布了多项规定，重申隐私和保密性的中心地位。例如，关于急性胆囊炎管理的规定列出了"卡塔尔患者护理的一般原则"。㉛它指出，必须以尊重对待患者，并"尊重他们的隐私，尤其是在讨论敏感、个人问题时"。㉜关于保密性，它指出：

> 尊重患者的保密权，避免在未经患者知情同意的情况下披露或共享患者信息。在开始咨询或会议之前，应首先将学生和任何未直接参与护理的人介绍给患者，并让患者决定是否让他们留下来。㉝

这些一般原则在发布的大多数规定中均有重申，并且通常是关于提供患者护理时列出的首要原则。㉞它们为法律所包含的内容提供了进一步的背景和细节，并重申了这些原则的重要性。一些规定提出了具体的隐私和保密事项。在卡塔尔，每位居民都有身份证，一项规定要求在所有文件中使用个人的身份证号码，以避免混淆、身份错误，并最终保护患者的保密性和隐私。㉟因此，可以发现在卡塔尔的医疗法律和规定中对患者隐私和保密性重要性的阐述具有一致性。

㉙　Ibid., Article 8.

㉚　Ibid., Article 8(2).

㉛　MOPH, Assessment & Management of Acute Cholecystitis (19 Sept 2019) V.2 20 Muharram 1441H, p. 14.

㉜　Ibid.

㉝　Ibid.

㉞　MOPH, The Assessment & Management of Acute Coronary Syndrome in Adults (20 Aug 2020) V.2, 1 Muharram 1442 H, p. 19; MOPH, The Assessment and Management of Chronic Kidney Disease in Adults (15 March 2020) V.2, 20 Rajab 1441 H, p. 27; MOPH, The Diagnosis and Management of Depression (5 Feb 2020) V.1, 23 Jumada Al Akhar 1442 H, p. 20; MOPH, The Diagnosis and Management of Generalised Anxiety Disorder in Adults (5 Jan 2020) V.1, 10 Jumada Al-Awwal 1441 H, p. 16. MOPH, The Management of Lower Back Pain in Adults (22 July 2020) V.1, 1 Dhi Al-Hijjah 1441 H, p. 19.

㉟　QCHP, The Mandate of Using Patient's QID Personal Number in all Correspondences Related to Him/Her (26 November 2019) Circular No. 2/2019-1.

保密、医院认证和患者权利

此外，认证要求、医院和公共卫生部政策也管理这一领域。患者如果对隐私和保密性有投诉，可以首先直接向医院投诉。主要医院已获得国际知名认证。例如，卡塔尔的主要公立医院系统哈马德医疗公司(Hamad Medical Corporation)已获得联合委员会国际(Joint Commission International)的认证。哈马德医疗公司是美国以外唯一一家同时在所有医院获得企业学术医疗中心认证的医院系统。[36]这和其他认证为患者提供了直接向认证机构投诉违反认证标准(如保护患者隐私权和保密权)行为的潜在途径。[37]

此外，公共卫生部发布了《患者权利和责任法案》，其中包含隐私和保密条款。[38]该法案规定，个人信息必须保持私密和保密，患者有权提名一名家庭成员或支持人员在场参与其检查和病情讨论，并在体格检查和治疗期间享有隐私和尊重。[39]除了这些权利外，公共卫生部还设有执业资格部门投诉机制，该部门负责执照发放。[40]那些遭受不良临床护理和不道德行为或举止的人可以向相关部门投诉。[41]这些投诉包括(但不限于)《患者权利和责任法案》中保护的事项，如隐私和保密性。根据这些程序不能获得赔偿。[42]相反，必须通过法院系统追究此类赔偿。然而，公共卫生部执业资格部门拥有重要的制裁权，如发出警告、暂停执业、

---

[36] 'HMC Successful in Qatar's Largest International Accreditation Program' Peninsula (9 May 2019) https：//thepeninsulaqatar. com/article/09/05/2019/HMC-successful-in-Qatar's-largest-international-accreditation-program accessed 10 Sept 2023.

[37] Joint Commission International, Accreditation Standards for Hospitals Including Standards for Academic Medical Center Hospitals (6th edn, 1 July 2017) Rule PFR 1.3, p. 10.

[38] MOPH, Patients' Bill of Rights and Responsibilities：Your Health Your Right' Fitness to Practice/Department of Healthcare Professions www.moph. gov. qa/english/derpartments/policy-affairs/DHP/FTP/Pages/MemosDetails.aspx?ItemId=161 accessed 10 Sept 2023.

[39] Ibid.

[40] MOPH, 'Fitness to Practice Section', www.moph. gov. qa/english/derpartments/polic-yaffairs/DHP/FTP/Pages/default.aspx# :~: text=Fitness% 20to% 20Practice% 27s% 20responsibility-% 20is, Public% 20Health"% 20through% 20conducting% 20the accessed 10 Sept 2023.

[41] MOPH, 'What Kinds of Complaints Does the Department Deal with?', www.moph. gov. qa/english/derpartments/policyaffairs/DHP/FTP/Pages/tips-details. aspx? ItemId = 4 accessed 10 Sept 2023.

[42] Ibid.

吊销执照以及将从业者列入黑名单，使他们无法在海湾合作委员会(Gulf Cooperation Council)地区获得工作。㊸

还必须研究哈马德医疗公司规定的权利，因为它是该国最重要的医疗服务提供者，制定了相关标准并获得了国际认证，如上所述。哈马德医疗公司对于权利和责任的规定与公共卫生部规定的权利存在重要区别。哈马德医疗公司的文件标题为《患者和家庭权利与责任法案》。㊹虽然这似乎等同于患者及其家庭的权利和责任，但该文件强调患者的"法定监护人/法定代表"，因此技术上可能意味着患者指定法定代表的权利。㊺该文件涵盖了一系列事项，包括信息获取权和隐私及保密权。患者有权要求只有直接参与其护理的人员才能阅读其医疗记录，要求所有记录得到保密处理，并要求在紧急入院时通知其家庭成员。这项通知权似乎不延伸至紧急入院之外的事项，并且甚至要求法定代表"尊重其他患者的权利"，这可能涵盖了患者与其关系之外的隐私和保密性。㊻

哈马德医疗公司的电子健康记录政策也与此相关。㊼该政策规定，患者信息只能由参与患者护理的获授权专业人员访问(法律要求的情况除外，如紧急情况)。㊽此外，医疗专业人员必须对患者的健康信息保密并确保文档安全存储。访问电子健康记录有严格的安全协议支持，包括密码和加密。㊾电子健康记录政策引用了美国国家卫生信息技术协调办

123

㊸ MOPH, 'What are the Outcomes of Investigation Those Complaints？', www.moph. gov.qa/english/derpartments/policyaffairs/DHP/FTP/Pages/tips-details. aspx? ItemId = 5 accessed 10 Sept 2023.

㊹ HMC, 'Patient and Family Bill of Rights and Responsibilities', www.hamad.qa/EN/ Patient-Information/Documents/Patient% 20and% 20Family% 20Rights% 20Poster% 20English_2015. pdf accessed 10 Sept 2023.

㊺ Ibid.

㊻ Ibid.

㊼ HMC, 'Electronic Health Record (EHR) Privacy and Confidentiality' (2017) www. hamad.qa/EN/your% 20health/Patient% 20and% 20Family% 20Education% 20Unit/Publications/For-Health-Practitioners/For% 20Health% 20Practitioners/Electronic% 20Health% 20Record% 20(EHR)% 20Privacy% 20and% 20Confidentiality% 20-% 20English.pdf accessed 10 Sept 2023.

㊽ Ibid 2.

㊾ Ibid 2.

公室(Office of the National Coordinator for Health Information Technology)、医疗信息和管理系统协会(Healthcare Information and Management System Society)和美国卫生与公共服务部(US Department of Health & Human Services)制定的标准。[50]

对于本书中关于护士是否会因向家庭成员透露患者的机密信息(如HIV状况)而被解雇的案例1,这将明显违反公共卫生部和哈马德医疗公司规则下的保密性/隐私。此类信息可以与负有同样职责的法律代表分享。但是,护士是否会被解雇取决于具体情况。最有可能的事件顺序是,将成立一个由临床医生、人力资源和法律代表组成的委员会来审议此事。首先可能采取其他纪律处分措施,如将护士调至另一职位或部门,或给予最后书面警告后再解雇。

此外,在卡塔尔,患者的家庭往往密切参与其护理,这反映了该国强大的家庭结构。在以下关于心理健康的部分中更详细地阐述了这些考虑因素。这种家庭方法与中国等国家相似,在那里,家庭往往密切参与决策制定。[51]然而,与中国不同的是,卡塔尔的人口非常多样化,主要由外籍人士组成,他们可能习惯于在护理中对其信息的严格自主权。需要进一步的研究来确定这些保密规定是否得到严格执行和维护,或者卡塔尔人是否期望他们的家庭知道他们的健康信息作为实际事项。还需要研究卡塔尔多样化人口的不同期望如何影响患者的隐私和保密性期望。

还必须考虑本章中的案例3,即医生是否可以报告虐待儿童案件。卡塔尔宪法和法律条款规定了保护儿童的规定,以及旨在保护儿童免受虐待的政策和战略。[52]然而,存在法律空白,当局认识到需要制定全面

124

---

[50] Ibid 5.

[51] Barry Solaiman, 'Assessing Healthcare Rights and Responsibilities under the Constitutional Orders of Mainland China and the Special Administrative Regions' in Ngoc Son Bui, Stuart Hargreaves and Ryan Mitchell (eds), *The Handbook of Constitutional Law in Greater China* (Routledge 2022).

[52] Abdulla Saeed Al-Mohannadi and others, 'Addressing Violence Against Children Through a Systems-Strengthening Approach' *Qatar Foundation*, WISH & UNICEF (Nov 2020) UNICEF/UNO144182/RICH, https：//www. researchgate. net/publication/355790326 _ Addressing _ Violence_Against_Children_Through_A_Systems-strengthening_Approach accessed 10 Sept 2023, p. 10 & 19.

的法律框架以保护儿童免受虐待。[53]此外，从文化角度来看，报告家庭虐待可能是一种社会禁忌，因为这可能对更广泛的家庭造成道德损害。[54]近亲结婚尤其具有挑战性，因为报告虐待可能导致"羞辱"家庭，增加家庭纠纷的风险。

对于医疗专业人员来说，需要更明确地了解他们向当局通报此类案件的法律保护。[55]主要医院(如哈马德医疗公司)目前的做法是，医疗专业人员将虐待案件报告给医院的社会服务部门，这些部门有自己的报告程序。因此，医生或护士不会直接向当局报告虐待案件，而是向医院的另一个部门报告，该部门可能与相关外部实体联系。这些实体包括保护和社会康复中心(AMAN)、家庭咨询中心(Wifaq)、政府部委、少年警察和社区警察部门、公共检察署和家庭法院。[56]一家名为锡德拉医疗(Sidra Medicine)的主要当地医院成立了儿童保护计划，提供保护受虐待儿童服务。[57]医生和护士可以将个人转介给该内部服务，该服务设有训练有素的医疗专业人员和社会工作者，他们在一个离散的设施中进行面谈、检查和编制法医报告。[58]在这些情况下，虐待事件可能会被报告给警察。[59]然而，尽管建立了此类服务，但仍需要法律明确医生可以传达哪些信息以及向谁传达。当局已经认识到，应在法律中明确规定儿童保护框架。 125

总体而言，卡塔尔在保密性方面提供了强有力的法律保护。这些保护从宗教和道德期望渗透到《宪法》《刑法典》、立法和规定。刑事法中的制裁威胁始终存在，但受害方还有其他可利用的机制。尽管有这些法律

---

[53] Ibid 20；'New Law to Protect Children on the Way, QF Webinar' Qatar Tribune (19 May 2020) https：//www.gulf-times.com/story/663589/New-law-to-protect-children-on-the-way-QF-webinar accessed 10 Sept 2023.

[54] Al-Mohannadi and others (n 52) 19.

[55] Ibid 16.

[56] Ibid 15.

[57] Sidra Medicine, 'Sidra Child Advocacy Program', https：//www.sidra.org/clinics-services/childrens-and-young-people/child-safety-and-advocacy/sidra-child-advocacy-program accessed 10 Sept 2023.

[58] Ibid.

[59] Catherine W Gichuki, 'Call Helpline to Report Child Abuse Cases：Ansari' Qatar Tribune (16 Feb 2020) www.qatar-tribune.com/article/183230/NATION/Call-helpline-to-report-child-abuse-cases-Ansari accessed 10 Sept 2023.

结构，但仍需要对这些书面保护如何转化为实践进行更多研究。在虐待儿童的情况下，隐私和保密性条款的适用也需要更多的法律工作和明确性。

四、关于卡塔尔保密问题的几点思考

（一）开创性的数据保护标准

卡塔尔是中东第一个引入国家数据隐私法的国家。[60]在 GDPR 的推动下，当地利益相关者正致力于与欧洲标准保持一致。这些变化是最近发生的，但预计它们将对健康和隐私产生重大影响。2016 年《个人数据隐私保护法》在健康数据方面制定了若干相关规定。[61]这些条款的影响直到 2020 年 11 月才为大众所知。在此之前，负责《个人数据隐私保护法》的交通和通信部(Ministry of Transport and Communications)尚未发布指导方针。这导致了对该国处理的健康数据合法性的质疑。[62]但是，随着新指导方针的发布，现在对法律在实际应用中的适用有了更清晰的了解。

关于数据保护的一般规定，《个人数据隐私保护法》指出，个人数据是"通过此类个人数据或通过此类数据与其他任何数据的组合，可以定义或合理定义其身份的个人数据"。[63]这些数据受到透明度和同意的一般原则的约束。因此，数据只能在"透明、诚实和尊重人类尊严的框架内"处理，并且需要得到个人的同意(除非为实现法律所规定的合法目的而必须这样做)。[64]

126

---

[60] Emma Higham and others, 'New Regulatory Guidelines on the Qatar Personal Data Protection Law' Clyde&Co (15 March 2021) www.clydeco.com/en/insights/2021/03/new-regulatory-guidelines-on-the-qatar-persona-1 accessed 10 Sept 2023.

[61] Law No. 13/2016 on Protecting Personal Data Privacy (PDPPL).

[62] Barry Solaiman, 'COVID-19 and the Shift Towards Telemedicine：Developing a Regulatory Foundation in a Post-Pandemic World' (2020) 2 Lexis Nexis Qatar Business Law Review 7, 13—14.

[63] PDPPL (n 61) Article 1.

[64] Ibid, Article 3 and 4. 《个人数据隐私保护法》第 1 条对数据处理的定义非常宽泛："收集、接收、登记、组织、储存、准备、修改、检索、使用、披露、发布、传输、扣留、销毁、擦除和取消。"

关于健康数据的具体规定,《个人数据隐私保护法》(与 GDPR 非常相似)根据第 16 条为"具有特殊性质的个人数据"创建了一个类别。这包括"与种族出身、儿童、健康、身体或心理状况、宗教信仰、婚姻关系和刑事犯罪有关的数据,应视为具有特殊性质的个人数据"。[65]这类数据只有在获得交通和通信部合规与数据保护部门(Compliance and Data Protection Department)的许可后才能进行处理。[66]任何违反这一要求的控制者都可能面临不超过 500 万卡塔尔里亚尔(约合 130 万美元)的罚款。[67]

2020 年 11 月发布的指南明确了这些条款的范围和应用。指南区分了"控制者"和"处理者"的概念。前者是主要决策者,"对个人数据为何以及如何被处理拥有总体控制权"。[68]后者在处理数据时遵循控制者的指令。[69]两个实体之间必须签订一份合同,概述数据处理和共享的责任。[70]合同还必须要求,对处理个人数据的任何人,包括员工、承包商、临时工和第三方,都必须强加保密义务。[71]因此,健康数据不仅在法律上是保密的,而且在双方之间的单独合同下也是保密的。

对于特殊性质的数据,该指南强调,在可以对一个人的健康(无论是身体健康还是心理健康)进行推断的情况下,可以对数据进行分类。[72]正如其指出:

> 这是否构成特殊性质的个人数据,取决于该推断的确定程度,以及控制者是否有意绘制该推断。如果可以合理确定地推断出与上述

127

---

[65] Ibid, Article 16.

[66] Ibid;根据 Council of Ministers decision (26) of 2018,交通和通信部委托合规与数据保护部门作为执行该法律的主管部门。

[67] PDPPL (n 61) Article 24.

[68] Ministry of Transport and Communications, 'Controller and Processor: Guidelines for Regulated Entities' Compliance and Data Protection Department (November 2020) Version 1, PDPPL-02050209E, p. 6.

[69] Ibid. "控制者"可以作为"联合控制者"承担这两种功能。

[70] Ibid, 9.

[71] Ibid, 14.

[72] Ibid, 10.

类别之一相关的信息,那么它很可能是特殊性质的个人数据。[73]

对推论进行解释是必要的。有人认为,数据的去身份识别(或匿名化)可以解决未经授权的数据披露带来的威胁。[74]这个过程包括删除个人的详细信息,如姓名、地址、病历号等,这种做法可以在美国的《健康保险携带和责任法案》的隐私规则中看到。[75]然而,在大数据驱动技术的环境中,各种设备通过物联网连接在一起,去标识化已不再是万全之策。在实践中,多个数据点可以结合起来推断健康数据,包括个人的身份,[76]可以通过职业、年龄、婚姻状况、地理位置和购买等非健康数据进行推断。[77]这一现实就是为什么 GDPR 和卡塔尔的法律也保护那些可以推断出个人健康状况的信息。GDPR 不允许使用匿名数据,如果存在额外的信息能够将这些数据重新识别并归属于某个特定自然人的话。[78]当然,这种做法也并非无可非议。在实践中,很难定义什么是匿名的和可识别的。[79]尽管如此,卡塔尔的做法大致上与国际最佳实践保持一致,这些实践考虑了基于数据进行的推断。

回到《个人数据隐私保护法》所考虑的数据类型,我们可以看到该法律对"特殊性质的数据"进行了广泛的解释。为了获得交通和通信部

128

---

[73] Ibid. 这一指导意见与 GDPR 的类似建议相呼应。例如,英国的信息专员办公室(ICO)在信息是否可以"合理确定"地推断方面使用了相同的语言。参见 Information Commissioner's Office (UK), 'What is Special Category Data', https: //ico. org. uk/for-organisations/guide-to-data-protection/guide-to-the-general-data-protection-regulation-gdpr/special-category-data/what-is-special-category-data/# scd7 accessed 10 Sept 2023。

[74] Beatriz Veyrat and Marco de Morpurgo, 'Digital Therapies: Evolution and Entry into Mainstream Healthcare' DLA PIPER & The Lawyer (18 September 2020) 14.

[75] HIPAA, Section 164.514 (United States).

[76] I. Glenn Cohen and Michelle M. Mello, 'Big Data, Big Tech, and Protecting Patient Privacy' (2019) 322(12) JAMA 1141.

[77] 'Health Information Privacy Beyond HIPAA: A 2018 Environmental Scan of Major Trends and Challenges' National Committee on Vital and Health Statistics (NCVHS) (13 Dec 2017) 27, www.ncvhs.hhs.gov/wp-content/uploads/2018/02/NCVHS-Beyond-HIPAA_ Report-Final-02-08-18.pdf accessed 10 Sept 2023.

[78] General Data Protection Regulation (GDPR) Recital 26.

[79] Eric Wierda and others, 'Protecting Patient Privacy in Digital Health Technology: The Dutch m-Health Infrastructure of Hartwacht as a Learning Case' (2020) 6 BMJ Innov 170, 174—75.

合规与数据保护部门的许可，控制者和处理者需要为处理数据确定一个"被允许的原因"或目的，以及一个"附加条件"。[80]为此，控制者将说明处理数据的原因，并且"没有其他合理且侵扰性较小的方法来实现这一目的"。[81]如果没有一个或多个上述"附加条件"，控制者就无权处理特殊性质的数据。[82]在这种条件适用的情况下，数据控制者和处理者可以被允许出于条件中列出的原因处理该数据(只要法律中的其他标准也得到满足，并且合规与数据保护部门授予许可)。[83]其中一些涉及条件值得我们进行解读，因为它们提出了相关且时下关注的隐私问题。

第一，"明示同意"的条件指出，控制者应通过明确披露处理的性质和目的，获得个人的同意以处理其数据。[84]这一要求可能因情况而异，有简单也有复杂。如果是医院为了行政职能处理患者数据这种简单情况，那么确定处理的性质和目的就相对简单。然而，当涉及技术时，这种情况可能会变得更加复杂和不确定。例如，即使对于开发算法的计算机科学家来说，涉及人工智能设备的数据处理也可能不清楚。[85]在这种情况下，控制者可能无法解释数据处理的全部性质。目前，人工智能在医疗领域的应用才刚刚开始萌芽，但未来这将是一个至关重要的领域，特别是在卡塔尔，目前正在进行大量关于人工智能在医疗领域应用的研究，因此需要进一步的指导。[86]

129

---

[80]　Ministry of Transport and Communications, 'Special Nature Processing: Guidelines for Regulated Entities' Compliance and Data Protection Department (November 2020) Version 1, PDPPL-02050215E, p. 11.

[81]　Ibid, 15.

[82]　Ibid.

[83]　Ibid, 13—14.

[84]　Ibid, 11.

[85]　参见 Barry Solaiman and Mark Bloom, 'AI, Explainability, and Safeguarding Patient Safety in Europe: Towards a Science-Focused Regulatory Model' in I. Glenn Cohen, Timo Minssen, W. Nicholson Price II, Christopher Robertson, and Carmel Shachar (eds), *The Future of Medical Device Regulation: Innovation and Protection* (Cambridge University Press 2022) 91。

[86]　有关此上下文中隐私注意事项的概述，参见 Barry Solaiman, 'Addressing Access with Artificial Intelligence: Overcoming the Limitations of Deep Learning to Broaden Remote Care Today' (2021) 51 *The University of Memphis Law Review* 1103, 1121；有关 AI 在医疗领域的法律发展，参见 Barry Solaiman, 'From "AI to Law" in Healthcare: The Proliferation of Global Guidelines in a Void of Legal Uncertainty' (2023) 42(2) *Medicine and Law* 391。

第二，在新冠疫情后，"雇佣"条件的重要性日益增加。这一条件指出，雇主可能需要处理员工的数据以履行其在雇佣合同中规定的作为雇主的义务。[87]雇主在这方面应该小心。例如，由于中东国家没有强制要求接种疫苗(卫生和其他特定领域的工作人员除外)，他们不能要求员工接种疫苗，否则可能违反了同意原则。[88]然而，某些雇主受到公共卫生当局的特定指令约束，这些指令在数据保护法下可能被视为"附加条件"。在这方面，公共卫生部对学校和大学等教育机构提出了严格的要求，这些机构必须要求员工在进入场所前声明他们的新冠状态。[89]与其他一些群体相比，从事教育工作的员工也可以更快地接种疫苗。[90]在实践中，这要求雇主处理员工的健康信息，以帮助他们接种疫苗。

此外，法律也明确要求雇主必须向相关卫生部门披露任何检测出患有传染病的员工。1990年第17号《传染病预防法》(经2020年第9号法律修订) [Law No. 17 of 1990 on the Prevention of Infectious Diseases (as amended by Law No. 9 of 2020)]第4条规定：

130

> 这也是大学、机构或学校的负责人或其代表，以及直接上级的责任，如果感染发生或疑似发生在工作期间，或者侨民的招聘人员，无论感染者或疑似人员是在国内还是国外发现的，当任何一方都知道这件事的时候即可成立。

因此，法律要求雇主在此情况下处理员工的健康数据，不这样做将

---

⑧⑦　Ministry of Transport and Communications, 'Special Nature Processing' (n 80) 11.

⑧⑧　Rebecca Ford and others, 'COVID-19 Middle East: Can Employers Require Their Employees to be Vaccinated?' Lexology (7 Feb 2021) www.lexology.com/library/detail.aspx?g=e-34b0dd0-cbb7-4fa1-b419-844e712ec968/accessed 10 Sept 2023.

⑧⑨　'Ministry to Make Vaccination Proof or Weekly COVID-19 Test Must All for Educational Staff' Peninsula (3 March 2021) https: //thepeninsulaqatar. com/article/03/03/2021/Ministry-to-make-vaccination-proof-or-weekly-Covid-19-test-must-for-all-educational-staff accessed 10 Sept 2023.

⑨⓪　'MOPH Includes Teachers and School Staff in COVID-19 Vaccine Priority Group' Peninsula (18 Feb 2021) https: //thepeninsulaqatar.com/article/18/02/2021/MoPH-includes-teachers-and-school-staff-in-Covid-19-vaccine-priority-group accessed 10 Sept 2023.

是违法的。疫情所强调的情况也可能属于数据保护指南中的另外两个附加条件。第一个条件是"公共卫生"，它规定处理数据是"出于公共卫生领域的公共利益原因所必需的，例如防止严重的跨境健康威胁"。[91]第二个条件是"公共利益"，它规定"在这种情况下的处理是出于基于法律的重大公共利益原因所必需的"。[92]新冠疫情很好地说明了这些条件的应用。教育机构处理其员工的一些健康数据是符合公共利益的，这样做也符合它们的法律义务，这些法律义务来源于保护公共卫生的立法。

第三，该指南强调了处理数据对于"预防医学或职业医学"是必要的条件。[93]这包括评估员工的工作能力、诊断疾病以及提供医疗保健或治疗等任务。[94]该指南还强调了必须在预期情况下处理数据，以保护个人的"重大利益"，例如拯救他们的生命。[95]除了紧急情况外，向患者提供医疗服务将回到本章前面关于医疗专业人员法律义务的讨论，因为这与其他法律中规定的隐私有关。现在，《个人数据隐私保护法》增加了一项要求，即医疗机构必须获得处理患者数据的同意。然而，除了增加的行政负担外，这些要求控制者似乎很容易满足，因为医疗服务在《个人数据隐私保护法》的涵盖范围内，而且可以通过遵守其他法律来证明已经履行了同意义务。

《个人数据隐私保护法》为卡塔尔健康数据的隐私和保密开辟了新的法律考量。其带来的结果是，应该对此类数据的处理进行更多检查并适用比该法实行前更高的保密标准。

（二）媒体、隐私和影响行为

卡塔尔隐私的另一个显著方面是出于某些目的对媒体和宣传的使用。这里将讨论两个关于控制传染病传播和器官捐赠的例子。

在新冠疫情期间，媒体经常公布违反隔离限制者的全名，以此作为

131

[91]　Ministry of Transport and Communications, 'Special Nature Processing' (n 80) 11.

[92]　Ibid.

[93]　Ibid.

[94]　Ibid.

[95]　Ibid.

阻止其他潜在违法者的手段。标题通常是“当局逮捕 5 人违反居家隔离”，文章指出被提交给检察官的人的名字，以及他们“依法对其行为负责”。(96)这三部法律被用来点名和羞辱个人。首先，《刑法典》第 253 条规定，如果一个人“因自己的过失，导致传染病或流行病的传播”，可以处以最高三年的监禁和罚款。其次，1990 年第 17 号《传染病预防法》包含了几项可以证明公开点名个人的合理性的条款。(97)第 5 条授权当局在发生传染病的确诊或疑似病例时，采取“其认为适当的程序，以避免疾病的传播”。第 6 条规定，当局可以在其认为必要的时间内将一个人隔离在指定地点。第 6 条(之二)要求被隔离者“留在隔离区”并遵守隔离措施。最后，一项保护社区的法律授权当局拘留犯有“涉及国家安全、荣誉、尊严或公共道德”的罪行的人。(98)这些条款措辞宽泛，特别是那些授权当局采取他们“认为适当的”行动的条款，这可能包括点名和羞辱个人，以此作为阻止违反隔离要求并可能传播传染病行为的威慑手段。

这里需要平衡两个方面的考虑。首先是个人健康信息的隐私。其次，需要执行法律，并阻止潜在的违法者传播有害疾病。被隔离的人可
132 能患有传染病，也可能没有。他们可能因疾病检测呈阳性而被强制在家或其他地方隔离；他们也可能在国际旅行后或遇到检测呈阳性的人后被强制隔离。媒体公布他们的名字表明上述某种情况是真实的，因此泄露了个人的机密信息。如果个人感染了疾病，这些信息尤其敏感。在正常情况下，这将是严重的健康隐私侵犯，而且因为本应维护个人隐私的当局公然泄露了机密健康信息，使得这种侵犯更加严重。

同时，当局正在应对公共卫生危机，公民和居民遵守传染病法律以降低疾病传播，以挽救生命并防止重症监护病房满员，这一点至关重

(96) ‘Authorities Arrest Five for Violating Home Quarantine Conditions’ Peninsula (24 Feb 2021) www.thepeninsulaqatar.com/article/24/02/2021/Authorities-arrest-five-for-violating-home-quarantine-conditions accessed 10 Sept 2023.

(97) Law No. 17 of 1990 on the Prevention of Infectious Diseases.

(98) Law No. 17 of 2002 on Protection of Community, Article 1.

要。卡塔尔当局认为，在这种情况下，隐私是次要的。此外，应该强调的是，卡塔尔(与许多国家一样)根据《公民权利和政治权利国际公约》和《经济、社会及文化权利国际公约》承担防止新冠传播的国际义务。[99]《经济、社会及文化权利国际公约》第12(1)条指出公民有"权利和义务"接种疫苗，第12(2)条要求缔约国采取措施实现这一权利，这包括"预防、治疗和控制流行病、地方病、职业病和其他疾病"。此外，根据《公民权利和政治权利国际公约》第12(1)条，每个人都有行动自由，但根据第12(3)条，该权利受到"保护国家安全、公共秩序、公共卫生"的限制。无论是否同意点名和羞辱是维护这些国际义务的合理工具，新冠疫情都突显了该国普遍隐私规范的一个例外。这些例外是基于法律中措辞模糊的条款，这些条款赋予了当局广泛的权力。

在器官捐赠的背景下，公开点名个人既是一种激励，也是一种惩罚。在过去的十年里，卡塔尔建立了一个成功的器官捐赠制度，其前提是鼓励利他主义并阻止剥削。[100]2009 年，几乎所有的患者都出国接受器官捐赠。但到了 2019 年，情况正好相反，大多数患者选择在卡塔尔接受器官捐赠。[101]隐私原则是实现这一转变的重要工具。器官捐赠中心主任的担忧围绕着使用激励支付来获取器官，这可能加剧胁迫和剥削的风险。[102]法律中的两项条款旨在消除金钱对"值得称赞的履行道德责任"的扭曲影响。[103]

133

---

[99]　International Covenant on Economic, Social and Cultural Rights (adopted 16 December 1966, entered into force 3 January 1976) 993 UNTS 3 (ICESCR)；International Covenant on Civil and Political Rights (adopted 16 December 1966, entered into force 23 March 1976) 999 UNTS 171 (ICCPR).

[100]　Fazeena Saleem, 'Doha becomes Model for Organ Transplant' Peninsula (1 Jan 2019), https：//thepeninsulaqatar. com/article/01/01/2019/Doha-becomes-model-for-organ-transplant accessed 10 Sept 2023.

[101]　'Over 400,000 Register for Organ Donation' Gulf Times (11 Nov 2019), www.gulf-times.com/story/647302/Over-400-000-register-for-organ-donation#：~：text=Hamad% 20Medical% 20Corporation% 27s% 20(HMC)% 20Qatar, of% 2070% 20recipients% 20last% 20year accessed 10 Sept 2023.

[102]　I Dominique Martin and Riadh AS Fadhil, 'The Doha Model of Organ Donation and Transplantation：Thinking Beyond Citizenship' (2014) 2(2) Griffith Journal of Law & Human Dignity 293, 312.

[103]　Ibid, 312.

作为激励措施，《2015 年第 15 号关于规范人体器官转移和移植的法律》(Law No. 15 of 2015 on Regulating the Human Organs Transfer and Transplantation)第 16 条规定，向捐赠者(或已故捐赠者的近亲)颁发"利他主义奖章"。该奖项每年在包括卫生部长和皇室成员在内的要人出席的颁奖典礼上颁发。[104]在这种情况下，为了鼓励利他主义而不是让捐赠保持私密，个人捐赠的决定会被公开并受到奖励。作为惩罚，该法第 24 条规定，对任何违反法律规定的人，如购买器官，都可能在"两家日报上"公布其罪名，由罪犯承担费用。通过这种方式，点名和羞辱(以个人财务和声誉损失为代价)被用作推进法律基本目标的公共手段。这些努力显然取得了成功，寻求海外捐赠的人数出现了逆转。2022 年共有 124 名捐赠者，肾移植手术数量达到该国历史之最。[105]

卡塔尔提供了一个有趣的研究案例，展示了隐私如何被用作影响个人行为的工具。在所研究的案例中，这一目标总是为了实现更广泛的公共利益，要么是通过防止有害疾病的传播，要么是通过鼓励器官捐赠中的利他主义(在器官捐赠领域，经常存在器官短缺的问题，无法满足有需求的人)。

134

(三) 心理健康、保密性和社会偏见

心理健康对保护隐私提出了特别的挑战。在许多国家，消除与心理健康状况相关的污名化仍是一项持续的工作。在中东地区，这些努力仍然滞后，需要付出更多努力才能取得改善。[106]人们对精神疾病的认识和了解不足，而且那些有心理健康问题的人仍然面临严重的社会污名

---

[104] 'Over 400,000 Register for Organ Donation' Gulf Times (11 Nov 2019) www.gulf-times. com/story/647302/Over-400-000-register-for-organ-donation accessed 10 Sept 2023；'HH Sheikha Moza Attends Organ Donation Honouring Ceremony' (4 Sept 2010) www.mozabintnasser. qa/en/news/hh-sheikha-moza-attends-organ-donation-honouring-ceremony accessed 10 Sept 2023.

[105] 'Hamad Medical Corporation Honours 124 Organ Donors and Their Families' The Peninsula (12 Nov 2022) https：//thepeninsulaqatar. com/article/12/11/2022/hamad-medical-corporation-honours-124-organ-donors-and-their-families accessed 10 Sept 2023.

[106] 参见 Joelle M. Abi-Rached, 'Psychiatry in the Middle East：The Rebirth of Lunatic Asylums?' (2020) 18(1) BJPsych International 5.

化。[107]由于精神疾病被认为是由超自然现象引起的，因此当地人更倾向于使用信仰疗法师而不是精神卫生服务。[108]回到本章中案例 1 关于保密义务(涉及患者家属)的部分，在大家庭通常生活在一起的地区，个人的利益可能会屈从于家庭利益。[109]与哈马德医疗公司的《患者和家庭权利与责任法案》一样，卡塔尔的《精神卫生法》也设想了家庭在其条款中的作用。[110]如果一个人没有能力，法律监护人(通常是家庭成员)将知晓其信息，以代表患者申请入院或出院。[111]将某人被送入精神病院或接受精神治疗的情况公之于众，可能会对该人及其家庭在当地社区中的地位产生不利影响。公共卫生部和医疗界正在这一领域做出努力，向社区推出新服务。[112]然而，这些努力需要时间，这种范式仍然存在，这对患者隐私构成了挑战。

一些人会想要知道某个人是否有心理健康问题，比如潜在的婚姻伴侣。这包括在系统内工作的医疗专业人士为了自身目的而试图获取有关个人的信息的风险。家庭的影响也有正反两面。家庭通常希望帮助他们的亲人。在家族纽带至关重要的地区，他们的支持对亲人的康复至关重要。然而，对隐私的犹豫可能会使家庭拒绝让亲人在医院或诊所接受治疗，而那里是最有益的地方。家庭可能缺乏心理健康知识，他们可能否认亲人患有精神疾病，或者他们不想冒险留下记录或披露治疗信息。

尽管如此，这一领域的隐私法律是明确的。不仅《刑法典》和先前的法律条款适用，而且 2016 年第 16 号《精神卫生法》下的特别条款也适用。该法第 3 条规定，精神病院必须尊重个人权利，包括促进他们的

135

[107]　Barry Solaiman and Suhaila Ghuloum, 'Towards Community Care: Qatar's Rapidly Evolving Mental Health Landscape' (2021) 19(1) *BJPsych International* 15; Ovais Wadoo and others, 'Mental Health During COVID-19 in Qatar' (2020) *General Psychiatry* 33: e100313, p. 1; Khalid Elzamzamy and others, 'Media and Mental Health' in Suhaila Ghuloum, Amber Haque and Livia L Gilstrap, *Mental Health in Qatar* (Cambridge Scholars Publishing 2020); Khalid Elzamzamy and others, 'Newspaper Depiction of Mental and Physical Health in Qatar' (2020) 23(1) *BJPsych International* 1.

[108]　Wadoo and others (n 107) 1.

[109]　Ibid, 1—2.

[110]　Law No. 16 of 2016 on Mental Health, Article 23.

[111]　Ibid, Article 4.

[112]　Terrance Sharkey, 'Mental Health Strategy and Impact Evaluation in Qatar' (2017) 14(1) *BJPsych International* 18, 20; Elzamzamy and others (n 107) 2—3.

尊严。(113)关于隐私有具体的规定，包括尊重患者接受或拒绝访客的意愿，并保护：

> 其隐私和个人物品，保护相关信息的保密性，并禁止任何人访问此类信息，除非是医疗团队成员或负责医疗登记的员工，除非得到精神病患者或其法定监护人的书面许可，或由相关机构发出命令。即使在患者康复后，该承诺仍然有效。(114)

违反这一规定将被处以监禁和罚款。(115)法律特别规定，任何“披露精神病患者的任何机密信息”的人都可能被判处监禁和罚款。(116)对于案例 1 中可能向家庭成员透露保密心理健康信息的护士，法律明确规定了患者隐私的重要性，并对违反者实施严厉的处罚。然而，法律条款与持续存在的文化现实并不一致。这并不是说隐私正在被系统性地侵犯，而是说法律上的隐私必须在一个复杂的社会和文化规范范式中导航。在这种环境下，加强教育和规则的执行对抵消存在的风险尤其重要。这是首
136 要的问题。从长远来看，需要加大投资对当地社区进行心理健康教育，并使全国各地的服务提供正常化。目前卡塔尔正在努力开展这项举措，但仍有许多工作要做。

(四) 遗传学、血统和合法性

最后一个领域是保密和遗传学。卡塔尔高度重视遗传学研究，这促使公共卫生部发布了多项法规和指南。卡塔尔基因组计划正在对当地人口进行基因组测序，卡塔尔生物库收集样本以研究、了解和最终减少慢性疾病的数量。(117)当地大学也在此领域进行了广泛的研究。卡塔尔生物医学研究所(Qatar Biomedical Research Institute)与哈马德·本·哈利法大

---

(113) Law No. 16 of 2016 on Mental Health，Article 3(2)(2).

(114) Ibid，Article 3(4)(4).

(115) Ibid，Article 29.

(116) Ibid，Article 29(2).

(117) ‘Qatar Genome Programme’，https：//qatargenome.org.qa accessed 10 Sept 2023；‘Qatar Biobank：About Us’，www.qatarbiobank.org.qa/about-us accessed 10 Sept 2023.

学合作，与哈佛干细胞研究所建立了合作关系。[118]卡塔尔威尔康奈尔医学院也在遗传学领域进行研究，并在名为锡德拉的一所主要新医院中设有实验室，以促进此类研究。[119]

　　由于伊斯兰关于隐私的特定伦理考虑，包括平衡个人隐私与他人获取共享遗传信息的权利，这种蓬勃发展的研究必须谨慎进行。[120]这涉及本章的案例4，该案例询问家庭成员是否有权知道与自身健康相关的家庭成员的遗传检测结果。根据伊斯兰教义，有道德义务警告他人可能受到生命威胁的状况。[121]揭示个人患有严重疾病的遗传研究需要向可能受到该疾病遗传影响的其他人披露，不这样做将是一种罪过。[122]另一个考虑因素是偶然发现导致的错误认定父权。[123]在伊斯兰教中，通过合法婚姻关系生育子女会影响孩子的权利和责任，[124]非婚生子女可能失去尊严并受到污名化。[125]在这种情况下，父权因婚姻关系而自动确立。[126]关于使用DNA检测来检查或验证已建立的谱系一直存在争议。从沙里亚法的角度来看，这种检测是不应被使用的，这一立场导致沙特阿拉伯禁止DNA亲子鉴定。[127]在这方面，穆斯林宗教学者主要关注的是保护个人的隐私和尊严，而不是对技术本身有效性的担忧。[128]

137

---

[118] 'QBRI Forms New Partnership with Harvard Stem Cell Institute' (7 Oct 2018) www.hbku.edu.qa/en/qbri/news/qbri-forms-new-partnership-harvard accessed 10 Sept 2023.

[119] 'Genomics' Weill Cornell Medicine-Qatar, https://qatar-weill.cornell.edu/research/core-facilities/genomics accessed 10 Sept 2023; 'Sidra Medicine Opens Three New Core Laboratories' (5 March 2017) www.sidra.org/media/newsroom/2017/march/sidra-opens-three-new-core-laboratories accessed 10 Sept 2023.

[120] Ayman Shabana, 'Living with the Genome, by Angus Clark and Flo Ticehurst, within the Muslim Context' in Mohammed Ghaly (ed), Islamic Ethics and the Genome Question (Brill 2018) 247; Mohammed Ghaly (ed), Genomics in the Gulf Region and Islamic Ethics: A Special Report in Collaboration with the Research Center for Islamic Legislation and Ethics, World Innovation Summit for Health (WISH) 27, https://research.moph.gov.qa//DepartmentalDocuments/Genomics-GulfRegion-IslamicEthics.pdf?csrt=6593804482857762924 accessed 10 Sept 2023.

[121] Ghaly (ed), Genomics in the Gulf Region (n 120) 40—41.

[122] Ibid, 41.

[123] Ibid.

[124] Ibid.

[125] Ibid, 42.

[126] Ibid, 43.

[127] Ibid.

[128] Ibid.

因此，卡塔尔的广泛研究努力已经催生了相关规定(但具体立法尚不存在)。公共卫生部在这一领域的核心指南中强调了在减少心理、隐私、法律和社会危害中信息安全的重要性。[129]保护研究对象隐私的伦理基础是"尊重人"。[130]指南指出向家庭成员透露偶然发现的重要性，如基因突变，但指出在进行基因组研究时，不要求透露此类信息。最终，是否保留此类信息由研究人员自行决定。[131]指南还特别强调了透露个人亲子关系信息所涉及的法律风险，如关于他们的公民身份或他们获取商品和服务的能力的问题。[132]透露此类信息既可能"令人痛苦"又可能"造成污名化"。[133]鉴于此，公共卫生部考虑了上述宗教因素。

由于披露个人遗传信息存在风险，该指南强调了保持检测结果保密性的重要性。[134]指南概述了限制访问保密信息的程序，如使用密码、加密、防火墙、不同的访问权限、双重身份验证、适当的培训、保密协议、对潜在雇员的适当审查以确定他们遵守私密信息的可能性、使用数据传输协议等。[135]总的来说，整个指南都非常重视隐私和保密性，也考虑到机构审查委员会可能需要采取更严格的措施。[136]公共卫生部发布的其他几项指南和样本知情同意书也提到了在这种情况下隐私的重要性。[137]

138

[129] MOPH, Guidance for the Design, Ethical Review, and Conduct of Genomic Research in Qatar (2017—2018) 7, https：//research.moph.gov.qa//DepartmentalDocuments/Guidance% 20for% 20the% 20Design, % 20Ethical% 20Review, % 20and% 20Conduct% 20of% 20Genomic% 20Research% 20in % 20Qatar.pdf?csrt=6593804482857762924 accessed 10 Sept 2023.

[130] Ibid, 33.

[131] Ibid, 9.

[132] Ibid, 5.

[133] Ibid, 9.

[134] Ibid, 11.

[135] Ibid, 7—8.

[136] Ibid, 34.

[137] MOPH, Guidelines for Gene Transfer Research in Humans, Department of Research, https：//research.moph.gov.qa//DepartmentalDocuments/Guidelines% 20for% 20Gene% 20Transfer% 20Research% 20in% 20Humans.pdf？csrt=6593804482857762924 accessed 10 Sept 2023；MOPH, Template Informed Consent Form—Clinical Trial of Stem Cell Therapy, https：//research.moph. gov.qa//DepartmentalDocuments/Consent% 20Template% 20-% 20Clinical% 20Trial% 20Stem% 20Cell% 20Therapy-9Jan2019.pdf？csrt=6593804482857762924 accessed 10 Sept 2023；MOPH, Policies, Regulations and Guidelines for Research Involving Human Research Subjects, Department of Research, https：//research.moph.gov.qa//DepartmentalDocuments/Policies, % 20Regulations% 20and % 20Guidelines% 20for% 20Research% 20Involving% 20Human. pdf? csrt=6593804482857762924 accessed 10 Sept 2023.

五、结　论

　　卡塔尔的隐私保护范围很广。隐私的核心地位与宗教价值观相一致，这在卡塔尔《宪法》中也有所体现。在某些方面，保密保护措施的运行方式与人们在欧洲和美国所熟悉的相似，比如医生遵守预期的护理标准。卡塔尔也通过遵循 GDPR 迅速赶上数据保护标准。这是一个向外看的国家，致力于将国际最佳实践内在化。然而，当地做法仍与这些发展并存。刑法下违反保密义务的处罚超出了人们在国外所能找到的范围，那里的案件主要在民事法庭审理。此外，人们还发现了法律和法规中规定的保密义务的独特应用和偏差。未来研究应当在数据保护标准成熟并颁布新法律后重新审视这一平衡。

139

第八章　坦桑尼亚隐私保护、医疗保密和健康

费迪南德·马塞尔·坦巴

一、概　述

本章讨论了坦桑尼亚的隐私保护、医疗保密和健康问题。本章首先解释了隐私和保密的概念，以及它们与医疗系统的关系。然后，本章讨论了坦桑尼亚的医疗系统，介绍了该国如何通过多种途径促进民众获取医疗服务。本章指出，在医疗系统/结构内获取医疗服务时，会出现隐私保护、医疗保密和健康方面的问题。本章还详细阐述了坦桑尼亚法律来源与隐私保护、医疗保密和健康之间的联系。

首先，隐私权通常是指个人、团体和机构享有的一种权利，即他们可以自主决定何时、通过何种途径以及在何种程度上将自己的信息透露给他人的权利。[①]医疗专业人员将隐私权定义为个人对于其健康信息在

---

① WW Lowrance, Privacy, Confidentiality, and Health Research (Cambridge: Cambridge University Press 2012) 29 citing AF Westin, Privacy and Freedom (New York: Atheneum 1967) 7.

被收集、使用、存储和传输过程中所享有的控制权。[2]这些信息是由医护人员组织产生和存储的，并且是从个人和机构那里被动和主动地收集而来的。[3]患者享有保密权，有权反对医疗机构在医疗卫生领域或其他领域不当使用或无正当理由公开其个人信息。患者的隐私和数据安全构成了医疗机构健康记录的基础。卫生官员有责任通过适用有关收集、处理和存储患者个人数据的规则，来保护存储在纸质和电子文件中的患者隐私。

141

另外，信息保密是指在信任关系中对所披露信息的审慎处理，尤其考虑到进一步披露信息的情况。[4]在医疗卫生领域，信息保密要求医院内的医生、护士、助产士、文秘人员、医学技术员、辅助医疗人员、社会工作者、医院管理人员、计算机工作人员以及研究调查人员等，都必须依据职业或合同义务，对其患者或客户的信息保密，不管这些信息是如何被获取、收集、存储、处理、生成、检索或在医疗机构中传输的。[5]在医患关系中，保护隐私数据和信息保密至关重要，这不仅是因为信息技术公司、政府机构以及医护人员之间的互动日益频繁，还因为医疗系统当中个人健康数据的收集、使用和共享行为愈发普遍。因此，需要通过法律手段介入，以确保医疗系统中的隐私权和信息保密得到保障。本章旨在探讨下述问题：坦桑尼亚现行的隐私权与信息保密相关法规是否足以为医疗保健领域的相关数据提供充分的保护。

坦桑尼亚的医疗系统

医疗系统包括由卫生部直接控制的活动，这些活动通常是一系列相

---

[2]　LO Gostin, *Public Health Law: Power, Duty, Restraint* (2nd edn, Berkeley: University of California Press 2009) 316; Lowrance (n 1).

[3]　D McGraw and KD Mandl, 'Privacy Protections to Encourage Use of Health-Relevant Digital Data in A Learning Health System' (2021) 4: 2 Digital Medicine 1; available from https://doi.org/10.1038/s41746-020-00362-8, accessed 25 January 2022.

[4]　Lowrance (n 1) 29.

[5]　HF Orthner and BI Blum, *Implementing Health Care Information Systems* (George Washington University Medical Center 1986) 226.

对有限的个人治疗服务。⑥所有以改善、促进、恢复和维护健康为主要目的而采取保健行动的参与者、机构和资源，都是医疗系统的一部分。⑦因此，医疗系统涵盖了个体和群体的医疗保健服务以及协助提供这些服务的活动，如财务和管理职能。在坦桑尼亚，人们通过医疗系统获得医疗保健服务，该系统包括公共医疗部门、私人医疗部门(1991年，法律的变更扩大了私人医疗部门的范围，允许除基于信仰的组织之外的私人实体拥有私立医院)，以及传统和替代性医疗服务。

142　　　医疗系统的结构按照层级被划分为七个层级，包括家庭级、村级、乡级、县级、地区级、区域级和国家级。最高层为国家级，最底层为家庭级。⑧由低到高、逐层向上的金字塔结构也影响着转诊系统。例如，在村级设有固定的村卫生所，在乡级设有固定的社区药房，在社区设有农村卫生中心。在县级层面，设立了县级医院或县级指定医院；在地区级层面，运营着地区转诊医院；在区域级层面，建立了区域咨询转诊医院；在国家级层面，运营着国家和专科医院。⑨从这个结构来看，患者将从基层开始寻求医疗服务，并通过转诊系统逐步向上级医疗机构求助。药房、卫生中心以及县级医院或县级指定医院是构成基本医疗保健体系的主要机构，由地方政府机构(Local Government Authorities)进行管理。在基本医疗保健机构就诊的患者有权获得隐私保护、医疗保密和健康保护，这些保护同样适用于在地区转诊医院、区域转诊医院和国家医院接受服务的患者。

在独立之前，坦桑尼亚的医疗系统由殖民政府管理的公共医疗系

---

⑥　CJL Murray and DB Evans, 'Health Systems Performance Assessment: Goals, Framework and Overview' in CJL Murray and DB Evans (eds), *Health Systems Performance Assessment Debates, Methods and Empiricism* (World Health Organization 2003) 7.

⑦　World Health Organisation, *The World Health Report 2000: Health System Improving Performance* (World Health Organisation 2000) 5.

⑧　United Republic of Tanzania, *National Health Policy of 2007* (Ministry of Health and Social Welfare 2007) 67.

⑨　G. Mtei et al, *An Assessment of the Health Financing System in Tanzania: Implications for Equity and Social Health Insurance: Report on Shield Work Package 1* (Ifakara Health Research and Development Centre-Ministry of Health and Social Welfare Tanzania—London School of Hygiene and Tropical Medicine, 2007) 17.

统、传教士管理的私人医疗系统，以及由传统和替代医疗从业者运营的本土传统医疗系统组成。坦噶尼喀独立后，医疗系统通过集中资源发展公共医疗系统而呈现出不同的面貌。由于 20 世纪 80 年代席卷全球的结构调整计划引发的经济危机，该国在提供医疗保健服务方面的策略发生了变化，促进了私人医疗系统的繁荣。紧缩措施通过允许私人医疗机构的运营，补充了政府提供的医疗保健服务，同时减少了政府在包括医疗保健服务在内的社会服务上的开支。除此之外，在坦桑尼亚，无论是独立前还是独立后，传统医疗系统在医疗保健服务的提供中始终扮演着重要角色。无论是通过公共医疗服务、私人医疗服务，还是传统和替代性医疗服务提供医疗保健服务，医疗从业者都需要坚守卫生伦理，保护患者的隐私和医疗信息的保密性。

本章认为，深入探讨保密的伦理基础，并剖析医疗保健领域中保护隐私权和信息保密义务的核心来源，具有极其重要的意义。

二、 信息保密的伦理基础

医疗职业涉及患者向医生的个人信息传递。由于医疗信息的敏感性，患者因担心自己的健康状况被泄露，通常不愿意与亲友分享该等信息。当患者在医疗机构内与医生互动时，信息泄露的担忧可能会加剧。鉴于患者与医生间分享的健康信息的私密本质，医疗专业人员有义务恪守保密原则，这对于建立医患之间的信任和促进双方的坦诚沟通而言至关重要。这种信任和沟通是确保准确诊断、有效治疗并妥善管理疾病的关键。⑩

在坦桑尼亚，尽管医患关系仍是医疗系统结构的核心部分，医疗保密却是医疗实践中争议最少的领域之一。鉴于医患关系是基于患者向医

---

⑩　AH Ferguson, 'The Role of History in Debates Regarding the Boundaries of Medical Confidentiality and Privacy' (2015) 3 Journal of Medical Law and Ethics 65.

生传递信息建立的，坚守医疗保密义务对于赢得患者的信任而言至关重要。为患者信息保密的历史至少可以追溯到古希腊时期的《希波克拉底誓言》，该誓言中包含了这样的声明："凡我所见所闻，无论我在治疗病人时还是其他时候，关于人们生活的方方面面，如果这些信息不宜外传，我将守口如瓶，将其视为神圣不可泄露的秘密。"长期以来，《希波克拉底誓言》强调了对患者保密的职业义务的重要性。[11]

144　　在法律层面，医疗保密义务既有成文法渊源也有普通法渊源。在成文法方面，法律将医疗专业人员向第三方披露患者信息的行为规定为违法行为。在普通法方面，通过患者针对医疗从业者在无正当理由下披露保密信息提起的诉讼，逐渐形成了保密义务的法律框架。此外，医疗保密的法律义务也可以从合同法、衡平法和侵权法等不同法律角度得到进一步的阐释和支持。

　　在合同法中，医疗保密义务可能通过医疗从业者和患者之间明示或默示的保密合同义务而存在。这种合同义务激励患者披露必要的信息，以便医疗从业者能够提供有效的医疗服务。患者对医生抱有信任感，相信医生不会在未得到患者事先同意的情况下向外界透露任何所披露的信息。尽管如此，这一保密义务并不意味着医生必须对所有信息都守口如瓶，而是要求信息被用于其最初被提供时所约定的目的，而不得挪作他用。从医患关系中得到的信息，除非患者明示同意，或属于准许披露的例外情形，否则不得用于除治疗患者之外的其他目的。在 Parry-Jones v Law Society 案[12]中，法院处理了律师与其客户之间的保密信息问题。法院指出："根据法律，合同中其实隐含了一个条款，也即要求专业人士必须保守客户的事务秘密，除非存在正当理由，否则不得向任何人披露该保密信息。法律咨询特权是基于律师与客户之间的合同中所隐含的保密条款而形成的一种信任关系。"在医疗卫生领域，患者有理由期待医疗从业者在未得到患者明示同意的情况下，不会向外界披露他们在履职

---

[11]　Ibid, 68.
[12]　[1969] 1 Ch. 1 at 7.

过程中所获知的任何个人信息。

在医疗卫生领域，衡平法同样能够确保医患关系中的保密义务得到履行。这种保障主要体现在患者基于善意而信赖医生会为他们之间的信息披露保守秘密的情形中。在 Breen v Williams 案[13]中，法院虽然认为医患关系可能具有信托性质，但这种关系所施加的义务并不包括允许患者访问自己的医疗档案。基于不应当利用保密信息为自己谋取利益这一理由，可以对医患关系进行衡平法的干预。

在侵权法中，医疗从业者的保密义务是其应尽注意义务的重要组成部分。侵权法对医疗从业者施加了一般性义务，即不得对他人造成可以预见的、将产生损害赔偿责任的伤害。在 Furniss v. Fitchett 一案[14]中，原告(弗尼斯夫人)(Mrs. Furniss)因其医生(菲切特医生)(Dr. Fitchett)违反保密义务而提起诉讼。医生向原告的丈夫披露了有关原告的保密信息，这些信息后来被原告丈夫的律师在法庭上用来对抗原告。法官判决："医生本应合理预见到他的证明书内容可能会被患者知晓，并且他知道如果患者知晓了这些内容，很可能会对她的健康造成损害。"

三、 医疗卫生领域中保密义务和隐私权的来源

坦桑尼亚的保密义务和隐私权的法律来源可以通过该国的法律渊源来阐释。坦桑尼亚的法律渊源包括宪法、传统法律、立法、判例法以及国际法。通过聚焦于国际法如何通过国际性、区域性和次区域性文书影响坦桑尼亚的法律体系，可以深入分析并阐释医疗卫生领域中保密义务和隐私权的来源。

(一) 国际法

坦桑尼亚的法律渊源包括国际法。本章着重讨论包含保密义务和隐

[13]　(1996) 138 ALR 259.
[14]　[1958] NZLR 396.

私权规定的国际性或区域性法律文件。坦桑尼亚是多项国际人权法律文件的缔约国，包括《世界人权宣言》(Universal Declaration of Human Rights)、《公民权利和政治权利国际公约》以及《联合国儿童权利公约》(United Nations Convention on the Rights of the Child)。此外，坦桑尼亚还加入了区域性和次区域性的法律文件，如《非洲人权和民族权宪章》(African Charter on Human and Peoples Rights)、《非洲儿童权利和福利宪章》(African Charter on the Rights and Welfare of the Child)，以及保护隐私权的《南部非洲发展共同体条约》(SADC Treaty)。

例如，《公民权利和政治权利国际公约》第17(1)条规定："任何人的私生活、家庭、住宅或通信均不得受到任意或非法的干涉，也不应遭受对其荣誉和声誉的非法攻击。"根据该公约第17(2)条，人人有权享受法律保护，以免受这种干涉或攻击。《公民权利和政治权利国际公约》的缔约国负有积极义务，采取立法和其他必要措施，以禁止此类干涉和攻击，并保护隐私权。[15]此外，《南部非洲发展共同体条约》第21(1)条要求成员国在推动区域发展和一体化的过程中，基于平衡、公平和互利的原则，在所有必要的领域内进行合作。

根据这一要求，《南部非洲发展共同体条约》第21(3)条和第21(4)条罗列了南部非洲发展共同体(SADC)成员国的合作领域。尽管该清单未明确提及医疗卫生领域，但它为成员国提供了一个框架，成员国可以在理事会决定的其他领域内开展合作。因此，根据《南部非洲发展共同体条约》第22(1)条的规定，成员国有义务缔结必要议定书，以规定合作和一体化的范围、目标、建立的机构及合作领域。南部非洲发展共同体的成员国同意在医疗卫生领域进行合作，并因此通过了卫生议定书。根据《南部非洲发展共同体卫生议定书》(SADC Health Protocol)第3条的要求，成员国需在议定书框架下通过有效的区域合作和相互支持，共同应对它们所面临的卫生问题和挑战。

---

[15] General Comment No. 16 (1988), para. 1.

《南部非洲发展共同体卫生议定书》第3(a)条、第3(b)条旨在通过合作实现以下目标：识别、促进、协调和支持可能提升本地区人口健康状况的活动；协调区域性流行病防备、疫情绘图、预防、控制工作，以及在可行的情况下根除传染病和非传染病。此外，《南部非洲发展共同体卫生议定书》第3(e)条旨在促进与其他国际组织和合作伙伴在医疗卫生领域的进一步合作与协调。

（二）宪法

《宪法》(Constitution)作为国家的根本和最高法律，在其第16条中对隐私权作出了明确规定。根据第16(1)条，每位公民都有权获得对其人身、个人生活、家庭和婚姻生活的尊重与保护，以及对其住所和私人通信的尊重与保护。然而，第16(2)条对此项权利的行使设定了一定的限制：

> 为了维护个人根据本条所享有的权利，国家机关应制定相应的法律程序，规定在不违背本条文规定的情况下，隐私权、人身、财产和居住安全可能被侵犯的情形、方式和限度。

除隐私权外，《宪法》第18(c)条还规定了言论自由和通信自由的权利，即每位公民都有权自由地进行交流，并且有权保护自己的通信不受任何形式的干扰。[16]

此外，《宪法》第16条所赋予的隐私权以及第18(c)条规定的通信自由，均受到《宪法》第30条所规定的限制条件的约束。根据《宪法》第30条的规定，任何人在行使本宪法所规定的人权和自由时，不得以任何方式干涉或限制他人的权利和自由，或损害公共利益。[17]为保障他人的权利和自由以及公共利益不受个人不当行使自由和权利的侵害，基本权利的行使及义务的履行不得以任何方式使现行法律失效、阻碍新法律的

147

---

[16] Constitution, Art 18(1)(c).
[17] Ibid, Art 30(1).

制定或妨碍依法采取的行动。此外，必须确保国防、公共安全、公共秩序、公共道德、公共卫生、城乡发展规划、矿产资源的合理开发和利用，以及任何其他财产的增值和发展，以增强公共利益。[18]

《宪法》所保障的权利和自由，不会使得任何法律或依法采取的行动无效或非法，前提是这些行动的目的是为了执行法院在民事或刑事案件中所作的判决或命令；保护个人的名誉、权利和自由，以及法庭诉讼程序中涉及人员的隐私，禁止泄露保密信息，维护法院的尊严、权威和独立性；对国内私立社团和组织的成立、管理和活动进行必要的限制、监督和控制；或者允许采取任何其他措施，以促进或维护国家的整体利益。[19]

（三）继受法律

这些法律是在 1920 年 7 月 22 日根据坦噶尼喀议会令(Tanganyika Order)第 17(2)条，通过印度从英国引入的。它们包括普通法、衡平法教义以及普遍适用的法规。坦噶尼喀独立后，坦噶尼喀议会令被废止，而引入的法律则被纳入 1961 年《司法和法律适用条例》(Judicature and Application of Laws Ordinance)第 2(2)条，成为《坦噶尼喀修订法律集》(Revised Laws of Tanganyika)第 453 章的一部分。到了 2002 年，坦桑尼亚对当时适用的法律进行了修订，并将所有的条例和法案汇编入修订版卷册中。《司法和法律适用条例》随后被重新命名为《司法和法律适用法》(Judicature and Application of Laws Act, Cap 358 R.E 2002)。根据该法第 2(3)条的规定，引入的法律被重新制定。鉴于这些法律是根据 1920 年坦噶尼喀议会令第 17(2)条引入的，因此当坦桑尼亚法律存在空白或根据国家实际情况需要时，这些引入的法律在坦桑尼亚领土内是适用的。从上述情况来看，坦桑尼亚的隐私权和保密义务可以从引入的法律中推断。在英联邦司法管辖区，如 *Duchess of Kingston* 案[20]中所发展的适用

---

[18]　Ibid, Art 30(2)(a) and (b).
[19]　Ibid, Art 30(2)(c), (d) and (b).
[20]　(1776) 20 Howell's State Trials 355.

于医疗卫生领域的普通法和衡平法原则，在坦桑尼亚同样适用。在该案中，曼斯菲尔德法官(Lord Mansfield)指出："外科医生如果主动泄露了患者的秘密，无疑是违反了职业荣誉，并表现出极大的不慎重；然而，如果根据国家法律的要求，在法庭上提供那些信息是他必须履行的义务，那么这种行为绝不会被认为有任何不慎重之处。"[21]

（四）立法

坦桑尼亚的法律渊源包括该国的立法，该国的立法被划分为两大部分：主要立法和次级立法。主要立法指的是议会通过的法案，即议会法案。次级立法则是由议会授权的机构依据授权制定的法规。这些授权机构包括地方政府机构，它们制定适用于如城市、市镇、区议会、镇议会等地方政府的规章制度。此外，还有由各行业部委制定的次级立法，包括由卫生部和社会福利部以及其他坦桑尼亚医疗服务管理机构制定的法规。

与保密义务和医疗卫生相关的坦桑尼亚主要和次级立法包括 2010 年《电子和邮政通信法》(Electronic and Postal Communication Act, 2010)、1996 年《情报和安全服务法》(Tanzania Intelligence and Security Services Act, 1996)及其相关规定。其他相关立法还有 2016 年《医疗、牙科及关联医疗专业人员法》(Medical, Dental and Allied Health Professionals Act, 2016)、2007 年《卫生实验室从业人员法》(Health Laboratory Practitioners Act, 2007)、2007 年《环境卫生从业人员(注册)法》[Environmental Health Practitioners (Registration) Act, 2007]、2007 年《医学放射学和影像专业人员法》(Medical Radiology and Imaging Professionals Act, 2007)、2007 年《验光学法》(Optometry Act, 2007)、2010 年《护理和助产法》(Nursing and Midwifery Act, 2010)、2011 年《药学法》(Pharmacy Act, 2011)以及 2002 年《传统和替代药物法》(Traditional and Alternative Medicines Act, 2002)。在坦桑尼亚，规范隐私权和保密义务的次级立法包括由相应委员

---

[21] Ibid 573.

149 　会和理事会制定的规则和规章，如行为守则。例如，2016 年《医疗、牙科及关联医疗专业人员法》设立了坦噶尼喀医疗委员会，而 2010 年《护理和助产法》则成立了坦桑尼亚护理和助产委员会。坦噶尼喀医疗委员会制定了适用于坦桑尼亚《医疗和牙科从业者职业伦理与行为准则》(Code of Ethics and Professional Conduct for Medical and Dental Practitioners in Tanzania)。

(五) 先例/判例法

坦桑尼亚的法律渊源包括判例法。坦桑尼亚是英联邦成员国家，因此受到遵循先例(stare decisis)原则的影响，该原则要求法院必须遵守上级法院的先前决定，并设定了这些先前决定如何约束法院的规则。因此，上级法院的判决具有约束力，并通过遵循先例原则垂直和水平地适用。遵循先例原则的垂直适用意味着，作为法院结构中最高层次的上诉法院的判决对所有下级法院具有约束力，并且它可以脱离其先前的判决。这一原则在 JUWATA v KIUTA 案㉒中得到了阐述。此外，遵循先例原则还意味着先前的判决可以水平适用，即拥有平行管辖权的法院判决对彼此而言具有说服力，但不具有约束力。

判例法在医疗相关案件中的运用可以从 Theodelina Alphaxad a Minor S/T Next Friend v The Medical Officer I/C, Nkinga Hospital㉓ 医疗过失案中窥见。在本案中，阿尔法克萨德·米罗博(Alphaxad Mirobo)身为案发当时年仅 6 岁的未成年人西奥德利纳·阿尔法萨德(Theodelina Alphaxad)的朋友，以诉讼代理人身份代表她在法院提起诉讼，控告 Nkinga 医院的医疗负责人。原告索赔 500 万坦桑尼亚先令的损害赔偿、利息、诉讼费用，以及与案件情况相称的其他适当救济，诉由是被告的过失和不当治疗导致原告左前臂被截肢。被告方提出异议，认为原告的父亲因未能及时将孩子送回医院而存在过失。法院需要审理的问题是：Nkinga 医院在对西奥德利纳·阿尔法的医疗治疗中是否存在过失，这种过失是否导致

㉒　[1988] TLR 146 (CA).
㉓　[1992] TLR 235 (HC).

了截肢结果，以及在此情况下，双方是否有权获得任何形式的救济。

在回应这些问题时，法院指出：　　　　　　　　　　　　150

　　如果个人作为患者被医院收治，并且在治疗过程中因医务人员的过失而受伤，那么他不必为了起诉而指认出任何一个特定的员工。医院负有替代责任。㉔原则上，由于其雇员的过失，医院应当负有责任。

四、在坦桑尼亚受保密义务约束的人员

在坦桑尼亚，信息服务和通信技术已经被引入医疗服务之中并得到发展。根据法律规定，专业人员与其客户之间的合同中隐含着保护客户隐私和为客户保密的义务，即不得在没有正当理由的情况下向他人披露客户的事务。㉕这一合同义务要求医疗从业者和其他医疗保健专业人员遵守对其患者的保密义务。㉖在坦桑尼亚，医疗从业者的职业操守和行为规范由首席医疗官(Chief Medical Officer)办公室负责协调和监督，该办公室监督管理着由议会不同法案建立的专业理事会和委员会的运作。

现有的医疗卫生监管法律设立了委员会，这些委员会是具有永久继承权的法人实体，拥有官方印章；有权以其法人名义提起诉讼或被诉；能够获取、购买、持有和处置任何动产或不动产；签订合同或从事其他交易，并从事法人可以合法从事的所有行为和事项；有权借贷其运作所需的款项；并行使相关立法赋予它的权力和履行职能。这些委员会是能够以其自己的法人名义拥有财产、提起诉讼和被诉的自治政府实体。

㉔　Theodelina Alphaxad a Minor S/T Next Friend v The Medical Officer I/C, Nkinga Hospital [1992] TLR 235 at 240.

㉕　参见丹宁勋爵(Lord Denning)在 Parry-Jones v Law Society [1969] 1 Ch 1, p. 7 中的意见。

㉖　AB Makulilo, 'You Must Take Medical Test' (2010) 34 DuD 571, 575.

委员会是就医疗卫生专业实践相关事务向政府提供咨询的机构。它们还负责注册和规范医疗专业人员，为医疗专业人员、培训机构及医疗服务制定标准，并确保执业质量。这些委员会遵循由负责卫生事务的部长制定的规章或规则，以及委员会自身制定的职业行为守则。这些规则规定了履行职能的具体方式。卫生监管委员会已经制定了一系列有关职业行为和伦理的守则，这些守则体现了与各卫生专业相关的伦理和行为价值原则。守则明确了医疗专业人员在其职业领域内的角色与职责，并包含了指导这些专业人员达到可接受标准，以及如何与利益相关者和同事互动的准则。

法定保密义务

医疗记录的保密和隐私问题在医疗专业人员的职业行为和伦理守则中得到了清晰的阐述。《医疗和牙科从业者职业伦理与行为准则》是根据《医疗、牙科及关联医疗专业人员法》制定的，该准则确认了知情同意的原则，即患者的自我决定权、隐私权和保密原则。

在开始治疗之前，首要原则要求客户在不受医疗从业者价值观影响的情况下作出知情决策，并要求医疗从业者只有在获得客户的知情同意后，才能向客户提供治疗和其他形式的健康干预措施。该原则要求医疗从业者只有在得到客户的知情同意后，才能向其提供治疗和其他健康干预措施；并且始终向客户提供充分的信息，包括相关风险、预期益处以及可用的替代方案，使其能够决定是否接受治疗。[27]

《医疗和牙科从业者职业伦理与行为准则》为获取客户个人信息的行为设定了限制条件，并要求医疗从业者基于信任和自愿的原则来访问客户的私人信息。[28]因此，医疗从业者有义务确保客户私人信息的保密性和安全性；在与同事分享客户的保密信息时，应运用专业的判断力和责任心，并确保下属和任何其他工作人员遵守保密原则。[29]同样，医疗

[27] The Code of Ethics and Professional Conduct for Medical and Dental Practitioners in Tanzania, 2005, principles 3.1 and 3.2.

[28] Ibid, principle 7.

[29] Ibid, principle s 7.1, 7.2 and 7.3.

保健领域的其他专业人员，如放射科技师、验光师、护士和助产士，也需维护患者的隐私和信息保密。[30]此外，患者的隐私与保密也受到立法保护，例如 2008 年《HIV 和 AIDS 防治法》[HIV and AIDS (Prevention and Control) Act，2008]和 2009 年《坦桑尼亚人类 DNA 管理法》(Tanzanian Human DNA Regulation Act，2009)所作出的规定。

152

《HIV 和 AIDS 防治法》于 2008 年制定，旨在预防、治疗、控制 HIV 和 AIDS，为患者提供照料和支持，提升与 HIV 和 AIDS 相关的公共卫生环境质量，为 HIV 感染者或面临感染风险的人群提供适当的治疗、照料和支持，并处理相关事宜。[31]该法规定，所有经国家 AIDS 控制计划 (National AIDS Control Programme)认证的公共医疗保健机构、志愿咨询机构以及 HIV 检测中心，均构成本法规定的 HIV 检测中心。[32]然而，该法对私立实验室的 HIV 检测活动进行了限制，明确规定只有在私立卫生实验室委员会在政府公报上发布的命令允许的前提下，私立实验室方可进行 HIV 检测。[33]因此，为了维护隐私与保密信息，HIV 检测必须在根据该法授权和设立的中心进行，这些中心将被指定为 HIV 检测中心。[34]此外，在执行 HIV 检测时，法律要求获得授权的医疗从业者采取必要措施，确保检测流程迅速且有效地执行，并将检测结果及时通知给受检者。[35]

该法规定，HIV 检测结果属于保密信息，只能向受检测者本人披露。[36]根据该法及其下属条例的规定，HIV 感染者和 AIDS 患者的医疗保密权得到了保障。[37]遵循该法规定而获得 HIV 检测结果的个人有义务对

---

③⑩ 请查看 the Code of Ethics and Professional Conduct for Medical Radiology and Imaging Professionals, principle 2 (b)；the Code of Ethics and Professional Conduct for Optometry Practitioners, 2015, principle 4；and the Code of Ethics and Professional Conduct for Nurses and Midwives, principle 7。

③① HIV and AIDS (Prevention and Control) Act, 2008, long title.

③② Ibid, s 13(1).

③③ Ibid, s 13 (2).

③④ Ibid, s 13(4) and (5).

③⑤ Ibid, s 13(3)(a) and (b).

③⑥ Ibid, s 16(1).

③⑦ HIV and AIDS (Counselling and testing, use of ARVs and Disclosure) Regulations, 2010.

检测结果保密。[38]未经个人事先书面同意，或未经未成年人的父母、监护人或法定代理人在披露 HIV 检测结果的表格上作出明示同意，向第三方披露个人 HIV 检测结果的行为是不合法的。[39]此外，所有与 HIV 咨询、检测和报告相关的信息和报告均属保密信息。[40]

153

五、数据保护法

过去二十年，非洲的信息和通信技术发展迅速，这为非洲大陆数据隐私法的发展提供了条件。[41]科技进步革新了医疗记录的管理方式。然而，由于医疗机构中合格医疗专业人员的不足、疾病发病率的上升、大量人口居住在偏远地区，以及教育和基础医疗保健的缺乏，将信息技术融入患者数据保护和信息保密的过程并不顺畅。[42]在非洲，数据隐私的立法发展面临的是一个相关知识、技能和文献资料稀缺、分散且增长缓慢的环境。[43]

数据通常收集在远程和分布式数据库中，其管理必须符合数据隐私法律的规定。[44]这种情况给患者敏感数据的保护带来挑战，原因在于某些法规的起草方式并未对患者隐私数据提供充分保护。在早先的 Whalen v Roe 案[45]中，法院作出判决：如果法规未明确承认患者数据隐私和保密权利，那么对患者隐私的任何侵犯将不构成对宪法隐私原则的违背。隐私保护应源自法规的具体规定，而不是被当作一项独立的

---

[38]　HIV and AIDS (Prevention and Control) Act, 2008, s 17 (2).

[39]　HIV and AIDS (Counselling and testing, use of ARVs and Disclosure) Regulations, 2010, reg. 24 (2).

[40]　Ibid, reg. 23(1).

[41]　AB Makulilo, 'Privacy and Data Protection in Africa: A State of the Art' (2012) 2(3) International Data Privacy Law 163.

[42]　BA Townsend, *Privacy and Data Protection in Ehealth in Africa* (Unpublished PhD Thesis, Faculty of Law University of Cape Town 2017).

[43]　Makulilo (n 41).

[44]　Ibid.

[45]　[1977] 429 U.S. 589.

权利。

《医疗和牙科从业者职业伦理与行为准则》承认了与客户健康状况相关的记录、利益和事务的隐私保护原则。根据该准则，上述信息仅限于从业者知晓。隐私保护原则要求从业者在提供治疗和在其他任何形式的互动过程中尊重客户的隐私，并避免出现任何可能贬低、侮辱、干扰或损害客户自尊的行为。[46]此外，从业者还应意识到，未经同意而触摸客户的举动可能被视作非法侵入、殴打或攻击，且客户的躯体或信息属于客户的私人财产。[47]

法律规定，所有与提供医疗服务相关的事项都应记录在客户的医疗档案之中。这些记录应包括提供咨询服务、知情同意书、经要求的检查、测试结果和报告。[48]此外，所有涉及患者 HIV 状况的表格和报告也必须归档保存在客户的医疗记录中，这包括从一个医疗机构转交给另一个医疗机构的转诊表格或报告，且这些记录需符合法律规定的要求。[49]同时，医疗从业者、工作人员、雇主、招聘机构、保险公司、数据记录者、手语翻译员、法定监护人以及所有其他负责处理医疗记录、档案、数据或测试结果的人员，在处理医疗信息和文件时，尤其是涉及 HIV 和 AIDS 患者身份及状况的信息时，都必须严格遵守保密原则。[50]

处理隐私数据记录时，必须采取适当的保护措施，这包括确保所有记录都得到妥善的安全保管，并且要建立全面的保密制度，以保护无论以何种形式存储的这些记录。[51]对于患者医疗记录的数据保护，可以通过制定和执行符合保密要求的操作方针和程序，并对负责处理医疗记录的人员进行有关安全目标和技术方面的培训来实现。[52]

154

---

[46] Code of Ethics and Professional Conduct for Medical and Dental Practitioners in Tanzania, 2005, principle 4.1.

[47] Ibid, principle 4.2.

[48] HIV and AIDS (Counselling and testing, use of ARVs and Disclosure) Regulations, 2010, reg. 23 (1).

[49] Ibid, reg. 23(2).

[50] HIV and AIDS (Prevention and Control) Act, 2008, s17(1)；HIV and AIDS (Counselling and testing, use of ARVs and Disclosure) Regulations, 2010, reg. 23(3).

[51] Ibid, reg. 23(3)(a).

[52] Ibid, reg. 23(3)(b) and (c).

1996 年通过的坦桑尼亚《情报和安全服务法》(Tanzania Intelligence and Security Services Act, 1996)授予坦桑尼亚情报和安全服务局(Tanzania Intelligence & Security Service)在必要时通过调查或其他手段收集信息的权力。基于此，医疗保健机构中的私人数据可能因安全目的被披露给坦桑尼亚情报和安全服务局，这一点在《情报和安全服务法》第 14 条中有明确规定，该条款要求坦桑尼亚情报和安全服务局搜集、分析并存档所有可能被合理怀疑为对坦桑尼亚安全造成威胁的活动的信息和情报。

《情报和安全服务法》第 18 条赋予坦桑尼亚情报和安全服务局权力，使其可以与个人、地方政府机构、其他政府机构、警察部队、治安组织以及外国政府或国际组织及其机构建立合作关系，以便更好地履行其职能。不过，此类合作必须得到外交部长的批准。此外，该法第 5(2)条明确指出，坦桑尼亚情报和安全服务局在行使权力时，可以基于国家安全的需要拦截任何通信。但是，坦桑尼亚情报和安全服务局不能仅仅因为人们参与了合法的抗议活动或者对坦桑尼亚的宪法、法律或政府事务有不同的意见，就对他们进行监视。

六、 信息保密和遗传学

医疗专业人员对其患者负有保密义务。在处理遗传学问题时，对于患者保密信息的披露可能会引发利益冲突。个人的遗传信息可能对其家庭成员产生影响。在必须告知家庭成员某些特定情况的风险时，对患者的遗传信息进行保密可能相当具有挑战性。在坦桑尼亚，2009 年《人类 DNA 管理法》[53]为人类 DNA 样本的采集、封装、运输、存储、分析和处置提供了监管规则。此外，该法还涉及遗传信息的披露、人类 DNA 的

---

[53] Act No. 8 of 2009.

研究活动，以及与之相关的其他事项。(54)该法包含了关于人类DNA的收集、收集和分析的授权、请求的授权，以及处理人类DNA所需的书面授权等内容。该法还包含了样本的封装、运输、接收与存储，人类DNA样本的分析，样本的重新采集以及所有权等相关规定。(55)

该法包含了对遗传信息披露和DNA样本销毁的规定。(56)法律规定，应当向提出请求的机构披露遗传信息，随后该机构应当将这些信息告知样本的提供者，或者样本提供者的父母、监护人或其授权代表。(57)此外，监管机构或指定实验室在接到请求机构的书面请求后，可以准许样本提 156
供者或其授权代表查阅包含个人遗传信息的档案，并允许他们在支付相应费用之后，获得这些档案的副本。(58)

《人类DNA管理法》第四部分允许对人类DNA样本进行分析。如果在分析过程中发现已故样本提供者的亲属可能面临遗传性疾病的风险，且医学上认为该风险可以得到有效预防、减轻或解除时，该法允许研究人员主动与这些亲属联系，并告知他们可能面临的风险。(59)

法律规定，任何人在履行职务或因工作原因接收或访问私人遗传信息时，都必须遵守保密义务。除非获得样本提供者或其授权代表的书面同意，否则不得向任何人泄露个人遗传信息，在受雇期间或之后偶然接触到该信息的人也不得使用这些信息。(60)保密义务同样适用于指定实验室的主管、人类DNA研究者以及负责执行人类DNA分析的研究机构或医院的负责人。他们必须采取一切合理的预防措施，以确保其员工和所有在其监督下的个人对在履行职责过程中得知的信息保密。(61)在坦桑尼亚，人类DNA资料由隶属于首席政府化学家办公室的人类DNA服务监

(54) Human DNA Regulation Act 2009, long title.
(55) Ibid, Part Ⅳ.
(56) Ibid, Part Ⅷ.
(57) Ibid, s 52.
(58) Ibid, s 54.
(59) Ibid, s 62.
(60) Ibid, s 64(1).
(61) Ibid, s 64(2).

管办公室负责保存和管理。[62]首席政府化学家作为监管者，负责这些服务的监督、规制和管理工作，且根据本法所获得及保管的任何遗传信息均不得被披露。[63]

七、 医疗保密义务的例外

患者的保密信息存在可以披露的例外情况。医疗工作者的伦理守则和职业行为准则之中包含允许违反保密义务的规定。违反保密义务的常见理由包括：法定例外情况，获得患者明示或者默示同意以及出于公共利益而进行披露。此外，披露保密信息其他情形还包括：信息被用于教学、审计、监测和评估；向其他医疗保健工作者披露；在必要时向亲属、朋友或第三方披露。

（一）法定例外

在符合法律要求的情况下，医疗从业者可以披露患者的保密信息。[64]多数情况下，这种例外发生在法庭要求披露保密信息的情形下。例如，当医疗从业者在回应法庭命令，且该命令的主要问题涉及个人的 HIV检测结果时，医疗从业者依法必须披露患者的保密信息。[65]如果医疗从业者拒绝遵守法庭命令，他们可能会因藐视法庭而受到法官/地方法官的惩罚。此外，法定的例外情况还包括将已故患者的保密信息披露给其所指定的家属。[66]根据这一要求，对于患者信息的法定保密义务似乎随着患者去世而终止。至于遗传保密信息的披露，可以在以下情况下进行：一是应警方刑事调查部门在刑事调查或诉讼过程中的请求；二

---

[62] Ibid, s 4(1).
[63] Ibid, s 65 (1).
[64] Code of Ethics and Professional Conduct for Medical and Dental Practitioners in Tanzania, 2005, principle 7.4.
[65] HIV and AIDS (Prevention and Control) Act, 2008, s 18 (c).
[66] Ibid, s 18(d).

是应遗传信息提供者/被提取者请求，以使用该等遗传信息为自己辩护；三是总检察长根据《刑事互助法》(Mutual Assistance in Criminal Matters Act)的规定，接受另一个国家提出的协助请求，以便提供刑事协助。[67]

（二）患者明示或默示同意下的披露

在依法取得患者同意的前提下，可以披露患者的医疗信息。[68]一旦患者明确表示同意对其信息的披露，医疗从业者则可免除因违反保密义务而产生的责任。在其他情况下，对保密信息的披露可以基于明示或默示的同意。当患者与医疗从业者明确达成口头或书面协议以披露保密的医疗信息时，即构成明示同意。在基于患者同意进行披露的情形下，重点在于证明患者具备同意的能力。如果患者患有可能影响其同意能力的疾病，医疗从业者基于同意进行披露的行为将面临挑战。例如，在患者处于重症监护病房(ICU)而无法提供明示同意时，医疗从业者也可以基于推定的默示同意来披露保密信息。[69]需要注意的是，代表缺乏披露能力的患者所作的任何决定都应符合其最佳利益，并且是相称的。[70]

158

（三）出于公共利益的披露

出于公共利益的信息披露需要在保密信息的重要性与维护公共健康及预防重大伤害之间进行权衡。当不披露患者保密信息可能导致公众面临重大死亡或伤害风险时，医疗从业者有义务披露该等信息。出于公共利益的考虑，为避免团体中其他成员遭受伤害，可以披露可能引发严重伤害的患者保密信息。在 X v Y 一案[71]中，被告计划公布两名 HIV 检测呈阳性的全科医生的身份，由此引发了关于公共利益权衡的问题。主张公布医生姓名的一方认为，此举是为了公共利益。持有医生医疗记录的

---

[67]　Human DNA Regulation Act 2009, s 65 (1) (a)—(c).

[68]　Code of Ethics and Professional Conduct for Medical and Dental Practitioners in Tanzania, 2005, principle 7.4.

[69]　K Blightman, SE Griffiths and C Danbury 'Patient Confidentiality: When Can a Breach Be Justified?' (2014) 14(2) Critical Care & Pain 53.

[70]　Ibid.

[71]　[1988] 2 All ER 648.

卫生当局则要求法院发布禁令以阻止公布医生姓名。[72]争议的焦点在于，公布医生姓名的举措是否符合公共利益。法官在听取证据后认为，两名医生所携带的 HIV 的传播风险非常低。最终，法官批准了禁令请求，其理由在于，权衡之下，维护信任和忠诚的公共利益超过了通过自由媒体和知情的公众辩论来实现信息披露的公共利益。

在 Tarasoff v Regents of University of California 案[73]中，法院基于公共利益的考量，支持了披露患者保密信息的诉求。该案中，患者向他的精神病医生透露了伤害他人的意图。由于精神病医生及其雇主未能披露患者攻击第三方的意图，且患者随后实施了攻击行为，受害者家属成功地对精神病医生及其雇主提起了诉讼，认为他们存在过失。在坦桑尼亚，尽管"公共利益"这一术语尚未得到具体定义，但根据坦桑尼亚《医疗和牙科从业者职业伦理与行为准则》，在符合公众或团体利益的情况下，披露患者的保密信息的行为是可取的。[74]

（四）教学、研究、审计以及监测和评估

患者的保密信息可以根据教学、研究或审计的需要而被披露。在坦桑尼亚，医学研究的开展必须基于研究者已获得隶属于国家医学研究所的国家医学研究协调委员会(Medical Research Coordinating Committee)国家健康研究伦理小组委员会的伦理审批。[75]此外，研究证书的审批需每年更新，且研究负责人需每半年向该委员会提交一次研究进度报告。[76]研究结果的发布也必须在获得国家医学研究所的批准之后进行。[77]

《HIV 和 AIDS 防治法》规定，在履行与监测及评估计划相关的报

159

---

[72] N. Nicholas, 'Confidentiality, Disclosure and Access to Medical Record' (2007) 9 *The Obstetrician & Gynaecologist* 257, 263.

[73] 131 Cal. Reporter 14 (Sup. Court 1976).

[74] Code of Ethics and Professional Conduct for Medical and Dental Practitioners in Tanzania, 2005, principle 7.4.

[75] Health Research Regulations. Available at www.nimr.or.tz/health-research-regulations/ accessed 30 November 2022.

[76] Ibid.

[77] Ibid.

告要求时，披露行为不应被认定为违反了医疗保密义务。[78]审计工作通常是在推定已获得默示同意的情况下进行的。因此，在数据已经被充分匿名化处理的基础上进行审计的行为是可取的。[79]在坦桑尼亚，尽管相关法规和守则未明确规定患者信息用于教学的具体情况，但大多数情况下，使用患者信息进行教学应事先获得国家医学研究所的伦理审批，并且信息使用者应当维护患者的隐私和信息保密性。

（五）向其他医护人员披露

在医疗保健专业人员之间，患者保密信息的披露是常见的。这种信息共享旨在实现最佳的患者护理。披露的信息有助于其他医疗从业者获取对患者护理至关重要的相关事实。与他人共享患者信息的行为必须建立在专业判断和责任感之上，并且必须确保所有下属和工作人员都能够遵守保密义务。[80]《HIV 和 AIDS 防治法》要求医疗从业者与其他直接参与或即将参与治疗或护理 HIV 感染者和 AIDS 患者的医疗从业者共享患者信息。[81]

（六）向亲属、朋友和第三方披露

在某些情况下，向患者的亲属或朋友披露患者的保密信息是合理的。对于重病患者，基于患者的最佳利益，应当向其配偶披露医疗信息；如果患者是儿童，则应向其父母或监护人披露信息。同样地，根据 2004 年《就业和劳动关系法》（Employment and Labour Relations Act 2004)，当雇主需要这些信息时，信息也可以被披露给第三方。2008 年《HIV 和 AIDS 防治法》允许将儿童的 HIV 检测结果告知其父母或法定监护人。[82]对于无法理解检测结果的人，其 HIV 检测结果可以告知其配偶或法定监护人，并且 HIV 检测者的性伴侣也可以获知或被告知检测结果；在其他情况下，也可以向法院披露 HIV 检测结果。[83]

160

---

[78] HIV and AIDS (Prevention and Control) Act, 2008, s 18 (a).

[79] Blightman, Griffiths and Danbury (n 69) 53.

[80] The Code of Ethics and Professional Conduct for Medical and Dental Practitioners in Tanzania, 2005, principles 7.1, 7.2, and 7.3.

[81] HIV and AIDS (Prevention and Control) Act, 2008, s 18(b).

[82] Ibid, s 16(2)(a).

[83] Ibid, s 16 (2) (b)—(d).

根据法律规定，在民事诉讼中，不得在执行强制披露命令时泄露个人的遗传信息，除非样本提供者或其代表是诉讼的一方，并且遗传信息是诉讼争议的焦点。[84]此外，法律规定，在法院确信没有其他获取个人遗传信息的途径，并且对个人遗传信息的迫切需求超过了对样本提供者隐私可能造成的伤害时，法院有权审理并决定是否披露遗传信息。[85]

鉴于法院具备审理、决定和命令披露个人遗传信息的权力，法律规定法院在披露个人遗传信息时必须严格限定披露范围：披露应仅针对那些对此类信息的需求是此命令基础的个人；披露的信息应限定于那些对于实现披露目的而言不可或缺的记录部分。此外，法院有责任确保在任何对公众开放的文件中不得披露参与人类 DNA 样本采集和分析的人员的姓名，并且应采取保护措施，如封存任何包含已披露信息的诉讼程序记录，以防止公众查阅这些信息。[86]

八、 信息保密和新冠疫情

为有效应对新冠疫情的暴发，必须采取必要的预防措施，并使用安全且效力可靠的新冠疫苗。在抗击疫情的过程中，医疗机构和专业人员负有维护新冠患者信息保密性的义务。在坦桑尼亚，卫生、社区发展、性别、老年人和儿童部制定了《国家新型冠状病毒感染的临床管理和感染预防与控制指南》以及《新冠疫苗接种指南》。根据《国家新型冠状病毒感染的临床管理和感染预防与控制指南》，医疗从业者负有维护新冠疑似患者和确诊患者的信息保密与隐私的义务。[87]而根据《新冠疫苗接种指

---

[84]　Human DNA Regulation Act 2009, s 55.

[85]　Ibid, s 56 (1) (2) (a) and (b).

[86]　Ibid, s 57 (a)—(d).

[87]　Aya ya 9.5 ya Jamhuri ya Muungano wa Tanzania-Wizara ya Afya, Maendeleo ya Jamii, Jinsia Wazee na Watoto, Mwongozo wa Kinga na Kuzuia Maambukizi Katika Jamii Dhidi ya Ugonjwa ya Corona (Covid 19), April 2020 (Unofficial Translation：Para 9.5 of United Republic of Tanzania—Ministry of Health, Community Development, Gender, Elderly and Children, National Guideline of Clinical Management and Infection Prevention and Control of Novel Coronavirus (COVID-19) 2020.

南》的规定，符合条件的个人可以自主决定是否接种疫苗，且需要在接种之前签署同意书。[88]

九、 违反保密义务和披露患者信息的违法行为

在坦桑尼亚，医疗从业者负有保护患者隐私和保密信息的法定义务。2008 年《HIV 和 AIDS 防治法》对违反这一义务的行为规定了明确的处罚措施。根据该法，任何医疗从业者或在第 16 条和第 17 条中提及的其他人员，如果违反了医疗保密原则或违法披露了个人的 HIV 和 AIDS 状况信息，即构成犯罪。一旦被定罪，违法者将面临 50 万先令至 100 万先令的罚款，或将被判处半年至一年的监禁，或两者并罚。[89]

此外，坦桑尼亚《人类 DNA 管理法》规定，违法披露监管机构办公室获得并保存的遗传信息是犯罪行为。一旦被定罪，违法者将面临 300 万先令的罚款，或两年监禁，或两者并罚。[90]

十、 结　论

本章深入分析了医疗卫生领域中患者保密信息及隐私保护的实际情况。同时，本章考察了坦桑尼亚在国际文件和其他法律来源的影响下形成的法律框架，这一框架涵盖了从立法到所继受法律的各个层面。自研究之初，本章便指出，在医疗卫生领域，涉及信息保密和隐私保护的法律规定尚未得到充分发展。尽管坦桑尼亚遵循了国际法律对于隐私保护和信息保密的立场，但是通过本地立法对相关规则进行细化的过程进展

162

[88]　United Republic of Tanzania—Ministry of Health, Community Development, Gender, Elderly and Children, Guidelines for COVID-19 Vaccination, 2021 at p. 20.
[89]　HIV and AIDS (Prevention and Control) Act, 2008, s 46 (a) and (b).
[90]　Human DNA Regulation Act 2009, s 65 (2).

较为缓慢。目前坦桑尼亚还未推出保护患者保密信息的一般性法律，医疗从业者主要遵循如 2008 年《HIV 和 AIDS 防治法》和 2009 年《人类DNA 管理法》等法律的规定。针对如医务人员、牙科医生、护士和助产士、放射科技师、药剂师和验光师等医疗专业人员而制定的行为守则和伦理准则，为医疗保密和隐私保护的标准及其例外情况提供了有限的指导。尽管存在种种挑战，且应对手段可能较为原始，医疗系统仍然有序地组织起来，着手应对新出现的健康问题，同时确保维护患者的隐私和保密信息。例如，随着科学技术的不断进步，一些旨在解决日常医疗活动中医疗专业人员困扰问题的法律应运而生。2009 年《人类 DNA 管理法》正是为了应对这些变化而颁布的。尽管现有的法律数量有限，但它们共同确立了隐私保护和信息保密的标准，并明确了在特定情况下允许披露保密信息的法律依据，这些情况包括法定的例外以及出于公共利益的披露。2019 年末，随着新冠疫情在全球的暴发，坦桑尼亚引入了世界卫生组织的标准，并定制了相应的措施，为新冠的预防和疫苗接种制定了指南。

163

第九章　南非患者保密规则：法律与伦理视角

西尔维斯特·C.奇马

一、概　述

（一）何为患者信息保密？

信息保密权指个人拥有保护其个人可识别的医疗信息不被公开的权利。保密信息应当仅在必要时或基于"知情必要"的原因，向主治医生、其他医疗保健专业人员以及保险人员提供。自 1996 年以来，南非通过《宪法》①《国家卫生法》②以及最近的《个人信息保护法》③等法律规范，确立了患者信息保密权。信息保密是自古以来医学职业一直坚守的核心信条之一，这一点从《希波克拉底誓言》的下述摘录中就可以看出：

---

① Constitution of the Republic of South Africa, 1996.
② National Health Act 61 of 2003, *Government Gazette* vol. 469 Cape Town, 23 July 2004. No. 26595.
③ Protection of Personal Information Act 4 of 2013, *Government Gazette* vol. 581 Cape Town, 26 November 2013, No. 37067, 2021 年 7 月全面生效.

无论我在行医过程中看到或听到了什么，无论我偶然获得了哪些不便于外传的知识，我都将把它们作为神圣的秘密，深藏在我的心底。④

尽管存在这一古老的戒律，但医生和其他医疗保健专业人员仍面临对于医患之间所有信息保密这一长期义务的挑战。

165 此外，世界医学协会的《医学伦理规则》建议："医生应对他所知有关患者的一切信息绝对保密，即使在患者去世后也是如此"。相应地，世界医学协会的《患者权利宣言》声明："所有关于患者健康状况、医疗诊断、预后和治疗的可识别信息，以及所有其他个人性质的信息，都必须保密，即使患者去世后也应如此。"例外情况下，患者的亲属可能有权访问那些能够提示他们健康风险的信息。保密信息只有在患者明示同意或法律明文规定的情况下才能被披露。除非患者明确授权，否则信息只能在严格的"知情必要"原则下向其他医护人员披露。所有可识别的患者数据都必须得到保护，保护措施应与其存储方式相匹配。⑤世界医学协会的宣言还指出，从可识别数据中得出的个人生物特征信息，如人类 DNA，也应受到同等的保护。⑥

（二）患者信息保密的简要介绍

患者信息保密指的是，除非个人或患者明确授权或同意信息的披露，否则向医护人员提供的个人和医疗信息不应被披露给其他人。这是因为公开个人信息可能会导致职业或个人方面的伤害。因此，患者依赖于医生和其他医护人员为患者保守医疗信息的秘密。然而，医疗记录能

---

④　The Hippocratic Oath (Ancient version) (Boston: Harvard Classics Volume 38; P.F. Collier and Son, 1910). 于 1993 年 6 月进入公有领域；S.C. Chima, A Primer on Medical Bioethics and Human Rights for African Scholars (Durban: Chimason Educational Books, 2011) 396—399。

⑤　WMA Declaration of Lisbon on the Rights of the Patient. Adopted by the 34th World Medical Assembly, Lisbon, Portugal, September/October 1981, amended by the 47th WMA General Assembly, Bali, Indonesia, September 1995 and editorially revised at the 171st Council Session, Santiago, Chile, October 2005.

⑥　Ibid.

够完全保密的情况已经变得罕见。在临床医生将医疗信息用于病例研究或病例报告而进行分享时，对于患者保密义务的违反通常被认为是轻微的。当这类信息或数据在专业期刊上发表时，必须确保其不会透露患者的任何身份信息，并且应当对所有可识别的数据进行删除或修改。如果保密义务遭到违反，患者有权据此对相关医疗专业人员提起诉讼。南非具有里程碑意义的案例 Jason van Vuuren v Kruger 案(也被称作 McGeary 案)⑦就展示了这一点。该案中，医生在打高尔夫球时向另一位医生和一位牙医透露了其患者的 HIV 状况，因违反保密义务而受到起诉。

166

案件事实：麦吉里先生(Mr. McGeary)试图申请一份人寿保险。保险公司要求他进行 HIV 检测。因此，麦吉里先生找到了他的医生，即克鲁格医生(Dr. Kruger)，要求进行 HIV 测试。克鲁格医生在收到测试结果后随即告知麦吉里先生其 HIV 检测结果呈阳性的消息。第二天，克鲁格医生在与另一位医生和一位牙医打高尔夫球时，讨论了关于 HIV 和 AIDS 的话题，并告诉他们麦吉里先生的 HIV 检测结果呈阳性的消息。然而，麦吉里先生曾明确要求克鲁格医生不得透露他的 HIV 状况。另一位医生有时会临时顶替克鲁格医生的工作，而牙医也曾为麦吉里先生提供过治疗。没过多久，麦吉里先生 HIV 检测结果呈阳性的消息就在他所在的社区中传播开了。随后，麦吉里先生提起了民事损害赔偿诉讼，以违反法律和道德上的保密义务为由要求克鲁格医生承担损害赔偿责任。然而，在法庭审理案件期间，麦吉里先生因与 AIDS 相关的疾病过世。尽管如此，麦吉里先生的遗产管理律师继续代他推进此案。

判决：最高法院上诉法庭(现称为南非最高上诉法院)决定：

(1) 除非法律明确要求，否则医生不得在未经患者同意的情况下向其他医生透露患者的 HIV 状况。

(2) 克鲁格医生没有尊重麦吉里先生的信息保密权。

---

⑦　Jansen van Vuuren and Another v Kruger [1993] (4) SA 842.

(3) 因此,克鲁格医生应当向麦吉里先生的遗产支付 5 000 兰特 (Rands)的损害赔偿费用。⑧

    尽管本案中的损害赔偿金额乍看之下可能显得微乎其微,但它体现了法庭对医生违反患者信息保密义务的强烈反感。此外,根据这些发现,可以将违规医生的情况上报至例如南非卫生职业委员会(Health Professionals Council of South Africa)等对医疗保健专业人员进行监管的机构,以便对违反职业伦理规则的行为实施额外制裁。这些制裁可能包括额外的纪律处分,如临时吊销执业许可或处以罚款。

    然而,医疗隐私保护和信息保密面临的最大威胁是,目前大多数医疗账单都是通过各种形式的健康保险来支付的,这使得对患者信息的完全保密变得更加困难,甚至几乎不可能。此外,有权查看健康记录的人员不仅限于医生及其员工,通常还包括保险公司、医学实验室、公共卫生部门、研究人员以及许多其他机构的员工。同样,如果雇主提供健康保险,雇主和指定的员工也可能拥有访问包括健康记录在内的员工档案的权限。

(三) 信息保密的目的

    有人提出,医疗实践中的信息保密主要服务于两个目的:

    首先,是尊重患者的"隐私",确保他们不会感到羞耻或脆弱;

    其次,是为医生或其他医疗保健专业人员与患者之间的真诚沟通创造一个环境。⑨

    在寻求医疗保健服务的过程中,患者不可避免地会透露关于自己

---

⑧ Ibid.

⑨ P.A. Carstens and D. Pearmain, *Foundational Principles of South African Medical Law* (Durban: LexisNexis, 2008) 943—1016; S.C. Chima, *A Primer on Medical Bioethics and Human Rights for African Scholars* (Durban: Chimason Educational Books, 2011) 105—120; J. Saner, *Medical Malpractice in South Africa: A Guide for Medical and Legal Practitioners* (Durban: LexisNexis, 2018).

私密和个人的信息，这些信息可能都不会向包括配偶或伴侣在内的其他任何人透露。因此，医疗保健用户或患者有权期待并要求这些信息的私密性受到保护。违反保密义务可能会导致以侵犯隐私或诽谤为由的法律诉讼，正如 McGeary 案⑩所展示的那样。因此，南非《宪法》第14条⑪规定：

> 每个人都享有隐私权，包括其通信隐私不受侵犯的权利。⑫

在世界卫生组织(WHO)看来，健康：

168

> 是一种个体在生理、心理和社会福祉的全方面受到保护的状态，而不仅仅指没有疾病或身体虚弱的状态。⑬

因此，对许多人来说，健康领域的隐私问题依然是极其敏感的。在医疗保健的场景中，对个人进行的体检通常被视为是对隐私的侵犯。这类检查只有在个人主动放弃自己的隐私权，并且基于医疗检查和治疗的目的而表示同意时，才被允许合法进行。⑭⑮《国家卫生法》⑯规定，有关医疗保健用户或患者的所有信息，包括与其健康状况、治疗或在医疗机构中的停留有关的所有信息，都属于保密信息。《国家卫生法》⑰进一步规定，除非满足下列例外情况，否则不得披露上述信息：

---

⑩　van Vuuren v Kruger (n 8).

⑪　The Constitution (n 1) s 14.

⑫　Ibid.

⑬　Constitution of the World Health Organization, 1948, https：//www. who. int/about/ governance/constitution (last accessed February 25, 2022).

⑭　S.C. Chima, 'An Investigation of Informed Consent in Clinical Practice in South Africa' (LLD Thesis, University of South Africa, 2018).

⑮　S.C. Chima, 'Evaluating the Quality of Informed Consent and Contemporary Clinical Practices by Medical Doctors in South Africa：An Empirical Study' (2013) BMC Med Ethics 14 (Suppl 1)：S3.

⑯　National Health Act (n 2).

⑰　Ibid.

(a) 医疗保健用户书面同意披露该信息；

(b) 根据法院命令或法律的要求进行披露；或者

(c) 不披露会对公共健康构成严重威胁。

近期及当前的新冠疫情中，包括南非在内的一些司法管辖区的检疫和灾害管理法规恰当地展示了合法披露信息的例外情况。[18]

169　此外，依据普通法，医疗从业者和其他医疗保健专业人员负有保守职业秘密的义务，除非存在以下情况：

(i) 法庭要求医生或医疗保健专业人员披露相关信息；

(ii) 议会的法案或其他相关法律要求医生或医疗保健专业人员披露信息；

(iii) 医生或医疗保健专业人员在道德上或法律上负有向有对应义务接收该等信息的个人或机构披露的义务；或者

(iv) 患者或医疗保健服务用户书面同意此类信息的披露。[19]

尽管《希波克拉底誓言》[20]要求医疗从业者为患者保密，法律也可能要求医生在某些情况下违反保密义务。有观点认为，医生在未获得患者同意的情况下，对于患者信息保密负有伦理上的义务。[21]根据南非卫生职业委员会为医生和其他注册医疗保健专业人员制定的伦理规则，如果医生因拒绝透露患者个人信息而面临藐视法庭的追诉风险，那么医生

---

[18]　S.C. Chima, 'Ethical and legal dilemmas surrounding the Covid-19 pan-demic and extremely drug resistant tuberculosis (XDR-TB) in South Africa: Public health versus individual rights' (Hong Kong: *Public Jurist Magazine*, Government and Laws Committee, Hong Kong University, April 2020) 39—44, https://www.researchgate.net/publication/341883223_ETHICAL_AND_LEGAL_DILEMMAS_SURROUNDING_COVID-19_AND_X-DR_TB_IN_SOUTH_AFRICA_PUBLIC_HEALTH_VS_HUMAN_RIGHTS (last accessed September 15, 2023).

[19]　Carstens and Pearmain (n 9); Chima (n 9); Saner (n 9).

[20]　Hippocratic Oath (n 4).

[21]　S.C. Chima, 'Informed consent in South Africa: A Legal, Ethical and Cross-cultural Perspective'. In: T. Vansweevelt and N. Glover-Thomas (eds), *Informed Consent and Health: A Global Analysis* (Cheltenham: Edward Elgar Publishing, 2020) 83—214; Chima (n 15).

有权违反信息保密义务。㉒

（四）医疗保健专业人员的信息保密义务

信息保密义务不仅禁止医生和医疗保健专业人员向其他利益相关方披露患者信息，还鼓励他们对患者的信息采取预防措施，以确保只有获得授权的人员才能访问保密信息。然而，在现代医疗实践的场景中，医生和医疗保健专业人员所负有的为患者信息保密的义务却受到了限制。例如，在照顾患者的过程中，医疗保健专业人员经常会发现自己需要与其他医护人员、健康保险公司或健康维护组织沟通有关患者的信息。㉓这种沟通对于患者护理而言通常是至关重要的，并且是教学医院中教学和学习经验的一个组成部分，大多数医疗保健专业人员在这些医院中接受培训。因此，只要采取了预防措施限制那些与患者护理无关的人员听到或看到这些保密信息，这种无意之中违反保密义务的行为就是可以接受的。技术进步，如患者病例的计算机化储存或远程医疗，㉔㉕也可能对信息保密构成新的、独特的挑战。在这种情况下，所有医疗保健专业人员都必须努力遵循计算机访问和计算机安全的标准操作程序，以提供旨在增强和保护患者信息保密和隐私权的额外措施。通常来说，消除个人信息的可识别性可以作为合规方案的一种选择，通过对数据进行匿名化处理，以及从患者病例或医疗报告中移除任何可识别的个人信息，有助于增强信息保密性。㉖㉗

170

㉒　HPCSA, *Guidelines for Good Practice in the Healthcare Professions: General Ethical Guidelines for the Healthcare Professions* (Booklet 1, HPCSA, 2016).

㉓　S.C. Chima, 'Doctor and healthcare worker strikes. Are they ethical or morally justifiable: Another view' (2020) *Curr Opin Anaesthesiol* 33: 203—210.

㉔　R. Gellman, 'Confidentiality and telemedicine: the need for a federal legislative solution' (1995) Telemed J 3: 189—194.

㉕　H. Yadav and W.Y. Lin, 'Patient confidentiality, ethics and licensing in telemed-icine' (2001) Asia Pac J Public Health 13 Suppl: S36—38.

㉖　S.C. Chima, *A Primer on Medical Bioethics and Human Rights for African Scholars* (Durban: Chimason Educational Books, 2011) 104—119.

㉗　US Code of Federal Regulations, Health Insurance Portability and Accountability (HIPAA) Act 1996; UK Data Protection Act 1998.

二、信息保密的伦理基础或正当理由

患者或医疗保健用户每天都会与医生和其他医疗保健专业人员分享他们的个人信息。因此，所有医疗从业者都负有注意义务，以尊重患者的信任，并通过保持信息的私密性来保护患者的隐私。这项义务要求医生和其他医疗保健专业人员通过限制其他人获取向他们披露的任何信息，来保护患者的隐私。此外，通过尊重患者隐私来创造一个信任的环境，将鼓励患者在临床接触过程中尽可能地坦诚相待。以下段落概述了医疗实践中信息保密重要性的伦理基础。

171

（一）信托关系

"信托"(fiduciary)一词源自拉丁语中的"信心"或"信任"。㉘医生与患者之间的信托义务是双方之间的忠诚和信任义务。㉙患者与医生之间的这种信任对于治疗患者，以及诊断和治疗过程而言都至关重要。它构成了医生或其他医疗保健专业人员与患者关系的基础。因此，为了让医生或其他医疗从业者能够作出精确的诊断并提供最佳的治疗建议，患者必须能够在相信医生或医疗专业人员负有不披露患者保密信息的义务的信任基础上，与医生或其他医疗从业者沟通疾病或伤害相关的所有信息。医疗专业人员的这一保密义务源自专业伦理规则的要求，这些守则认识到医患关系的特殊性，并要求医疗专业人员在处理患者信息时必须保持高度的保密性。㉚

（二）尊重自主权

鉴于任何人的个人信息都属于该个人，未经个人同意，不得向他人

㉘　Anon, Oxford South African Concise Dictionary (2nd edn) (Cape Town：OUP, 2010).

㉙　S.C. Chima 'Doctor-Patient Relationship'. In：S.C. Chima, A Primer on Medical Bioethics and Human Rights for African Scholars (Durban：Chimason Educational Books, 2011) 121—131.

㉚　HPCSA Guidelines for Good Practice in the Health Care Professions Confidentiality：Protecting and Providing Information (Booklet 5, HPCSA 2016)；Chima (n 26).

透露，尊重个人自主权的伦理原则[31]与信息保密息息相关。此外，人类应当获得尊重和尊严，而展现这种尊重的一种方式就是维护个人的隐私。根据南非法律，《宪法》第 14 条保护隐私权，其中包括个人通信隐私不受侵犯的权利。[32]此外，《国家卫生法》[33]规定，所有医疗保健用户或患者都有权享有信息保密权，这与宪法中隐私权的规定是一致的。[34]　172
此外，南非卫生职业委员会的伦理规则规定，医疗保健从业者只有在以下情况下才能透露有关患者的信息：

(a) 患者明示同意；

(b) 对于 12 岁以下的未成年人，经其父母或法定监护人的书面同意；或者

(c) 患者身故，经其近亲属或遗产执行人书面同意；

(d) 或者在特殊情况下，基于法定关系、法院命令或出于公共利益的考虑。[35]

此外，南非卫生职业委员会的伦理规则还规定，当医疗保健从业者被要求提供有关患者的信息时，他们应该：

1. 在可能的情况下，在披露信息之前寻求患者的同意，并应考虑是否可能基于该等披露识别患者。必须向患者提供全面的信息，告知他们有关 ICD-10 编码可能存在泄露保密信息的潜在风险；[36]

---

[31]　S.C. Chima, 'Respect for Autonomy as a Prima Facie Right: Overriding Patient Autonomy in Medical Practice' (2009) Transactions: Journal of the Colleges of Medicine of South Africa (CMSA) 53 (1): 38—44; T.L. Beauchamp and J.F. Childress, Principles of Biomedical Ethics (5th edn) (New York: OUP, 2001) 80.

[32]　The Constitution (n 1).

[33]　NHA (n 2).

[34]　The Constitution (n 1) s 14.

[35]　HPCSA (n 30).

[36]　National Department of Health, South Africa, Technical User Guide compiled by the Ministerial ICD-10 Task Team to define standards and guidelines for ICD-10 coding implementation, https://www.health.gov.za/wp-content/uploads/2021/02/finaluserguideicd10.pdf (last accessed February 28, 2022).

2. 在不具备可识别性的数据能够满足目的时，对数据进行匿名
   化处理；

3. 仅披露为实现目的所必需的最小化信息。

此外，医疗从业者必须始终准备证明他们的决策是符合既定的伦理
指南规定的。㊲

（三）默示承诺

另一个与医疗信息保密相关的伦理考量是默示承诺的概念。㊳信任
或忠诚是医生与医疗从业者关系以及医生与患者关系中至关重要的一部
分。为了能够获得医疗服务，患者或医疗保健用户有义务透露他们私密
的个人信息，有时甚至是向完全陌生(例如第一次见面)的医疗从业者透
露。在这种情况下，患者应该能够有理由信任并认为，他们的护理者不
会向他人泄露这些信息。这种信任或忠诚的基础在于所有医疗保健专业
人员都必须遵守的伦理和法律上的保密标准。没有这种共识，患者或医
疗保健用户可能会不愿意透露对治疗至关重要的个人信息，这可能对维
护公共健康而言颇为不利。㊴

（四）德性伦理学

根据亚里士多德的说法："德性是一种涉及选择的性格状态，位于
中间状态，即与我们相关的中间状态。"㊵亚里士多德因此将道德德性描
述为以正确方式行为的倾向，以及在不足和过度这两个极端之间的中间
状态，而这两个极端则是恶习。人们主要是通过习惯和实践而不是推理
和教导来学习道德德性。㊶相比于尊重自主性的伦理原则，德性伦理学
倾向于关注医生或医疗从业者的品格。一个有德性或有良知的医生或医

㊲ Ibid.

㊳ T. Hope, J. Savulescu, and J. Hendrick, *Medical Ethics and Law-The Core Curriculum* (2nd edn) (Edinburgh: Churchill Livingstone, 2008).

㊴ Ibid; Chima (n 26).

㊵ Aristotle, Nichomachean Ethics (W.D. Ross, Trans), http://classics.mit.edu//Aristotle/nicomachaen.html (last accessed February 15, 2022).

㊶ Aristotle (384—322 BC) Nicomachean Ethics—SparkNotes, https://www.sparknotes.com/philosophy/aristotle/section8/(last accessed February 15, 2022).

疗从业者的特质在于他或她值得信赖，并通过维护患者的保密信息的方式显示出对于患者信息保密权与隐私权的尊重。[42]

（五）后果主义

与信息保密相关的最后一个重要的伦理考量是后果主义，因为正是保密信息或隐私被侵犯的后果决定了这种侵犯行为的严重性，这也强调了维护患者信息保密的必要性。例如，一个信息保密权遭到侵犯的患者可能会告知其他患者或投诉，正如 1993 年 van Vuuren v Kruger 案[43]所说明的那样。因此，其他受影响或被感染的患者可能随后会拒绝向医疗从业者透露重要信息，这最终可能会影响到为个别患者乃至整个社会提供的医疗护理的质量。在普通法中，信息保密非常重要，因为它符合公众的利益。由于疾病对他人和社会大众均造成影响，人们应该接受各种疾病的治疗。正如持续的新冠疫情所示，受到感染的患者如果拒绝检疫、自我隔离、佩戴规定的口罩和保持距离，可能会对其他社会成员构成严重风险(有时是致命的)，并有可能导致公共医疗系统负担过重，甚至是崩溃的后果。[44]

174

三、保密义务的主要来源

在南非法律背景下，所有立法都源于《宪法》中的权利法案。1996年《宪法》第 14 条确立了隐私权，[45]该条规定：

> 每个人都享有隐私权,包括不受以下行为侵犯的权利:

---

[42]　Hope et al. (n 38)；Chima (n 31)，Aristotle (nn 40 and 41).

[43]　van Vuuren v Kruger (n 7).

[44]　Chima (nn 18 and 26)；Hope et al. (n 38)；O.J. Kim, 'Ethical Perspectives on the Middle East Respiratory Syndrome Coronavirus Epidemic in Korea' (2016) *J Prev Med Public Health* 49(1)：18—22, https：//doi. org/10. 3961/jpmph. 16. 013；E. Agazzi, 'The Coronavirus pandemic and the principle of common good' (2020) *Bioethics Update* 6 (2)：63—66.

[45]　The Constitution (n 1).

a. 搜查人身或住所；

b. 搜查财产；

c. 扣押财产，或；

d. 侵犯通信隐私。

虽然《宪法》[46]并未明确定义"隐私"本身的含义，但有观点认为，在医疗保健领域，即使是在医院环境中对个人或其财产进行物理检查，也可能构成对隐私的侵犯，[47]除非该个人通过同意或知情同意的方式放弃了隐私权。[48]此外，还有人认为，医疗保健工作者在患者住院期间搜查其储物柜，或者检查其衣物或人身以查看是否藏有物品，实际上可能是在未经适当同意的情况下侵犯患者隐私权。同样地，在未经适当许可或明示同意的情况下，截取短信或任何其他形式的通信，例如与患者或医疗保健用户的电话交流，也可能构成对隐私权的侵犯。[49]虽然南非《宪法》没有定义什么是"隐私"，但从普通法的一些判决中可以推测出范围宽泛的隐私概念，例如在 National Coalition of Gay and Lesbian Equality v Minister of Justice 案中，[50]宪法法院的阿克曼(Ackerman)法官在判决的附带意见中指出：

> 隐私权确保我们所有人都享有一个包含私人亲密关系和自主权的领域，这使我们能够在不受外界干扰的情况下建立和培养人际关系。我们的性表达方式就是这一私人亲密关系领域的核心。如果我们在表达性时，是在经过同意并且不伤害对方的情况下进行的，那么对这一领域的侵犯将是对我们隐私权的侵犯。[51]

---

[46] Ibid.

[47] P. Carstens and D. Pearmain, *Foundational Principles of South African Medical Law* (Durban: LexisNexis, 2010) 943—1016.

[48] Chima (nn 14 and 15)；ibid.

[49] Carstens and Pearmain (n 47).

[50] *National Coalition of Gay and Lesbian Equality v Minister of Justice* 1999 (1) SA 6 (CC).

[51] Ibid；Carstens and Pearmain (n 47) 961.

在哲学的背景下，以塞亚·伯林(Isiah Berlin)在以下片段(1958年)谈及自由时也对"隐私"有所涉及：

> 那些珍视自由本身的人认为,能够自由选择而不是被选择,是人之所以为人的一个不可分割的要素,这也是构成……获得一个……自己当家作主领域……需求的基础,这是一个"消极"的领域,在这个领域中,只要与组织良好的社会相符,就没有义务向任何人解释自己的活动。52

归根结底，有观点认为，隐私的概念与人类尊严的概念密切相关。从前，隐私概念通常源于普通法以及对人权与尊严的尊重。最近，有关隐私和保密的规则已编入法律规定。同样，在南非，根据《宪法》，患者的隐私、信息保密以及信息受保护等权利已经被编入例如《国家卫生法》53等成文法。《国家卫生法》第14条规定：

> (1) 包括与其健康状况、治疗或在医疗机构中停留的有关信息在内的所有用户信息，均属保密信息。
>
> (2) 除第15条另有规定外,任何人不得披露第1款所述的任何信息,除非
>
>   (a) 用户以书面形式同意披露该信息；
>
>   (b) 根据法院命令或法律要求披露；或者
>
>   (c) 不披露会对公共健康构成严重威胁。

176

而第15条规定了可以访问健康记录的情况，其中：

52　I. Berlin, 'Two Concepts of Liberty'. In: I. Berlin, Four Essays on Liberty (Oxford: OUP, 1969); S.C. Chima, A Primer on Medical Bioethics and Human Rights for African Scholars (Durban: Chimason Educational Books, 2011) 80.

53　NHA (n 2).

(1) 有权访问用户健康记录的医护工作者或医护人员,在履行其正常职责过程中,为了合法目的且符合用户的利益,可以向任何其他个人、医疗保健服务提供者或医疗机构披露这些个人信息。

　　本条所述的"个人信息",指《信息访问促进法》第1条中定义的个人信息。⑭

关于医护人员访问健康记录的问题,第16条进一步规定:

(1) 医护人员可以为以下目的查阅用户的健康记录:

(a) 在用户的授权下进行治疗;以及

(b) 在用户、有关医疗机构的负责人和相关健康研究伦理委员会的授权下进行学习、教学或研究。

(2) 如果第1款(b)项所述的学习、教学或研究没有反映或获取有关用户身份的信息,则无需获得该款所要求的授权。

此外,《国家卫生法》第17条⑮详细规定了健康记录的保护措施,并就违反规定的处罚进行了说明。具体如下:

(1) 持有用户健康记录的医疗机构负责人必须建立管控措施,以防止未经授权访问记录本身以及保存这些记录的存储设施或系统。

(2) 任何人:

(a) 未能按照第1款规定履行其所负的义务;

(b) 通过添加、删除或更改记录中包含的信息来伪造记录;

(c) 未经授权,创建、更改或销毁记录;

177

---

⑭　Promotion of Access to Information Act (PAIA) 2 of 2000.

⑮　NHA (n 2).

(d) 未能在受到合理要求时创建或更改记录；

(e) 提供虚假信息，意图将其列入记录；

(f) 未获授权，擅自复制记录的全部或部分内容；

(g) 未经授权，将用户的个人可识别要素与任何涉及用户病情、治疗或病史的要素相联系；

(h) 未经授权，对记录或保存记录的系统进行访问，包括截取在个人之间或记录保存系统之间传输的信息；

(i) 未经授权，将保存记录的计算机或其他电子系统的任何部分连接到：

   (i) 任何其他计算机或电子系统；或者

   (ii) 与任何其他计算机或其他电子系统连接或构成其部分的终端或其他装置；

(j) 未经授权修改或损坏：

   (i) 保存用户记录的计算机或其他电子系统操作系统的任何部分；或者

   (ii) 保存用户记录的计算机或其他电子系统上用于记录、存储、检索或显示信息的程序的任何部分。

此外，《国家卫生法》第 17 条规定，任何未能遵守上述规定的个人，一旦被定罪，将因违法行为受到处罚，面临一年以下监禁、单处或并处罚金。[56]

在南非，规范隐私和信息保密的重要法规还包括 2021 年 7 月全面生效的《个人信息保护法》。[57]该法旨在规范"个人信息"的合法处理，其中"个人信息"是指与一个可识别的、健在的自然人相关的信息，以及在适用情况下，与可识别的、存续的法人相关的信息，包括但不限于：

---

[56] NHA (n 2)ss 14—17.

[57] POPIA (n 3).

(a) 有关个人种族、性别、性、怀孕、婚姻状况、国籍、民族或社会出身、肤色、性取向、年龄、身体或心理健康、福祉、残障、宗教、良知、信仰、文化、语言和出生的信息；

(b) 与个人教育、医疗、财务、犯罪或工作经历相关的信息；

(c) 与个人相关的任何识别号码、符号、电子邮件地址、实际地址、电话号码、位置信息、在线标识或其他与个人直接相关联的特定信息；

(d) 个人的生物特征信息；

(e) 个人的个人意见、观点或偏好；

(f) 由个人发送的，默示或明示的具有隐私或保密性质的通信，或者会揭示原始通信内容的后续通信；

(g) 来自其他人对于该个人的观点或意见；以及

(h) 该个人的姓名，如果姓名与有关该个人的其他个人信息一起出现，或者如果该姓名本身就披露了该个人的信息时。

《个人信息保护法》⑱规定了"私人机构"对信息的处理，其中"处理"是指无论是否通过自动方式，任何一项与个人信息相关的操作或活动，或任何一组与个人信息相关的操作，包括：

(a) 收集、接收、记录、组织、汇编、存储、更新或修改、检索、更改、查阅或使用；

(b) 通过传输、分发或以任何其他方式传播；或者

(c) 合并、链接，以及限制、降级、删除或销毁信息。

在《个人信息保护法》中，"私人机构"是指：

(a) 仅以个人身份现在或曾经从事任何贸易、商业或职业的自

---

⑱　Ibid.

然人；

(b) 现在或曾经从事任何贸易、商业或职业的合伙；

(c) 除"公共机构"之外，任何过去或现存的法人。

"公共机构"处理信息行为则受到 2000 年《信息访问促进法》的规范约束。[59]所谓的"公共机构"是指：

(a) 国家或省级政府的任何部门或机构，或地方政府的任何市政当局；或者

(b) 在以下情况下，任何其他公职人员或机构：

    (i) 根据《宪法》[60]或省级宪法行使权力或履行职责的；或者

    (ii) 根据任何立法行使公共权力或履行公共职能的。

《个人信息保护法》[61]进一步规定了由责任方或为责任方合法处理个人信息的条件，包括：

1. "问责制度"，如第 8 条所述；

2. "处理限制"，如第 9 至 12 条所述；

3. "目的说明"，如第 13 和 14 条所述；

4. "信息质量"，如第 16 条所述；

5. "公开性"，如第 17 和 18 条所述；

6. "安全保障"，如第 19 至 22 条所述；以及

7. "数据主体参与"，如第 23 至 25 条所述。

《个人信息保护法》[62]进一步设立了一个"信息监管机构"办公室，

---

[59] PAIA (n 54).

[60] The Constitution (n 1).

[61] POPIA (n 3).

[62] Ibid.

负责监管信息的合法处理，并需要在以下范围内对个人信息的处理提供指导：

    i. 根据第 6 条或第 7 条的规定，不适用本法；或者

    ii. 根据第 37 条或第 38 条的规定，从与此类处理相关的一个或多个条件中豁免；或者

    iii. 根据《个人信息保护法》第 26 条，禁止对数据主体特殊个人信息的处理。

例如，根据第 34 条，禁止处理儿童的个人信息，除非符合以下情况：

    (a) 第 35(1) 条的规定可以适用；或者

    (b) 监管机构已根据第 35(2) 条授权，在这种情况下，根据第 37 条，第 3 章所述的合法处理个人信息的条件已得到遵守。⑥

《个人信息保护法》还要求"责任方"必须采取适当、合理的技术措施和组织机制，以确保其所拥有或控制的个人信息的完整性和保密性，以防止：

    I. 个人信息的丢失、损坏或未经授权的销毁；以及

    II. 非法访问或处理个人信息。

为实施第 1 款的规定，责任方必须采取合理措施，以便：

    III. 识别其所拥有或控制的个人信息所面临的所有可合理预见

180

---

⑥   POPIA (n 3).

的内部和外部风险；

IV. 针对已识别的风险建立和维护适当的保障措施；

V. 定期核查保障措施是否得到有效执行；以及

VI. 确保不断更新保障措施，以应对新的风险或保障措施在实施之中已经出现的缺陷。

责任方必须充分考虑获得普遍认可的信息安全实践和程序，这些实践和程序可能是普遍适用于其业务的，也可能是特定行业或专业法律法规所作的要求。在这种情况下，"责任方"是指单独或与他人一起共同决定个人信息处理目的和手段的公共机构、私人机构或其他任何个人。

根据《个人信息保护法》[64]的规定，所有组织都必须任命一名"信息官员"，其是指：

(a) 根据该法第 1 条或第 17 条规定，公共机构中的信息官员或副信息官员；或者

(b) 私人机构中根据《信息访问促进法》第 1 条规定的私人机构负责人。[65]

信息官员的职责包括：

1. 鼓励机构遵守合法处理个人信息的条款，确保合规性；

2. 处理根据《个人信息保护法》向该机构提出的请求；

3. 在根据第 6 章的规定对该机构进行调查时，配合监管机构工作；

4. 以其他方式确保机构遵守本法的规定；以及

5. 可能规定的其他事项。

181

---

[64] POPIA (n 3).
[65] PAIA (n 54).

信息官员须在责任方已将其在监管机构注册之后，才能根据本法履行其职责。

此外，《个人信息保护法》⑥⑥要求每个公共和私人机构必须按照《信息访问促进法》⑥⑦第 17 条中规定的方式作出规定，并进行必要的变更，以指定：

1. 一定数量的人员，如有，担任副信息官员，以履行本法第 55(1) 条规定的义务和职责；以及
2. 将本法赋予或施加给信息官员的任何权力或义务，赋予该公共或私人机构的副信息官员。

关于从南非传输信息：位于南非境内的责任方不得向第三方传输关于"数据主体"的个人信息，"数据主体"是指个人信息所涉及的人员；除非：

i. 作为信息接收方的第三方受法律、公司规则或协议所约束，这些法律、规则或协议能够提供充分的保护，这些保护包括：

(a) 有效维护信息的合理处理原则，这些原则与自然人和(在适用的情况下)法人数据主体的合法处理个人信息的条件实质上相似；并且

(b) 包括与本条实质相似的条款，这些条款涉及将个人信息从接收者进一步传输给外国的第三方；

(c) 数据主体同意传输；

(d) 数据传输是履行数据主体与责任方之间合同所必需的，或者是为实施应数据主体请求而采取的先合同措施所必需的；

(e) 数据传输对于责任方与第三方之间为了数据主体利益而

---

⑥⑥ POPIA (n 3).
⑥⑦ PAIA (n 54).

签订或履行合同是必需的；或者

(f) 该传输是为了数据主体的利益；并且

(g) 在该数据传输中，无法合理可行地获取数据主体的同意；
并且

(h) 如果能够合理可行地从数据主体处获取同意，数据主体很
有可能会给予同意。

就上述条款的目的而言：

1. "具有约束力的公司规则"是指在一个企业集团内，责任方或
经营者在向同一企业集团内位于国外的责任方或经营者传输
个人信息时须遵守的个人信息处理规则；

2. "企业集团"是指控股企业及受其控制的企业。

最后，《个人信息保护法》[68]第105—107条规定了违法行为和对违
法行为的处罚，而第109条就违法行为的行政罚款进行相应规定。

就处罚而言，第107条规定：任何被判违反本法的个人，在违反以
下规定情况下，应承担责任：

1. 第100、103(1)、104(2)、105(1)、106(1)、106(3)或106(4)条，处以
罚款或不超过十年的监禁，或两者并罚；

2. 第59、101、102、103(2)或104(1)条，处以罚款或不超过十二个
月的监禁，或两者并罚。

南非的其他法规可能有助于规范患者的隐私和信息保密事项，包括
1996年《终止妊娠选择法》，[69]其中有关同意和隐私方面的规定如下：

---

[68]　POPIA (n 3).

[69]　Choice on Termination of Pregnancy Act, 1996.

183

(a) 只有在孕妇知情同意的情况下才可以终止妊娠。

(b) 除任何其他法律或普通法另有规定外，在不违反第4、5款规定的情况下，终止妊娠不需除孕妇同意之外的其他任何同意。

(c) 对于未成年孕妇，医务人员或已完成规定培训课程的注册助产士应视情况建议该未成年人在终止妊娠前与其父母、监护人、家庭成员或朋友协商：如果未成年人选择不与他们协商，则不能以此为由拒绝未成年人终止妊娠。

必须注意的是，根据《终止妊娠选择法》，⑦ "妇女"指的是任何年龄的女性。

同样，经修订的 2005 年《儿童法》⑦保护儿童的隐私，本章最后几节将详细介绍。

（一）南非有关隐私保护和信息保密的国际法律文件

有观点认为，对于患者的隐私保护是国际法上一个被广泛承认的原则。⑦适用于南非的相关国际法包括《世界人权宣言》⑦《公民权利和政治权利国际公约》⑦《非洲人权和民族权宪章》⑦《联合国移民工人公约》⑦《联合国儿童权利公约》⑦和《联合国消除对妇女一切形式歧视公约》⑦等。有观点认为，各种国际文件中对数据保护的表述只是程度上的差异，但通常要求所有个人信息必须：

184

---

⑦　Ibid.
⑦　Children's Act 38 of 2005.
⑦　Carstens and Pearmain (n 47).
⑦　Universal Declaration of Human Rights (United Nations, 1948).
⑦　United Nations *International Covenant Civil and Political Rights* (United Nations, 1966).
⑦　African Charter on Human and Peoples Rights, 1981 年 6 月 27 日于内罗毕通过，1986 年 10 月 21 日生效；Chima (n 4)。
⑦　The United Nations Convention on Migrant Workers (United Nations, 1990).
⑦　United Nations *Convention on the Rights of the Child* (United Nations, 1989).
⑦　UN Convention on the Elimination of All Forms of Discrimination Against Women (CEDAW) (United Nations 1979)；S.C. Chima, 'Legal and Cross-Cultural Issues Regarding the Late Termination of Pregnancy：African Perspectives'. In：Marta Soniewicka (ed.), *The Ethics of Reproductive Genetics-Between Utility, Principles, and Virtues* (New York：Springer Nature, 2018) 241—257.

i. 公正和合法地获得；

ii. 仅用于最初指定的目的；

iii. 对于实现目的而言是充分、相关且不过分的；

iv. 准确且及时更新；以及

v. 在目的实现后必须销毁。⑦⑨

其他保护患者保密信息的相关国际文件包括世界医学协会的《赫尔辛基宣言》⑧⑩和《医学伦理规则》，⑧①其中规定"医生应对他所知有关患者的一切信息绝对保密，即使在患者去世后也是如此"。世界医学协会的《患者权利宣言》⑧②总结了本章第一部分中详细介绍的患者信息保密的基本要素。⑧③

（二）南非卫生职业委员会信息保密守则

南非卫生职业委员会在其伦理规则的第 13 条中规定，医疗保健从业者只能根据以下条件披露有关患者的信息：⑧④

i. 根据法律规定；

ii. 根据法院的指示；

iii. 符合公众利益；

iv. 在患者明示同意的情况下；或者

v. 经 12 岁以下未成年人的父母或监护人的书面同意；

vi. 在患者去世的情况下，获得逝者亲属或遗产执行人的书面同意。⑧⑤

---

⑦⑨ Carstens and Pearmain (n 47).

⑧⑩ World Medical Association Declaration of Helsinki-Ethical principles for medical research involving human subjects (Adopted by the 18th WMA General Assembly Helsinki Finland June 1964 as amended by the 64th WMA General Assembly Fortaleza Brazil 2013).

⑧① World Medical Association (WMA), Manual on Ethics (3rd edn) (Ferney-Voltaire: WMA, 2015).

⑧② WMA Declaration of Lisbon (n 5).

⑧③ Ibid; WMA Manual on Ethics (n 81).

⑧④ HPCSA (nn 22 and 30).

⑧⑤ Ibid.

185　　　此外，符合公共利益的披露包括但不限于以下情况：患者或其他个人可能因与风险相关的接触或暴露而受到伤害。[86]

　　此外，南非卫生职业委员会的守则规定，当医疗从业者被要求提供有关患者的信息时，他们必须：

(a) 尽可能地征求患者对披露信息的同意。还要考虑是否能从披露的信息中识别出患者。还要确保向患者提供全面的信息，特别是有关为医疗保险目的进行 ICD-10 编码的信息，以防泄密。[87]

(b) 在不可识别身份的数据足以达到所需目的时，对数据进行匿名处理。

(c) 将信息披露保持在达到预期目的所需的最低限度。[88]

　　此外，医疗保健从业者必须时刻准备按照伦理规则来证明其决定的合理性。[89]

四、受保密义务约束的人员

　　南非《国家卫生法》[90]涵盖所有医护人员，包括所有在专业机构(如南非卫生职业委员会)注册的医疗保健从业者，例如医生、心理学家、医学实验室科学家、实习生等。[91]还包括那些在南非护理委员会(South

[86] HPCSA (n 84).
[87] National Department of Health, South Africa (n 36).
[88] HPCSA Guidelines (n 30).
[89] Ibid.
[90] NHA (n 2).
[91] 在南非，医疗保健业人员必须在南非卫生职业委员会注册，才能从事其职业。此处列出了经南非卫生职业委员会注册或可注册的专业人员和专业委员会名单：https://www.hpcsa.co.za/?contentId=0&menuSubId=5&actionName=Core%20Operations(最后访问日期：2022 年 2 月 28 日)。

African Nursing Council)⑨²和南非药学委员会(South African Pharmacy
Council)⑨³注册的人员。法律规定，所有医护人员有责任确保在任何时候
都对患者的相关信息保密。

　　该法还规定，医疗机构有责任对其患者的个人信息负责，医疗机构
必须确保这些信息在任何时候都得到有效保护，以防止不当披露。这也
意味着如文员、前台接待员等医疗机构的员工在处理个人信息时必须接
受保密培训，尊重患者的信息保密权。

　　《国家卫生法》⑨⁴规定，除非患者同意或医疗保健从业者能够证明信
息披露的合理性，否则不能将这些信息提供给其他人。医疗保健从业者有
责任确保文员、前台接待员和其他员工在履行职责时尊重信息保密权。⑨⁵

　　关于《个人信息保护法》，⑨⁶所有责任方也必须对受该法保护的个人
信息保密。其中，"责任方"是指以单独或与他人合作的方式，决定处
理个人信息的目的和方式的公共或私人机构，或任何其他个人。

　　在这种情况下，"私人机构"的定义是：

　　　　(a) 仅以个人身份现在或曾经从事任何贸易、商业或职业的自
　　　　　　然人；
　　　　(b) 现在或曾经从事任何贸易、商业或职业的合伙；
　　　　(c) 任何过去或现存的法人，但不包括公共机构。

　　而"公共机构"的定义是：

　　　　(a) 国家或省级政府的任何部门或行政机构，或地方政府的任何

──────────

　　⑨²　此处列出了在护理委员会注册或可注册的护士、助产士和医疗保健专业人员的类
别：https://www.sanc.co.za/wp-content/uploads/2020/06/SANC-Revised-guidelines-Foreign-Regi-
stration-2016-05-15.pdf(最后访问日期：2022年2月28日)。
　　⑨³　此处列出了所有在南非药学委员会注册或可注册的人员：https://www.
pharmcouncil.co.za/registered-persons(最后访问日期：2022年2月28日)。
　　⑨⁴　NHA (n 2).
　　⑨⁵　HPCSA (n 84).
　　⑨⁶　POPIA (n 3).

市政当局；或者

  (b) 在以下情况下，任何其他公职人员或机构：

    (i) 根据《宪法》或省级宪法行使权力或履行职责的；或者

187   (ii) 根据任何立法行使公共权力或履行公共职能的。[97]

五、 信息保密的法定义务

有人建议，信息保密义务不仅意味着对于不泄露保密信息的承诺，还意味着需要确保所有包含患者信息的记录的安全性。[98]可能会有观点认为，由于与个人健康相关的信息可能非常的敏感与个人化，并且足以影响个人隐私和人类尊严(拉丁语：dignitas)，[99]这类信息是具有高度保密性的，不论在南非还是在国际上均受到成文法和普通法的保护。

（一）信息保密义务包含哪些内容？

保密义务一方面禁止医生或其他医疗保健专业人员向其他利益相关方披露有关患者的信息，另一方面则鼓励他们采取必要的预防措施来保护这些信息，以此确保对于信息的访问以事先获得的授权为前提。然而，医疗实践的具体场景可能会限制医生或医疗保健从业者履行患者信息保密义务。

在照顾患者的过程当中，医疗保健从业者通常需要与其他医护人员分享有关患者的信息，这对于患者的治疗至关重要，或构成教学医院教学和学习过程的一个不可分割的部分。因此，在专业环境中，只要采取预防措施限制他人听到或看到保密信息，信息披露就可能是合理的。然而，现代生物技术，如计算机化的病历记录和 DNA 分析，可能会给患

---

[97] Ibid.

[98] J-P Rudd, 'Disclosure of Medical confidential information', https：//www.golegal.co. za/medical-confidential-information/# :～：text＝Common% 20law% 20protection,-The% 20common% 20law&text＝The% 20obligation% 20of% 20confidentiality% 20goes, patient% 20information% 20are % 20kept% 20securely(last accused February 28, 2022).

[99] Carstens and Pearmain (n 47)；Saner (n 9)；Rudd (n 98)；Chima (n 26).

者的信息保密权和隐私权带来新的、独特的挑战。因此，医疗保健专业人员及其员工或助手应当遵循既定的计算机访问和计算机安全程序，将此作为保护患者信息的额外措施。[100]

188

(二) 信息保密的目的

医学中，信息保密主要服务于两个目的：

(a) 尊重患者的"隐私"，确保他们不会感到羞耻或脆弱；以及

(b) 为医生或其他医疗保健专业人员与患者之间的真诚沟通创造环境。

患者有权期待他们所讨论的私密的、个人的信息将受到保密。违反上述信息保密义务可能会引发根据宪法和其他法律规定[101]提起的有关侵犯隐私或诽谤的法律诉讼，正如 van Vuuren v Kruger 案[102]所示的那样。

有人主张，普通法上的隐私权可以阻止公开披露私人信息的行为。此外，侵犯隐私权的行为构成普通法上的侵权行为或不法行为。根据普通法，隐私权受到侵害的受害方有权对非法侵扰私人事务、泄露私人信息、发布虚假信息或未经授权使用其姓名或肖像以获取个人利益的个人或机构提起诉讼。[103]

对于许多人来说，当谈及隐私问题时，医疗保健领域可谓最为敏感的领域之一。因此，在医疗保健的场景中，对个人进行的体检通常被视为是对隐私的侵犯。只有在个人为了医疗检查的目的，通过提供知情同意或放弃权利声明的方式主动放弃其隐私权时，上述检查才得以合法进行。[104]

根据南非法律，例如《国家卫生法》第 14(1) 条规定，[105]所有关于医疗保健用户的个人信息，包括与其健康状况、治疗或在医疗机构之中产

---

[100] Chima (n 26).
[101] The Constitution (n 1).
[102] van Vuuren v Kruger (n 7).
[103] Rudd (n 98).
[104] Chima (nn 14, 15 and 21).
[105] NHA (n 2).

生的有关信息，都是保密的。

《国家卫生法》第 14(2)条进一步规定，不得披露上述信息，除非存在以下情况：

(a) 用户书面同意披露该信息；

(b) 根据法院命令或法律的要求进行披露；或者

(c) 不披露该信息会对公共健康构成严重威胁。[106]

189　　依据普通法，医疗从业者和其他医疗保健专业人员负有保守职业秘密的义务，除非存在以下情况：

(a) 法庭要求医生或医疗保健专业人员披露相关信息；

(b) 议会的法案或其他相关法律要求医生或医疗保健专业人员披露相关信息；

(c) 医生或医疗保健专业人员在道德上或法律上负有向有对应接收该等信息义务的个人或机构披露信息的义务；或者

(d) 患者或医疗保健服务用户书面同意披露相关信息。

（三）涉及身体伤害或疾病 vs.心理健康案件中的信息保密

有观点认为，身体疾病方面所需的医患保密特权往往不及精神科医生或心理治疗师与患者关系之中所需的医患保密特权。在某些情况下，患者可能希望保守身体疾病的秘密，例如当患者被诊断出患有传染病或性传播疾病(STD)时，披露这些信息通常是基于压倒性的公共安全利益的考量。在这些情况下，特权交流立足于以下四个方面：

(a) 该交流在保密情况下发起，并且交流不会被公开；

---

[106]　Ibid.

(b) 信息保密是双方关系中不可或缺的要素；

(c) 这种关系必须是公认应当大力促进的；以及

(d) 信息交流的公开对于双方关系造成的损害必须大于妥善处理诉讼所能获得的利益[107](Sulman v Hansa 案[108])。

有报告指出，超过 90% 与身体伤害相关的医患关系诉讼涉及：

190

(a) 有关人寿保险的诉讼，其中已故患者对其健康状况做出了误导性的陈述；

(b) 患者的伤情程度成为因身体伤害而提起的损害赔偿诉讼中的争议焦点。[109]

在涉及人寿保险和身体伤害的案件中，由于医疗证据对于揭露事实而言至关重要，患者通常没有必要隐瞒相关信息。在这些案件中，当患者将自己的身体状况作为争议点时，他们通常被视为已经放弃了保密特权。不过，对于特别令人尴尬的疾病(例如，性传播疾病)的披露并不总是出于公共安全的考虑，但是为了维护司法公正的目的，这样的披露可能仍然是可取的，正如 Parkes v Parkes 案[110]所示。以下是该案件的事实和裁决概况：

案件事实：一位医生被问及他是否对被告进行了性病检查。在本案中，医生坚称这种交流是受到医患保密特权保护的。本案中，一位妻子以丈夫通奸为由将其诉至法院，并试图从丈夫的医生那里获取证据，以证明丈夫所患的性传播疾病并非由她传染。

---

[107]　S.C. Chima, Lecture Notes in Medical Law, Ethics and Human Rights (Programme of Bio & Research Ethics and Medical Law) (College of Health Sciences, University of KwaZulu-Natal, 2009)；D. McQuoid-Mason, Forensic Medicine：Medical Law and Ethics (School of Law, University of KwaZulu-Natal, 2006)；Chima (n 26).

[108]　Sulman v Hansa [1971] 4 SA (D).

[109]　McQuoid-Mason (n 107).

[110]　Parkes v Parkes [1916] CPD 702, 281.

判决:本案中,法院命令医生回答这个问题。注意:必须指出,该案来自南非法院的一个古老的普通法案例,根据当前的法律,丈夫和妻子被视为独立的实体或"私人主体"。因此,根据当前南非就信息保密权以及宪法权利所作的规定,该案中确立的规则可能不再适用。

(四)心理健康护理中的信息保密

有观点认为,相较于那些因众多例外条款和法律要求而逐渐削弱的身体伤害和疾病治疗领域的医患保密特权,法院更倾向于维护理疗医生或心理治疗师与患者间的保密特权。正如 Zeffert 案[11]所示,这可能是因为保密特权在心理治疗实践之中以及精神科医生与患者的关系中扮演着不可或缺的角色。心理治疗师与患者之间所需的信任与保密关系,使其在一定程度上与常规的医患关系有所区别。例如,许多身体疾病可能由患者不完全信任的医疗保健从业者进行治疗,且这样的治疗同样有效,但精神科医生或心理治疗师则需要患者完全的信任和信赖,否则可能无法成功地帮助患者(正如美国 Taylor v US 案[12]和 Tarasoff 案[13]所示)。

这些差异基于如下原因:

(a) 正如 Tarasoff 案[14]中所示,患者被要求在心理治疗过程中透露他们最深层次的情感、未实现的愿望、挫折、内疚感或者是幻想。

(b) 患者对于上述事实的披露需要摆脱有意无意地自我审查,如果患者担心信息被公开,心理治疗就很难成功。

(c) 患者往往因为需要倾诉一些他们感到必须清除但又不便向他人透露的秘密,而被迫去看精神科医生。

(d) 经历婚姻问题的患者在谈论不忠、性行为异常或性能力不足

---

⑪ Zeffert 1947 SALJ 435; McQuoid-Mason (n 107).

⑫ Taylor v United States 495 U.S. 575 (1990).

⑬ Tarasoff v Regents of the University of California [1976] Cal 425; Chima (n 107); McQuoid-Mason (n 107).

⑭ Tarasoff (Ibid).

时,通常不太愿意畅所欲言。⑪

有观点认为, 南非法院并不认可绝对的证人保密特权, 而是认为是否允许证人拒绝作证应当通过自由裁量的方式来决定, 这种做法与 1967年英国法律改革委员会提出的建议相似。⑯正如 S v Forbes 案⑰所示, 在涉及刑事问题之时尤其如此。以下是该案的总结:

案件事实:一项全科研究正在对被告在心理健康机构中所表现出的心理状况进行评估。在这一评估过程中,被告向精神科医生发表了一些与其之前在法庭上向地方法官陈述的内容不一致的言论。检方希望将被告向精神科医生所发表的言论作为证据提交。

判决:法院指出,由于检方希望引入的证据(这些证据并未阐明被告在被控进行犯罪活动时的心理状态)旨在确立与犯罪相关的某些事实,因此应拒绝检方的这一申请。有观点认为,申请被拒绝的两个原因如下:

192

i.《心理健康法》⑱所作的规定旨在获取与被告心理状态相关的专家证据,而不是为了揭露本来应该由警方进行调查的证据。

ii. 如果被送往心理健康机构接受观察的个人担心其向精神科医生透露的信息可能在法庭上被用作对其不利的证据,此类担忧就可能对司法公正产生不利影响。

有观点认为, 在民事诉讼程序中, 法院应当享有自由裁量权, 以决定是否接受精神科医生与其患者之间的交流内容作为证据。⑲然而, 这

---

⑪ McQuoid-Mason (n 107).
⑯ Ibid.
⑰ S v Forbes 1970 2 SA 594 (C).
⑱ Mental Health Act 18 of 1973; Mental Healthcare Act 17 of 2002.
⑲ McQuoid-Mason (n 107).

一观点在 Botha v Botha 案⑳中受到了质疑。Botha 案是一起监护权纠纷案件，该案中一方配偶试图引入为另一方配偶进行过治疗的精神科医生的证词作为证据。法官对于其是否享有排除该证据的自由裁量权存在疑虑。然而，如果他确实享有这样的自由裁量权，在他看来，基于孩子的最佳利益——孩子是争议的核心——以及为了实现司法公正，应当允许引入这份证据。因此，可以根据上述判决得出以下结论：

    i. 在监护权争议中，涉及任一配偶心理健康的证据可能对孩子的福祉起到关键作用。

    ii. 法院作为所有未成年人的最高监护者，孩子的福祉(而非父母的利益)应当始终放在首位。

    iii. 然而，法院可能也意识到，如果患者担心他们的精神科医生或心理治疗师存在泄密可能，心理健康治疗的效果可能会大打折扣。

因此，在精神科证据对司法公正至关重要的情况下，不应将其排除，尤其是在以下情形中：

    (a) 在心理健康机构对患者进行收治的过程中；

    (b) 当患者将其心理状态作为权利主张或抗辩主张的一部分而提出时；

    (c) 当被告被送往法医机构进行医学观察时；

    (d) 需要确定立遗嘱人的认知能力时；以及

    (e) 如 Sanders 案所示，在子女监护权诉讼中。㉑

（五）违反保密义务的救济与抗辩

有观点认为，在南非法律中，当对他人的损害表现为违反保密义务

---

⑳   *Botha v Botha* 1972(2) SA 559.
㉑   McQuoid-Mason (n 107)；Chima (n 107)；Sanders 1979 NULR 322.

或诽谤等人格损害时，适当的补救措施应基于 actio iniuriarum(一种针对损害个人尊严或名誉的行为提起的法律诉讼)，因为 actio iniuriarum 旨在保护包含隐私权或信息保密权在内的个人尊严(dignitas)。[122]在医疗实践中，对于个人隐私权的侵犯通过以下两种途径之一进行：

(i) 对他人个人隐私的非法侵入；或
(ii) 违法公开有关他人的私人事实。[123]

正如 van Vuuren v Kruger 案[124]和 National Coalition of Gay and Lesbian Equality v Minister of Justice 案[125]所示，有观点认为，作为一般规则，无论对案件的举证责任做何种安排，根据 actio iniuriarum 提起诉讼的原告必须主张并证明 animus inuriandi(被告故意伤害他人名誉或尊严的意图)。有观点认为，在实际操作中，为了确定表面上看似侵犯隐私权或违反保密义务的案件是否具有合法正当性，应当依据在诽谤相关法律中所确立的正当理由来进行评估。[126]

(六) 违反保密义务的抗辩

当医疗保健从业者被指控侵犯了患者的信息保密权或者隐私权时，就可能需要对侵犯隐私、诽谤或甚至是违反合同的行为负责。[127]

(七) 被控此类侵权行为的从业者可能拥有的多项抗辩理由

I. 法庭命令　　　　　　　　　　　　　　　　　　　　　194
　　i. 如 Parkes v Parkes 案和 Botha v Botha 案[128]所示。
II. 法律规定(议会法案)，例如：

---

[122]　Saner (n 9)；Carstens and Pearmain (n 47).

[123]　Saner (n 9)；Rudd (n 98).

[124]　van Vuuren v Kruger (n 7).

[125]　National Coalition of Gay and Lesbian Equality v Minister of Justice (n 50).

[126]　Saner (n 9)；Carstens and Pearmain (n 47)；Rudd (n 98).

[127]　Chima (n 107)；McQuoid-Mason (n 107)，Rudd (n 98)；Saner (n 9)，Carstens and Pearmain (n 47).

[128]　Parkes v Parkes 1916 CPD 702. 281；Botha v Botha 1972(2) SA 559.

i. 2005 年《儿童法》[129]第 100 条(在报告或披露虐童事件时);

ii. 2002 年《心理健康保护法》[130](在根据第 13 条报告或披露可能对他人构成危险的精神疾病患者的身份时,或者根据第 11 条报告接受心理健康治疗的用户的虐待行为时);或

iii. 1977 年《卫生法》第 47 条[131]或 2002 年《灾害管理法》[132](在报告应当通报的疾病时)。

(八) 同意披露或放弃保密权

(a) 当患者同意披露其医疗信息时,根据同意者不受伤害(*volenti non fit injuria*)原则,患者通常无法提起侵权诉讼。[133]

(b) 然而,这种同意必须明确针对特定的披露事项,这要求在同意或达成协议之前,必须对披露事项形成全面的认识和理解。换言之,同意必须是在充分了解情况的基础上做出的。[134]

(c) 违背公共政策(善良风俗,boni mores)[135]的同意,或者是通过胁迫或某种强迫手段获得的同意,也即违背患者的自由意志或有损同意的自愿性质而获得的同意,不大可能成为侵犯隐私指控的有效抗辩。[136]

(d) 因此,基于同意的抗辩只有在看似违法的行为处于同意披露事项的范围之内时方可成立。

195　　此外,要使同意作为抗辩理由,除满足其他条件外,还须满足如下

---

[129] Children's Act 38 of 2005 (n 17).
[130] Mental Health Care Act No. 17 of 2002.
[131] Health Act No. 63 of 1977.
[132] Disaster Management Act No. 57 of 2002; Chima (n 18).
[133] Chima (nn 14, 15, 21 and 107); McQuoid-Mason (n 107).
[134] Chima (n 14).
[135] Chima (n 21).
[136] Chima (n 14 and 21).

条件：

> i. 同意方"必须已经知道并注意到伤害或风险的性质和程度"；
>
> ii. 同意方"必须理解伤害或风险的性质和程度"；
>
> iii. 同意方"必须同意承受伤害或承担风险"；
>
> iv. 同意"必须是全面的"，即扩展到整个交易，包括其后果。⑬

需要注意的是，尽管上述原则适用于侵犯患者身体完整性和福祉的场景中，但这些原则也同样可以适用于同意披露信息违反事先同意的情况。⑬

六、 数据保护法

（一）访问医疗记录

在南非的法律框架下，诸如医生、医疗中心、社区卫生诊所和医院等医疗保健从业者对他们持有的患者记录享有所有权。然而，这种所有权仅是托管性质的，因为他们使用这些记录的权利受到保密规则的约束，并且必须遵守如《个人信息保护法》⑬和《信息访问促进法》⑭等相关法律的规定。

《宪法》⑭规定，每个人都享有访问国家所保管以及私人机构(如私立医院或医疗提供者)所持有的信息的权利。患者或医疗保健用户在需要使用该等信息来行使或维护《宪法》第32(1)条⑭赋予的权利时，可以

---

⑬ *Castell v DeGreef* 1994 (4) SA 408 (C)；Chima (n 14).
⑬ Chima (n 14, 21 and 107)；McQuoid-Mason (n 107).
⑬ POPIA (n 3).
⑭ PAIA (n 54).
⑭ The Constitution (n 1).
⑭ Ibid.

根据《信息访问促进法》^⑭的规定获得对该等信息的访问权。除了医疗保健从业者外，其他个人同样有权查阅患者的医疗记录，并且他们可能也会遇到需要不时访问患者保密信息的情况。问题是，这些个人是否有道德上的义务，去遵循与在相同机构工作或在诸如南非卫生职业委员会等设有伦理规则的专业机构注册的医疗专业人员相同的患者保密规则。^⑭这种情况可能会带来道德上的困境，因为尽管这些医疗工作者与患者的亲密程度可能不及那些直接提供医疗服务的专业人员，他们依然能够访问健康记录，因而存在泄露患者保密信息的风险。尽管存在上述情况，根据《国家卫生法》,^⑭所有医疗提供者都有义务确保医疗记录的信息保密。义务的履行不仅要求医疗保健专业人员遵守伦理规则，也有赖于对于其他医疗工作者的培训。

根据南非法院的判决，像南非卫生职业委员会和南非护理委员会这样的类似专业机构不属于国家机关。患者只有权访问那些由委员会代表公共医院保管的、为查询目的而移交给他们的医疗记录部分。在这种情况下，患者应当直接向公立医院索取医疗记录中未由委员会保管的部分，这一做法在 Korf v HPCSA 案^⑭中有所体现。

《信息访问促进法》^⑭要求公共和私人机构任命信息官员，来负责以合理的费用向公众提供信息访问服务。^⑭类似地，《个人信息保护法》也要求这些机构设立正副职信息官员，以协助维护个人信息的安全。^⑭

根据《信息访问促进法》第 30 条的规定，患者有权获取自己的医疗记录。然而，如果这样的信息访问可能严重损害患者的身心健康，则此时可以拒绝患者的访问请求。^⑮

⑭　PAIA (n 54).
⑭　HPCSA (nn 22 and 30).
⑭　NHA (n 2).
⑭　*Korf v Health Professions Council of SA* 2000 1171 (T).
⑭　PAIA (n 54).
⑭　Ibid.
⑭　POPIA (n 3).
⑮　PAIA (n 54) s 30.

另外，根据《国家卫生法》第 15 条，[151]拥有医疗保健用户健康记录访问权限的医护人员可以在正常履职过程中和职责范围内，在出于医疗保健用户利益且具有合法目的的前提下，向其他个人、医护人员或医疗机构披露用户健康记录中的个人信息。《国家卫生法》第 16 条[152]则允许医护人员出于以下目的查阅用户的健康记录：

i. 在用户同意的情况下进行治疗；以及

ii. 在用户和相关医疗机构负责人同意的情况下，用于学习、教学或研究目的。在这种情况下，不需要另外获取上述用户授权。

然而，持有医疗保健用户健康记录的医疗机构的负责人必须采取控制措施，防止这些记录及其存储设施的在未经授权的情况下被访问。

此外，根据《信息访问促进法》，[153]下列情况中，访问公共或私人机构所持有信息的请求将遭到拒绝：

(a) 为了刑事或民事诉讼的目的而请求访问记录；

(b) 在刑事或民事诉讼开始后请求访问这些记录；

(c) 任何其他法律规定了为了(a)段所述目的的提供或访问该记录的情形。[154]

《信息访问促进法》在第 7(1)条中规定，任何以违反该款规定的方式而获得的记录，在民事或刑事诉讼中不可作为证据使用，除非在法院看来，将这些记录排除在证据之外将对司法公正造成不利的影响。[155]有观点

197

---

[151]　NHA (n 2) s 15.
[152]　NHA (n 2) s 16.
[153]　PAIA (n 54).
[154]　PAIA (n 55)；Saner (n 9).
[155]　PAIA (n 54) s 7.

认为，根据 *Unitas Hospital vs Van Wyk* 案[156]的判决，法院并不允许在民事案件启动前，基于《信息访问促进法》而采取的"钓鱼式调查"(fishing expeditions)的做法。[157]

（二）关于人类遗传数据、人体组织和 DNA 的信息保密

由于基因在决定人类身份方面起着至关重要的作用，因而涉及基因转移的程序很容易引发争议。基因转移所涉的风险与利益的平衡，公平获取基因转移资源，基因转移干预措施的成本，以及这些程序对人类进化的影响，都是需要深入探讨和审慎回答的复杂问题。包括 DNA 在内的人类遗传数据，对于推动科学、医学以及非医疗和法律相关领域的发展具有关键性作用。然而，这些数据的收集、处理、使用和存储过程也可能给作为数据主体的人类带来潜在的风险。[158]

由于人类遗传数据极为敏感，不应忽视因不当处理个人医疗数据而可能引发的问题。如果对个人医疗数据使用不当，可能会导致人权、基本自由和尊严受到侵犯。我们必须谨慎行事，以防止因将数据与特定个人或群体关联而导致的污名化、歧视[159]和其他形式的不公正现象。需要特别注意的是，在职业关系中收集人体组织样本或相关信息时，必须严格遵守职业保密原则。样本的识别应当限制在实现研究目标所需的最低程度。此外，由于这些样本可能产生与样本提供者的健康和福祉相关的信息，伦理委员会可能对去识别化程序的提供提出要求，以确保参与者的隐私权和信息保密权得到适当的保护。[160]

在南非的 *S v Orrie* 案[161]中，法院判决，为 DNA 归档之目的而进行的 DNA 分析是被允许的。在该案中，尽管警方采集血液进行 DNA 测试的行

---

[156]　*Unitas Hospital v Van Wyk* [2006] 4 ALL SA 231 (SCA).

[157]　Saner (n 9).

[158]　S.C. Chima and F. Mamdoo, 'Ethical and Regulatory Issues Surrounding Umbilical Cord Blood Banking in South Africa' (2011) SAJBL 4 (2)：79—84；Chima (n 26).

[159]　T.O. Famoroti, L. Fernandes, and S.C. Chima, 'Stigmatization of people living with HIV/AIDS by healthcare workers at a tertiary hospital in KwaZulu-Natal, South Africa：A cross-sectional descriptive study' (2013) BMC Med Ethics 14(Suppl 1)：S6.

[160]　Chima (n 107)；McQuoid-Mason (n 107)；Chima (n 26).

[161]　S v Orrie 2004 (3) SA 584 (C)；Saner (n 9)；Carstens and Pearmain (n 47).

为侵犯了受试者或嫌疑人的隐私权和身体完整权，但法院还是允许了这一做法，因为警方正在调查一起双重谋杀案。在法院看来，隐私权并非绝对不可侵犯，其引用了 M v R 案[162]的判决，审理该案的法院指出，高等法院有权命令未成年人和成年人在违背自身意愿的情况下接受血液检测。因此，审理 Orrie 案的法院进一步指出，未经个人同意采集血液的做法确实侵犯了个人的身体完整权，但根据《宪法》第 36(1)条所规定的限制条款，[163]可以通过如《刑事诉讼法》[164]等具有普遍适用性的法律对这些权利加以限制。法院认为，在这种情况下，个人权利应当让位于公共利益。考虑到《宪法》第 36(1)条所列的因素，[165]这种限制在开放的民主社会中是必要且合理的，因为它根植于人的尊严、平等和自由之上。换言之，为了刑事侦查和查明重大犯罪案件的目的，采集血液样本进行 DNA 测试是合理和必要的。这样做不仅可以确保司法公正得以实现，同时也能够在追求司法公正与保护个人隐私和尊严之间找到恰当的平衡。[166]

在 *Minister of Safety and Security v Gaqa* 案[167]中，南非的一家法院裁定，在针对被告提起的刑事诉讼之中，可以将从被告腿部取出的子弹作为证据使用。尽管法院承认这一行为侵犯了被告的身体完整权，但根据《宪法》[168]授权，可以通过如《刑事诉讼法》[169]这样的具有普遍适用性的法律，对被告的身体完整权设定限制。在平衡司法公正与个人权利的基础上，德赛(Desai)法官允许警方进行外科手术，从被告体内取出子弹，以便在刑事诉讼中将其作为证据使用。[170]

(三) 信息保密与一般患者数据

需要注意的是，维护患者的信息保密与信息安全是法定的义务。知

[162]　M v R 1989 (1) SA 416 (O).

[163]　The Constitution (n 1) s 36.

[164]　Criminal Procedure Act 51 of 1977.

[165]　The Constitution (n 1).

[166]　Saner (n 9)；Carstens and Pearmain (n 47).

[167]　Minister of Safety and Security v Gaqa 2002 (1) SACR 654 (C)；Chima (n 21)；Carstens and Pearmain (n 166).

[168]　Criminal Procedure Act (n 164).

[169]　The Constitution (n 1) s 36.

[170]　Carstens and Pearmain (n 166)；Chima (n 21).

情同意意味着需要指明披露或不披露的目的、可能的接收者以及可能的后果。^⑰为了维持医疗护理的连续性，可能需要在医疗服务团队成员之间共享有关诊断和治疗程序的信息。南非国家卫生信息系统(National Health Information System of South Africa)设立了数据保护程序，这些程序在 ICD-10 诊断编码中得到了体现。^⑫

1. ICD-10(国际疾病分类第 10 版)是一套由世界卫生组织拥有并维护的诊断编码标准。

2. 南非国家卫生信息系统采纳了这一编码标准，该编码构成南非卫生部(National Department of Health)健康信息战略的一部分。

3. 目前，这一标准是公共和私人医疗保健部门在疾病编码方面的首选诊断编码标准。

4.《医疗计划法》第 5(f)条^⑬规定了医护人员提交索赔的方式，并要求所有索赔必须包含"与卫生服务相关的 …… 相关诊断 …… 编码 …… "^⑭

(四) 信息保密与实验室记录

实验室科学家或病理学家可以通过以下方式去除信息的身份标识：

(a) 提供统计分析，证明所提供的信息无法被用于识别特定个人；

(b) 移除所有可识别个人身份的信息，例如姓名、地址、社会安全号码、邮政编码、健康计划会员编号等。例如，通过使用通用性描述(如"一位 35 岁的黑人男性")来标记样本，确保样本不包含可识别个人信息；

---

⑰ Chima (nn 14 and 21).
⑫ Technical User Guide compiled by the Ministerial ICD-10 Task Team (n 36).
⑬ Medical Schemes Act 131 of 1998.
⑭ Technical User Guide (n 36).

(c) 使用任意编码并隐藏编码密钥，以防止第三方识别患者。

七、信息保密的例外

有关信息保密权和隐私权的主要例外情况在上述章节中已有详细说明，包括：

I. 法院命令；

II. 法律条款或议会法案的规定；

III. 患者同意或放弃权利；

IV. 治疗特权。这一例外可通过南非 VRM v HPCSA 案[175]予以说明。该案中，一位医生出于对孕妇的脆弱性、心理健康以及其未出生孩子的福祉的考虑，决定不告知孕妇其 HIV 检测呈阳性的结果。医生是根据治疗特权原则作出这一决定的，南非卫生职业委员会纪律委员会也支持了这一决定。[176]然而，将治疗特权作为不告知诊断结果的例外情况是具有争议的。有观点认为，这一原则应当在极为特定的情况下才适用，并且需要严格按照奇马在 2009 年讨论的标准来谨慎使用。[177]

201

V. 紧急情况、必要性以及出于公共政策或利益的考虑(防止对他人造成伤害)。[178]

VI. 机构审查委员会或研究伦理委员会所提供的授权或免责，适用于如下情形：进行古代 DNA 分析，或在无法联系到患者及其直系亲属的情况下，或是为了执行风险最小化的研究，[179]

---

[175]　VRM v HPCSA [2003] JOL 11944 (T).

[176]　Carstens and Pearmain (n 166).

[177]　Chima (n 31).

[178]　Carstens and Pearmain (n 47)；Chima (nn 18 and 107).

[179]　S.C. Chima, C.F. Ryschkewitsch, K.J. Fan, and G.L. Stoner, 'Polyomavirus JC genotypes in an urban US population reflect the history of African origin and genetic admixture in modern African Americans' (2000) Hum Biol 72 (5)：837—850.

以及审计或教育目的,或当隐私保护达到一定标准时。[180]

VII. 如 S v Orrie 案[181]与 Minister of Safety and Security v Gaqa 案[182] 这样的警方调查或刑事诉讼中。

VIII. 在南非,《个人信息保护法》[183]同样排除了如下类型的信息:

本法不适用于以下情形的个人信息处理:

1. 在纯属个人或家庭活动过程中产生的信息;

2. 已经被去标识化到无法重新识别程度的信息;

3. 代表公共机构,或者以公共机构的名义进行的——

(a) 涉及国家安全的活动,包括旨在协助识别资助恐怖 活动及相关活动,以及国防或公共安全活动;或者

(b) 在立法中已为保护此类个人信息建立了充分的保 障措施的情况下,以预防和侦查为目的,包括协助 识别非法活动的收益和打击洗钱活动,调查或证 明犯罪、起诉犯罪者、执行判决或采取安全措施;

(c) 由内阁及其委员会或省级行政委员会进行的活动; 或者

(d) 与《宪法》第 166 条所述的法院司法职能有关;[184]

(e) 在本款第(1)(c)项中,"恐怖主义活动和相关活动" 是指 2004 年《保护宪政民主及打击恐怖主义相关 活动法》第 4 条[185]中提到的那些活动。

此外,《个人信息保护法》[186]针对新闻报道、文学创作或艺术表达目

202

---

[180] National Health Act 61 of 2003; US Code of Federal Regulations-Health Insurance Portability and Accountability (HIPAA) Act 1996.

[181] S v Orrie (n 161).

[182] Minister of Safety and Security v Gaqa (n 167).

[183] POPIA (n 3).

[184] The Constitution (n 1).

[185] Protection of Constitutional Democracy against Terrorist and Related Activities Act, No.33 of 2004.

[186] POPIA (n 3).

的规定了以下适用除外条款：

1. 本法不适用于纯粹为了新闻报道、文学创作或艺术表达目的而处理个人信息的情况，因为这种适用除外是出于公共利益的考量，以在隐私权与言论自由权之间取得平衡。

2. 如果负责处理个人信息的主体纯粹出于新闻报道目的而展开信息处理活动，并且因职务、工作或专业的关系而需要遵守一套伦理规范，并且这套规范能为个人信息提供充分的保护措施，那么在处理个人信息之时就应当优先遵循这套伦理规范而非本法的规定。因此，如果这种信息处理活动引发了干扰或侵犯数据主体个人信息权益保护的指控，则必须按照该伦理规范所规定的程序来作出裁决。

3. 如果在某一准则中就是否已提供了第2款所要求的充分保障措施的问题存在争议，可以参考以下几个方面来判断：

   i. 蕴含于言论自由之中的公共利益的特殊重要性；

   ii. 对下述内容进行平衡的国内和国际标准——

      (a) 承认公众享有知情权，允许信息通过媒体自由地流向公众所体现的公共利益；以及

      (b) 保护数据主体个人信息所体现的公共利益；

      (c) 确保个人信息完整性的需求；

      (d) 记者职业操守的国内和国际标准；以及

      (e) 行业提供的自我监管的性质和范围。

因此，《个人信息保护法》[187]为私人和公共实体所持有的个人信息提供了一般性保护。《国家卫生法》[188]则专注于医疗保健领域的隐私权和信息保密权保护。《国家卫生法》确保了健康维护组织、医疗保险公

---

[187] POPIA (n 3).

[188] NHA (n 2).

司以及这些机构的员工在处理医疗保健和健康相关信息时，能够遵循隐
私权保护和信息保密义务。在执行上述维护隐私权和信息保密权的措施
时，还需平衡《信息访问促进法》所规定的信息访问需求。[189]有观点认
为，在推动信息访问的同时，法律也明确禁止不合理披露第三方个人信
息的行为。这意味着，尽管公众有权获取信息，但这种权利并不是毫无
限制的，公众对于信息的访问必须在不侵犯第三方合法权益的前提下进
行。这与保护个人的身心完整权息息相关，身心完整权通过宪法中规定
的知情同意权得到保障。[190]进言之，隐私权、尊严权和生命权的结合，要
求我们在考虑获取医疗服务的问题时，采取一个更为宏观和综合的视
角。因此，如果个人信息被错误或非法地披露，那么个人的隐私权就可
能遭到侵犯。[191]

八、 缺乏同意能力的成年人的信息保密

对于成年且缺乏决策能力的患者，南非卫生职业委员会的准则指
出，如果医疗保健从业者认为患者在心智不成熟、疾病或精神障碍的情
况下对治疗或信息披露作出了同意决定，这样的同意决定是可能引发问
题的。[192]

在这种情况下，如果患者指示医疗保健从业者不得向第三方披露信
息，则从业者应尝试说服患者或医疗保健用户，以此让合适的人员参与
到咨询和医疗决策之中。如果患者仍然拒绝同意披露信息，而医疗保健
从业者认为出于患者的最佳利益考虑必须披露这些信息，他们可以向适
当的人员或机构披露相关信息。然而，在这种情况下，医疗保健从业者
在披露任何信息之前，必须告知患者，并且获得根据《国家卫生法》有

---

[189]　PAIA (n 54)；Saner (n 9).
[190]　Carstens and Pearmain (n 166)；Chima (n 14)；The Constitution (n 1).
[191]　Carstens and Pearmain (n 166)；Saner (n 9).
[192]　HPCSA (n 30).

权同意披露信息的人员的同意。[193]

《国家卫生法》[194]规定，在缺乏被授权的人员或被依法指定的人员　　　204
来提供同意的情况下，可以按照如下顺序获取其他亲属的同意：首先是
配偶或伴侣，其次是父母，之后是祖父母，接着是成年子女，最后是成
年的兄弟姐妹。[195]此外，医疗保健从业者应当在患者的医疗记录中详细
记录获取同意的过程，以及决定披露信息的原因。[196]

九、 信息保密与儿童

有观点认为，除非得到患者同意，否则南非的医疗保健从业者负有
不泄露 12 岁以上患者的个人信息的道德上的义务。而就 12 岁以下的未
成年人而言，医疗保健从业者在披露信息之前需要得到未成年人父母或
监护人的书面同意。原因在于，在南非，12 岁是有权对常规医疗程序作
出同意决策的法定年龄。[197][198]然而，在其他司法管辖区，法定同意年龄可
能有所不同。

此外，在作出涉及儿童的决策时，最为重要的是决策必须以儿童的
最佳利益为准。[199]例如，根据南非《终止妊娠选择法》[200]，任何年龄的女
性均有权要求终止妊娠，而无需向任何成年人或直系亲属披露此类信
息。[201]同样，《儿童法》第 134 条允许儿童获取避孕药具，而无需向任何
成年人披露此事。[202]此外，《儿童法》第 133 条允许儿童对其 HIV 和 AIDS

---

[193]　HPCSA (n 30)；NHA (n 2).
[194]　Ibid.
[195]　NHA (n 2).
[196]　HPCSA (n 30).
[197]　Children's Act 38 2005；Chima (n 14).
[198]　Chima (nn 14, 15 and 21).
[199]　Chima (nn 26 and 107)；McQuoid-Mason (n 107)；Botha v Botha (n 120).
[200]　Choice Act (n 69)；Chima (nn 15 and 21).
[201]　Ibid.
[202]　Children's Act (n 71) s 134.

检测结果保密。^⑳此外，根据《儿童法》第 100 条的规定，医疗保健从业者在怀疑存在虐待儿童事件的情况下，有权违反信息保密义务。^㉔上述信息披露或违反保密义务的行为被视为符合受影响儿童的最佳利益。最后，2005 年的《儿童法》(经修订)^㉕保护儿童的隐私权，其中关于医疗保健信息的规定如下：

205

> (1) 每个儿童都有权——
>> (a) 获取有关健康促进、疾病预防和治疗、性与生殖健康的信息；
>> (b) 获取有关自身健康状况的信息；
>> (c) 获取有关自身健康状况原因和治疗的信息；以及
>> (d) 除非维护信息保密不符合儿童的最佳利益，否则享有对于自身健康状况以及父母、照护者或家庭成员健康状况的信息保密权。

此外，关于儿童 HIV/AIDS 结果信息的保密性，根据《儿童法》第 133 条^㉖的规定：

> (1) 未经根据第 2 款的"同意"，任何人不得透露儿童 HIV 检测结果呈阳性的事实，除非——
>> (a) 在披露者根据本法或任何其他法律授予的权力和职责范围内；
>> (b) 这是为执行本法规定所必需的；
>> (c) 为了法律诉讼的目的；或

---

⑳ Ibid, s 133.
㉔ Ibid, s 100.
㉕ Children's Act (n 71).
㉖ Ibid.

(d) 根据法院的命令。

此外，《儿童法》第 134 条[207]关于获取避孕药具的规定如下：

(1) 任何人不得拒绝——

(a) 向 12 岁以上的儿童出售避孕套；或

(b) 在免费提供或分发避孕套的情况下，根据 12 岁以上儿童的请求向其提供避孕套。

(2) 如果满足以下条件，则可以根据儿童的请求，在无需儿童父母的同意或照护者的同意的情况下，向儿童提供除避孕套之外的避孕药具——

(a) 儿童已满 12 岁；

(b) 已经向儿童提供了适当的医疗建议；

(c) 对儿童进行体检，以确定是否存在不应向该儿童提供特定避孕药物的原因。

(3) 根据本法获得避孕套、避孕药具或避孕建议的儿童在上述方面享有信息保密权，但须遵守第 110 条的规定。第 110 条涉及对于受虐待或被忽视的儿童以及需要关爱和保护的儿童情况的报告。

　　根据南非卫生职业委员会伦理指南，医疗保健从业者如果确信儿童或其他法律上无法自主作出决策的患者遭受了忽视或身体、性或情感方面的虐待，并且该患者无法就是否披露信息作出决定，如果医疗保健从业者认为披露信息符合患者的最佳利益，则应当及时将这些信息告知适当的负责人或法定机构。[208]此外，医疗保健从业者在进行信息披露之前，应当告知患者他们有意披露信息。在适当的情况下，医疗保健从业

206

---

[207] Children's Act (n 71).

[208] HPCSA (n 30).

者还应当告知履行父母责任的人员有关信息披露的事宜，除非从业者认为向父母或监护人披露信息并不符合受虐待或被忽视患者的最佳利益。在这种情况下，医疗保健从业者应为其决定提供合理的解释(例如，父母或监护人就是施虐嫌疑人时)。[209]

（一）患者去世后的信息披露

根据南非卫生职业委员会的指南，医疗保健从业者在患者去世后，仍有义务根据世界医学协会的指南和伦理准则为患者的个人信息保密。[210]南非卫生职业委员会的指南还指出，在一些特定情况下，医疗保健从业者可能会被要求披露已故患者的相关信息，这些情况包括：

(a) 为了协助相关的调查程序。在这些情况下，医疗保健从业者有义务提供所需的相关信息；

(b) 作为临床审核的一部分，或者在得到研究伦理委员会或机构审查委员会的批准后，用于教育或研究目的；

(c) 发表已经进行过适当匿名处理的案例研究；

(d) 根据法律规定，医疗保健从业者必须诚实且完整地填写死亡证明。

(e) 为了获取与公共卫生监测相关的信息，这些信息的获取应经过研究伦理委员会或机构审查委员会的同意。在这种情形下，应优先使用匿名化的信息，除非研究本质上需要使用可识别的数据。[211]

然而，当受患者去世影响的各方出现了彼此之间的利益冲突时，就可能引发道德困境等难题。举例来说，在保险公司需要获取信息以决定是否根据人寿保单进行赔付的情形中，医疗保健从业者只有在以下情况

207

---

[209] Ibid.
[210] HPCSA (n 30)；WMA *Manual on Ethics* (n 81).
[211] HPCSA (n 30).

下才能披露信息：已故患者的近亲属同意，或者已故患者的遗产执行人同意，或者已故患者在生前已经表示同意。[212]

在本章的最后，我们可以通过讨论信息保密和隐私保护的一般性问题来结束这一章节的论述。

（二）可以违反信息保密义务吗？

信息保密义务并非一项毫无例外的绝对义务。[213]有时，维持信息保密所带来的损害可能大于披露保密信息所产生的损害。一般来说，有两种情况可能会构成保密义务的例外：一是存在对可识别个人造成重大伤害的风险，二是存在对公众造成普遍伤害的风险。在每种情况下，我们都应当评估——如果缺乏患者的具体信息，是否会使能够被医疗保健从业者所识别的特定个人或者社会公众面临重大伤害的风险？如前文所述，既有法律规范在保护患者隐私权的同时也对隐私权利的行使进行了限制。[214]当医疗提供者确信应当披露信息时，他们应当迅速行动，公开所有相关的信息，这可能是保护患者最佳利益或保障他人福祉所必须采取的行动。[215]通过患者在生前预立医疗指示或预立遗嘱的方式来披露此类信息的做法也是受到鼓励的。[216]

208

（三）最后,哪些类型的信息披露构成不当披露呢?

在临床环境中，可能会发生不当披露信息的事件。例如，医疗保健从业者在时间紧迫时，可能会倾向于在电梯内讨论病例。然而，这样的做法很难避免旁人听到相关信息。此外，在教学会议或病例讨论结束后，应当销毁或移除那些含有可识别患者信息的多余讲义和临床笔记。不当披露信息的行为还包括为了娱乐、消遣或仅仅满足他人好奇心而随意泄露信息，或是为了预防轻微犯罪或防止对他人的伤害而泄露信息的

---

[212]　Ibid.
[213]　Carstens and Pearmain (n 166)；Saner (n 9)；Chima (nn 26 and 107).
[214]　Carstens and Pearmain (n 166)；Saner (n 9)；Chima (nn 26 and 107)；K.A. Edwards 'Confidentiality'，http：//depts.washington.edu/bioethx/topics/confiden.html(last accessed 2009).
[215]　HPCSA (n 30).
[216]　HPCSA Guidelines (n 22).

行为。在这些情形下，患者的隐私权可能无法得到应有的尊重。[217]

十、 涉及信息保密的案例研究

（一）案例情景 1

是否存在对患者家属/伴侣的保密义务？患者的伴侣打电话给医院的护士，想了解一些关于他的伴侣/患者的情况。护士要求患者的伴侣把患者的 HIV 药物带到医院。该伴侣之前并不知道患者的 HIV 状况。因为违反了保密义务，护士遭到解雇。

（二）回答

医疗保健工作者对向患者的家属、性伴侣或护理人员披露患者的 HIV 状况一事并不负有法定的义务。理想情况下，应由患者自行决定向何人披露此信息。医疗保健工作者的角色是向患者提出建议，告知患者其向家属或性伴侣披露 HIV 状况一事的重要性。法院不大可能期望医疗保健工作者充当 HIV/AIDS "警察"，以将患者的 HIV/AIDS 结果告知患者所有的性伴侣。[218]

只有在医疗保健工作者明确知道患者的性伴侣面临感染风险，并且他们未能遵循常规医疗指南来治疗患者的情况下，他们才有义务采取措施以确保患者的性伴侣不被感染。通常情况下，患者应自行决定向何人披露他们的 HIV 状况。医疗保健工作者仅有义务向患者提供咨询，帮助他们理解向其性伴侣或家庭成员披露自己 HIV 状况一事的重要性。在考虑是否通知患者已知的性伴侣之前，医疗保健工作者应至少采取一些基本步骤。

医疗保健工作者应当向患者解释将患者的 HIV 状况披露给患者的

---

[217]　Chima (nn 26 and 107).

[218]　S.C. Chima, 'Chapter 5：Confidentiality' in A Primer on Medical Bioethics and Human Rights for African Scholars (Durban：Chimason Educational Books, 2011) 104—119.

性伴侣或家庭成员这一做法的重要性。如果医疗保健工作者无法提供此类咨询，则应将患者转介至当地咨询中心或其他适合患者进行自愿咨询和检测(VCT)的机构。

向患者解释，医疗保健工作者有义务警告患者的已知性伴侣可能面临的 HIV 感染风险。

向患者解释，如果患者拒绝主动告知其伴侣，医疗工作者可能会被迫侵犯患者的信息保密权。同时，医疗工作者应给予患者机会，让他在需要或无帮助的情况下，向性伴侣披露自己的 HIV 状况。

只有在满足上述条件后，医疗保健工作者才能最终决定是否有必要告知患者性伴侣患者的 HIV 情况[219]。

医疗保健工作者何时有义务向患者的性伴侣披露患者的 HIV 状况？通常，医疗保健工作者只有在以下条件满足之时才能告知患者的性伴侣有关患者的 HIV 状况：

> i. 性伴侣是明确且可识别的(例如患者的配偶)，可以具体到名字(比如患者的妻子"凯特"或丈夫"威廉")。
>
> ii. 当这名性伴侣面临被患者传染 HIV 的风险，且患者拒绝告知伴侣自己的 HIV 状况或拒绝进行安全性行为时。
>
> iii. 在患者接受了适当的咨询，了解了告知性伴侣或进行安全性行为的必要性之后。
>
> iv. 当医疗保健工作者已经告知患者他们有义务保护自己的已知性伴侣时。
>
> v. 最终，在医疗工作者已经警告患者，如果他们不告知自己的性伴侣或者不采取安全性行为，医疗保健工作者可能不得不违反保密义务的情况之后。[220]

---

[219] Ibid.
[220] Ibid.

即便患者已经得到了适当的警告，但如果他们向医生或其他医疗保健工作者表明，由于正在采取"安全性行为"，他们的性伴侣并无感染风险，那么在没有明确且有说服力的相反证据的情况下，医疗工作者必须接受患者的说法。例如，如果性伴侣在医生的照护下怀孕，并且其当前伴侣是医生所知的。这一做法缘于这样一种理解，也即只有在极端情况下才可以违背医患保密义务。[221]因此，如果患者表明他们会采取"更安全的性行为"，除非有明确的、令人信服的相反证据，则首先应当相信患者的说法。[222]

（三）案例情景 1 的启示

针对上述案例情景，我们可以认为，由于这是一次偶然或无意的信息泄露，涉事护士似乎不应该被解雇。

该案中伦理决策的基础在于确认患者是否已经接受了适当的咨询，意识到他们需要向性伴侣披露自己的 HIV 状况。如果已经接受了适当的咨询，那么告知家庭成员或伴侣自己 HIV 状况的责任就落在了患者身上。如果患者没有得到适当的咨询，那么就应当立即为患者及其伴侣提供咨询，让他们了解携带 HIV 可能带来的后果或影响。更重要的是，在当前全球范围内针对 HIV/AIDS 的治疗和预防措施容易获得的情况下，应当向伴侣双方提供咨询，使他们了解抗逆转录病毒药物(ARVs)既容易获得，又可以用于预防和治疗 HIV/AIDS 的事实。当前，HIV 已经成为一种可以通过临床手段进行管控的慢性疾病，可以说与糖尿病或高血压类似，它不应在患者及其伴侣心中引起永久性的恐惧。在这一案例中，需要处理的问题在于修复患者与其伴侣之间的信任，修复医疗保健工作者与患者或医生与患者之间的关系，[223]以及尽量减少因 HIV/AIDS 带来的污名化影响。[224]

---

[221] van Vuuren v Kruger (n 7).

[222] Chima (n 218).

[223] S.C. Chima, *A Primer on Medical Bioethics and Human Rights for African Scholars* (Durban, Chimason Educational Books, 2011) 120—131.

[224] Famoroti et al. (n 159).

（四）案例情景 2

在法律层面上，有关录音录像及私家侦探的合法性问题：患者是否有权录制与医生的咨询对话，并将录音作为法庭上的证据？在责任索赔案件中，保险公司是否能够利用私家侦探录制的患者视频，来证明索赔人声称的瘫痪状况并不属实？

在分析南非的案例情景时，需要结合南非的法律背景，考虑《宪法》第 14 条[225]所确立的隐私权的影响，以及包括 2002 年《通信拦截和通信相关信息提供法》[226]和《个人信息保护法》[227]在内的其他现行法律的影响。根据南非法律，《宪法》第 14 条[228]所包含的隐私权声明如下：

> 每个人都享有隐私权,包括有权：
>
> (a) 个人住宅不受搜查；
>
> (b) 财产不受搜查；
>
> (c) 物品不被扣押；
>
> (d) 通信隐私不被侵犯。[229]

尽管南非《宪法》和权利法案赋予了包括隐私权在内的权利，但依据《宪法》第 36 条(限制条款)的规定，这些权利是可以受到限制的。该条款规定，为了使一项权利合法地受到限制，这种"在一个基于个人尊严、平等和自由的开放和民主社会中，限制必须是合理且正当的……"[230]

因此，南非《宪法》所保障的隐私权并非绝对性的权利，在存在正

211

---

[225]　The Constitution (s 14).

[226]　Regulation of Interception of Communications and Provision of Communication-Related Information (RICA) Act 70 of 2002.

[227]　POPIA (n 3).

[228]　The Constitution (n 1).

[229]　The Constitution (n 225).

[230]　The Constitution (n 1) s 36.

当理由的情况下隐私权是可以受到限制的。例如，在 Bernstein v Bester
案[231]中，南非宪法法院探讨了隐私权可能受到限制的情形。根据案件事
实，法院的多数派认为，无论如何都很难说隐私权受到了侵犯。[232]因此，
公众有理由期待他们的隐私权将受到保护，且侵犯隐私权的行为应当被
认定为违法行为。

在南非，通信(包括音频和视频)的录音受到 2002 年《通信拦截和通
信相关信息提供法》[233]的规范。《通信拦截和通信相关信息提供法》规
定，任何人在未经所有参与方同意的情况下，不得录制任何对话。根据
《通信拦截和通信相关信息提供法》一般规则，除非得到相关方的同
意，禁止在南非境内故意拦截任何形式的通信，无论是在发出过程中还
是传输过程中。尽管存在上述规定，《通信拦截和通信相关信息提供
法》也包含了一些例外情况，具体包括：

1. 当录音者是通信的一方时。
2. 当录音者从通信的一方获得了书面同意时。
3. 当录音是出于经营业务的目的而进行时。

例如，如果你作为信息的发送者、接收者，或者以任何形式参与了
通信(例如，当你作为电子邮件被抄送方时)，你可能会被视为"通信的
一方"。有观点认为，当录制"敏感"内容时，可能会出现问题。[234]在这
种情况下，内容的敏感性越高，参与者同意录制对话的可能性就越低。
这是因为有些人只会在特定的时刻向特定的人透露某些信息。[235]这样的
"敏感"信息可能被认为是具有潜在伤害性的。[236]

---

[231] *Bernstein and Others v Bester NO and Others* (CCT23/95) [1996] ZACC 2.
[232] Ibid.
[233] RICA (n 226).
[234] Businesstech Online：April 8, 2017. Available from：https：//businesstech.co.za/news/trending/167107/_trashed-65/(accessed January 31, 2023).
[235] Ibid.
[236] Op cit (n 234).

（五）录像和录音

尽管《通信拦截和通信相关信息提供法》[230]没有区分视频和音频记录，但它禁止所有"对于在南非境内发出的或传输中的通信的故意拦截……"，并规定"未经同意所做的任何对话录音通常被视为非法录音"。[238]

然而，《通信拦截和通信相关信息提供法》提到了两种通信类别，称为"直接"和"间接"通信。直接通信指的是任何两人或多人之间的对话，而"间接"通信是一个更广泛的类别，涉及所有非面对面的互动，包括数据、语音和移动图像。[239]

例如，Skype 或 Zoom 会议通话属于"间接"通信，因为它们是通过在线电信服务进行的。因此，要合法录制视频，个人必须是对话的一方，或者已经得到了对话一方的同意。相比之下，"直接"通信指向了例如自己与警察之间的争执录音，或者在本地餐馆中发生的争执录音。[240]然而，如果房间里的其他人能听到这些话语或对话，那么人们很可能会意识到有其他人在场。问题的关键在于，参与对话的各方是否已经意识到并考虑到了这个在场的人。在这种情况下，《通信拦截和通信相关信息提供法》第4条将"对话的一方"定义为在对话发生时在场的人，或者能够听见对话内容的人。[241]

在特定情况下，如藏匿于衣柜中暗中观察他人，或私家侦探秘密监视他人，便会引发其他考量，比如是否存在犯罪意图或涉及犯罪活动。[242]《通信拦截和通信相关信息提供法》在是否必须告知争执中的人们他们正在被录像这一点上的规定可能不够明确，但由于进行录制的人会被认为属于"听见对话内容的人"，因而这种场景通常被视为"直接"通信

---

[230] Op cit (n 226).

[238] G. Keeble, Recording conversations without consent (Schoeman Law Inc, 2021) available from: www.schoemanlaw.co.za.

[239] Ibid; RICA (n 226).

[240] Bernstein v Bester (n 231).

[241] RICA (n 226).

[242] Ibid.

的一种情形。在这种情况下，录制者可能被允许在《通信拦截和通信相关信息提供法》允许的范围内合法地进行录像或录音。[243]我们可以从这一论证中得出结论：尽管法律并未强制要求你获取对话对方的同意才能录音，但主动告知他们你正在进行录音，可能是更为妥当的做法。然而，如果你完全不是对话的参与者，那么擅自录制这样的对话则是不被法律允许的。

根据《通信拦截和通信相关信息提供法》第4(1)条的规定，[244]除了执法人员外，参与对话的任何一方都可以截取对话或通信，只要这种截取不是以犯罪为目的。因此，如果某人是对话的一方，他们秘密录音的行为并不违法。此外，如果法院认为这样的做法符合司法公正，那么通过未经同意的录音所获取的信息或对话，也可以在审判中用作法庭证据。[245]

（六）雇主是否可以在未经员工同意的情况下记录员工的通话？

根据南非 *Protea Technology v Wainer* 案[246]的决定，雇主不能截听员工的"私人"通话。然而，如果这些通话与雇主的业务有关，此时的员工将不受隐私权保护。此外，在 *Harvey v Niland* 案[247]中，法院认为，南非法院有权酌情接受或拒绝将录音作为证据，即便这些证据可能是通过犯罪行为或侵犯宪法权利获得的。[248]在 *Harvey v Niland and Others* 案[249]中，一名男子被控侵入其前业务伙伴的脸书(Facebook®)账户，从中获取了该业务伙伴在其脸书账户上进行的某些通信。显然，这一行为既构成犯罪，也是侵犯隐私权的行为。然而，在这个案件中，法院根据普通法

---

[243] Ibid.

[244] Ibid.

[245] Eversheds Sutherland and M. Mabaso, Recording of conversations—what does the law say about secretly recording a conversation without the consent of the other party? Available from: www.cofesa.co.za/recording-of-conversations-what-does-the-law-say-about-secretly-recording-a-conversation-without-the-consent-of-the-other-party/#:~:text=What%20does%20POPIA%20provide%20regarding, of%20the%20party%20or%20subject(accessed January 31, 2023).

[246] Protea Technology Limited v Wainer (1997) 3 All SA 594 (W).

[247] Harvey v Niland and Others (5021/2015) [2015] ZAECGHC 149.

[248] Bernstein v Bester (n 231).

[249] Op cit (n 247).

原则认为，所有相关证据，只要不是由于证据排除规则的原因而不可采纳，无论其获取方式如何，都将被视为民事法庭中的可采纳证据。法院进一步认为，隐私权并不是绝对的，即使某些证据是非法获得的，法院也有权酌情采纳这些证据。[250]尽管有此判决，其他评论人士指出，记录或截听通信是一个复杂的场景，需要谨慎处理，因为它通常具有高度的敏感性。因此，至少遵守《通信拦截和通信相关信息提供法》列出的例外情况之一，[251]将确保此类录音是可采纳的，并可用作法庭或纪律程序中的证据使用。[252]

（七）《个人信息保护法》在谈话录音方面有什么要求？

《个人信息保护法》[253]于 2021 年 7 月 1 日在南非全面生效，禁止在未经当事人或数据主体同意的情况下处理个人信息。该法规定了侵犯隐私权的民事责任。根据《个人信息保护法》，个人信息处理包括收集、接收、记录、传输、组织、分发或向其他当事方提供此类信息。个人信息与任何可识别的在世自然人有关，并且在适用的情况下，还与可识别的现存法人有关。因此，根据《个人信息保护法》，即使记录人也是对话一方，未经另一方同意的记录也是禁止的。[254]

此外，《个人信息保护法》要求责任方在某些个人信息处理活动中获得事先授权，其中某些个人信息的特定处理活动可能会给数据主体造成更高风险。因此，除非获得豁免，否则责任方必须在以下情况下申请事先授权：

215

　　1. 处理唯一标识符——当责任方出于收集标识符时的特定目的以外的目的处理唯一标识符，并且旨在将该信息与其他责任方处理的信息关联起来时。

---

[250]　F. Khan, Recording a conversation without permission. Available from: www.findanattorney.co.za/content_recording-conversation-without-consent (accessed January 31, 2023).

[251]　RICA (n 226).

[252]　Op cit (n 234).

[253]　POPIA (n 3).

[254]　Ibid.

此类唯一标识符可能包括账号、保单号、身份证号、员工号、学生号或任何其他唯一参考号码等数据。

2. 犯罪、非法或不良行为——当责任方代表第三方处理有关犯罪行为、非法或不良行为的信息时。例如，当责任方是代表其客户进行背景调查服务的公司时，就会适用这种情况。

3. 信用报告——当责任方为信用报告处理个人信息时。例如，征信机构和其他出于信用报告目的处理信息的个人。

4. 特殊个人信息和儿童个人信息的跨境传输——当特殊个人信息或儿童个人信息被传输到没有充分数据保护法律保障的国家的第三方时。目前的做法是，信息监管机构要求责任方确定第三方所在国家是否有适当的法律，并要求责任方申请授权将个人信息传输到这些国家。如果接收国没有适当的数据保护法律，此类传输则必须受到合同保障。

5. 由监管机构进一步确定——在此，信息监管机构可能会认定某些类别或类型的信息处理对数据主体的合法利益构成特定风险，在这种情况下，责任方需要针对此类信息处理事先申请授权。

此外，除非信息监管机构针对需事先授权的特定信息处理发布行为准则，否则责任方需要申请事先授权才能继续处理属于上述信息处理类别的个人信息。据报道，迄今为止，征信机构协会已经申请了一套行为准则，用于处理征信机构出于信用报告目的处理个人信息的行为。[259]

尽管如此，有观点认为，对于大多数客户而言，可能特别适用的处理类别包括处理唯一标识符、出于信用报告目的进行处理，以及跨境传输特殊个人信息和儿童个人信息。例如，为保险目的处理医疗信息并将其传输到没有适当数据保护法律的国家，尤其是美国时，这种情

216

[259] Dommisse Attorneys Inc. Prior authorization. February 15, 2022. Available from: https://dommisseattorneys.co.za/blog/category/articles/privacy-popi/(accessed January 31, 2023).

况就适用。[256]

也有观点认为，当责任方需要根据《个人信息保护法》第58(1)条申请事先授权时，[257]该法要求责任方在提交申请后，必须暂停处理那些需要事先授权的个人信息，直到信息监管机构批准该申请或者确定不需要事先授权为止。[258]

在本部分的最后，我们可以得出这样的结论：在南非，个人秘密记录其自身参与的信息的行为，并不一定构成违法行为。此外，如果这样做有利于司法公正，那么无论这些信息是如何获取的，它们都可以作为法庭或纪律程序中的证据。尽管如此，根据《个人信息保护法》，[259]在没有得到他人或数据主体明示同意的情况下，不得记录或处理其个人信息。[260]最后，有建议指出，确保遵守《通信拦截和通信相关信息提供法》规定的至少一项例外情况，[261]将大大有助于此类录音被采纳，并可在法庭或纪律听证会上被作为证据使用。[262]

（八）上述分析对案例情景 2 的影响

基于上述分析，在南非法律框架下，由于患者是与医生直接对话的一方，患者理应能够将与医生的对话录音作为诉讼中提交给法庭的证据。同样，私人侦探也有可能获得在南非法院被认可的证据，只要法院认为这些录音有助于司法公正，不论这些信息是如何获取的，无论是直接与受影响方交谈得到的，还是通过其他任何间接方式获得的。尽管如此，还是建议患者告知医生他们正在录制谈话，并根据《个人信息保护法》获得对此类录制的同意，[263]或遵守《通信拦截和通信相关信息提供

---

[256] Ibid.

[257] POPIA (n 3).

[258] Op cit (n 255).

[259] Op cit (n 257).

[260] Eversheds and Mabaso (n 245)；Dommisse Attorneys (n 255)；POPIA (n 3).

[261] RICA (n 226).

[262] P. Blauw, Consolidated Employers Organization. The admissibility of voice recordings. General comments. January 18, 2022. Available from：https：//ceosa. org. za/the-admissibility-of-voice-recordings/# :～:text=Employees% 20are% 20likewise% 20entitled% 20to，are% 20thus% 20admissible% 20as% 20evidence.

[263] POPIA (n 3).

法》规定的例外情况之一。[264]

（九）案例情景 3

家庭治疗：一名儿童表现出遭受虐待的迹象：医生能否向主管当局报告这种情况，即使父母也是患者并且有保密权。

在南非，卫生职业委员会的伦理规则规定，医疗保健从业者仅可在以下情况下泄露有关患者的信息：

1. 经患者明示同意。

2. 如果儿童未满 12 岁，须征得父母或监护人的书面同意。

3. 或在基于法律法规、法院命令或公共利益的特殊情况下。[265]

根据南非关于报告虐待儿童事件的法定权限，经修订的 2005 年《儿童法》第 110 条规定如下：[266]

对受虐待或忽视的儿童以及需要照料和保护的儿童情况的报告：

(1) 惩教官员、牙医、顺势疗法医师、移民官员、劳动监察员、法律从业者、医疗从业者、助产士、传教士、护士、职业治疗师、理疗师、心理学家、宗教领袖、社会服务专业人士、社会工作者、言语治疗师、教师、传统健康从业者，部分护理机构、收容中心或儿童和青年照护中心的工作人员或志愿者，其中的任何人如果有合理理由断定有儿童遭受了导致身体伤害的虐待、性虐待或故意忽视的情况，必须以规定的形式向指定的儿童保护组织、省级社会发展部门或警方官员报告该结论。

---

[264] RICA (n 226).

[265] HPCSA (n 30)；Chima (n 218).

[266] Children's Amendment Act No. 41 of 2007. Government Gazette No 30884, March 18, 2008.

(2) 任何有充分理由相信儿童需要照料和保护的个人，都可以将这一观点报告给省级社会发展部门、指定的儿童保护组织或警方官员。

(3) 第1款或第2款中所述人员——

 (a) 必须向省级社会发展部门、指定的儿童保护组织或警方官员证实该结论或想法；以及

 (b) 出于善意举报的个人不会因该举报而承担民事责任。

(4) 根据第1款或第2款接到报告，或意识到儿童需要照料和保护的警方官员必须——

 (a) 如果儿童的安全或福祉受到威胁，确保有关儿童的安全和福祉；以及

 (b) 在24小时内向省级社会发展部门或指定的儿童保护组织通报有关报告以及针对儿童采取的任何措施。

(5) 根据第1、2或4款收到报告的省级社会发展部门或指定的儿童保护组织必须——

 (a) 如果儿童的安全或福祉受到威胁，确保有关儿童的安全和福祉；

 (b) 对报告进行初步评估；

 (c) 除非该报告轻率或明显没有根据，否则需要调查该报告的真实性或安排对其真实性进行调查；

 (d) 如果调查证实报告属实，则立即根据本法启动保护儿童的程序；以及

 (e) 向主管提交可能被纳入全国儿童保护登记册的A部分的此类详细信息。

(6) (a) 根据第1、2或4款收到报告的指定儿童保护组织必须向相关的省级社会发展部门报告该事项。

 (b) 省级社会发展部门主管必须监督根据(a)项向其报告的所有事项的进展情况。

219

(7) 根据第 5 款进行调查的省级社会发展部门或指定的儿童保护组织可以——

(a) 采取措施帮助儿童,包括咨询、调解、预防和早期干预服务、家庭重建和家庭康复、行为矫正、问题解决和转介到其他适当合格的人员或组织;

(b) 如果他确信,不将儿童从其居住地迁出符合儿童的最大利益,但将涉嫌犯罪者从该家中或居住地移除将确保儿童的安全和福祉,则可以规定的方式要求警方采取第 153 条中提到的措施;或

(c) 以第 151、152 或 155 条中所述方式处理该儿童。

(8) 根据第 5 款进行调查的省级社会发展部门或指定的儿童保护组织,必须向警方官员报告可能发生的犯罪行为。[267]

(十) 上述分析对案例情景 3 的影响

根据南非《儿童法》中有关报告疑似虐待儿童的详细规定,显然,任何医疗从业者或其他医疗保健专业人员都负有报告疑似虐待儿童案件的法定义务,以便进一步调查和采取适当行动。此外,《儿童法》第 110(3)条(b)项规定,任何"出于善意进行举报的人,不会因该举报而承担民事责任"。[268]根据这一点,即使举报有误,出于善意做出此类报告的医疗从业者、医生或其他医护人员也不会承担民事责任。尽管如此,南非卫生职业委员会的伦理规则要求医疗从业者在违反 12 岁以下未成年人"父母的"同意之前,必须首先征得他们的同意。[269]因此,在这种情况下,医疗专业人员最好在征得家长同意后,再向有关部门报告,以便进一步调查。然而,如果医疗从业者怀疑儿童可能遭受疑似或严重的虐待,并且处于危险之中,那么医生或其他医疗保健专业人员可以在

220

---

[267] Childrens Amendment Act 2007 (s 110).
[268] Ibid.
[269] Op cit (n 265).

尚未征得父母或监护人的同意的情况下，将案件报告给有关当局，以采取进一步行动，这是为了最大程度地保护儿童的利益。因为根据 2005 年《儿童法》，保护儿童利益是最为重要的。[270]

（十一）案例情景 4

ABC v St George's NHS Hospital Trust 案[271][对尼科尔(Nicol J)法官 EWHC 1394 (QB)的上诉]引发了关于个人有权获取他人哪些信息的重要问题。家庭成员是否有权了解你的基因检测结果？家庭成员之间是否负有道德义务？第三方是否应该有权强制执行任何此类道德义务？

摘录自法院对 *ABC v St George's Healthcare NHS Trust & Others*［2020］EWHC 455（QB)案[272]的判决（为简洁起见,在此进行了编辑和概括）。

诉讼内容

本诉讼针对三家英国国家医疗服务体系(NHS)信托基金提出。原告认为，被告违反了对她的注意义务，并且/或者侵犯了她根据《欧洲人权公约》第 8 条享有的权利,[273]未能及时提醒她有遗传亨廷顿氏病基因的风险，以便她能够及时终止妊娠。原告就继续妊娠、精神损害和间接损失寻求损害赔偿。双方通过达成共识缩小了法院判决的问题范围，即如果法院认定被告(或其中任何一方)存在可诉的违反义务行为，并且如果没有该违反义务的行为，原告本会终止妊娠，则原告应获得 345 000 英镑的损害赔偿金。

被告通过对原告的父亲××的诊断得知了这种遗传风险，但原告的父亲拒绝向原告披露该信息，被告的临床医生认为他们不应违反对于被告的保密义务。

被告否认在法律上对原告负有任何相关的注意义务。他们辩称，即

221

---

[270]　Children's Act (nn 71 and 266).

[271]　ABC v St George's NHS Hospital Trust [2017] EWCA Civ 336. 上诉: ABC v St George's Healthcare NHS trust [2015] EWHC 1394 (QB).

[272]　ABC v St George's Healthcare NHS Trust & Ors [2020] EWHC 455 (QB).

[273]　Convention for the Protection of Human Rights and Dignity of the Human Being with regard to the Application of Biology and Medicine: Convention on Human Rights and Biomedicine. Oviedo, 4.IV.1997.

使存在这样的义务，根据案件的事实，他们也没有违反该义务。

此外，他们坚持认为，即使违反了义务，也不会对原告造成任何伤害，因为没有证据证明如果没有违反义务，她就会终止(妊娠)。

被告还声称，根据 1998 年《人权法》(Human Rights Act 1998)[274]提出的索赔与根据普通法提出的索赔出于同样的原因而不能成立。

案件过程

在诉讼的早期阶段，被告曾提出驳回该索赔的申请，理由是该索赔未提出任何合理的诉讼理由。尼科尔法官在 *ABC v St George's Healthcare and others* 案[275]中同意了该申请。然而，英国上诉法院推翻了他的裁决，并下令继续审理 *ABC v St George's Healthcare and others* 案,[276]然后在 *ABC v St Georges NHS and others* 案[277]中作出判决，如本章中所摘录的。

案件事实

2007 年,原告的父亲杀害了她的母亲。随后,他因减轻责任而被判犯有过失杀人罪,并根据《心理健康法》第 37 和 41 条被下达了限制住院令。[278]

××(原告的父亲)被限制在斯普林菲尔德医院的沙夫茨伯里诊所("斯普林菲尔德")之中，该医院由第二被告经营。被告接受一个由精神科医生、心理学家、其他治疗师和社会工作者组成的多学科团队对其进行护理和治疗。××的责任临床医生最初是伊斯曼(Eastman)教授。2009 年，他被转入由法医精神病顾问奥卢莫罗蒂(Olumoroti)医生领导的

---

[274] United Kingdom, Human Rights Act 1998.

[275] *ABC v St George's Healthcare and others* (n 271).

[276] Ibid.

[277] *ABC v St Georges NHS and others* (QB) (n 272).

[278] UK Mental Health Act 1983; National Collaborating Centre for Mental Health (UK). Service User Experience in Adult Mental Health: Improving the Experience of Care for People Using Adult NHS Mental Health Services. Leicester (UK): British Psychological Society (UK); 2012. (NICE Clinical Guidelines, No.136.) 11, DETENTION UNDER THE MENTAL HEALTH ACT. Available from: https://www.ncbi.nlm.nih.gov/books/NBK327290/(last accessed September 20, 2023).

团队进行治疗。

从他入院初期，就有人怀疑××的一些症状可能意味着存在不明原因的器质性病变。出于这种怀疑，他在 2007 年和 2008 年接受了核磁共振扫描，但未发现大脑发生任何渐进性变化。2009 年 4 月 28 日，××被精神科团队转诊至圣乔治医院的神经科(属于第一被告的责任范围)。

转诊信中写道："我们目前最关心的是(××)存在步态障碍。他的肢体运动呈非进展性舞蹈状(non-progressive choreiform limb movement)，步态异常，坐立不安。"

××于 2009 年 6 月 24 日由神经内科顾问马里恩(Marion)医生接诊。她发现了遗传性舞蹈综合征的临床表现，并认为这很可能是亨廷顿氏病。她计划将××转诊至圣乔治医院遗传学部门的麦克恩塔加特(McEntagart)医生处。

××当时显然同意接受基因检测。然而，从医疗记录中可以清楚地看出，他后来开始对任何他患有亨廷顿氏病的说法持敌对态度，并拒绝接受基因检测。从他 2009 年 7 月和 8 月医疗记录中的各种条目中可以看出他对这件事的顽固态度。

××随后明确表示他不想让原告和她的妹妹知道他被认为患有亨廷顿氏病。他知道此类信息可能会影响她们决定是否生育。两个女儿都 30 多岁了；都没有组建家庭。

亨廷顿氏病，也称为亨廷顿舞蹈病，是一种遗传性神经退行性疾病。……这是一种常染色体显性遗传病，因此患者的子女有 50% 的概率患病。该病的临床特征包括运动异常、认知问题和精神症状。这是一种无法治愈的疾病，患者的预期寿命会缩短。症状直到成年才出现，通常在 30 至 50 岁之间。(更多有关亨廷顿氏病的信息可以从以下来源获得——作者补充)[279]

---

[279] Mayo Clinic, Huntington's Disease. Available from: www. mayoclinic. org/diseases-conditions/huntingtons-disease/symptoms-causes/syc-20356117# :~ :text=Huntington's% 20disease% 20is% 20a% 20rare, (cognitive)% 20and% 20psychiatric% 20disorders. (accessed February 6, 2023)；S. Frank, 'Treatment of Huntington's disease' (2014) 11(1) Neurotherapeutics 153—160. doi: 10.1007/s13311-013-0244-z.

在本案中，第一被告的临床团队认识到××可能患有亨廷顿氏病，这对他的女儿们将产生重大影响，医疗团队知道她们的情况。尽管原告及其妹妹在面对自己的悲痛和家庭打击时感到难以承受，她们仍然继续支持她们的父亲。原告参加了关于××的病例讨论会和规划会议。有人提出进行家庭治疗的建议，原告从2009年3月开始参加治疗。

原告知道××已被转诊去做神经科检查，但鉴于××的立场，她并未能获知检查结果。到2009年8月，第二被告的临床团队已经认识到情况非常棘手。第三被告负责的社区团队的社工玛丽·戴维斯(Mary Davies)也参与了他们的讨论。8月20日，罗伯茨(Roberts)医生(奥卢莫罗蒂医生的高级住院医生)写信给麦克恩塔加特医生，向她征求关于如何处理这种情况的建议。……我将再次审议这封信和麦克恩塔加特医生的答复。

不幸的巧合在于，原告于2009年7月怀孕，即在××可能患有亨廷顿氏病的消息传出之时。她的恋爱关系并不稳定，起初对继续怀孕持矛盾态度。

2009年9月2日举行了一次多学科团队会议。原告出席了会议。不同寻常的是，她被要求留在会场外，很明显会议在她缺席的情况下进行。在会议之前，原告告诉一位社会工作者她怀孕了，但尚未决定如何处理。当被邀请进屋，奥卢莫罗蒂医生询问原告是否有孩子。她感到惊讶，并且没有分享自己怀孕的消息。

但是，在会议结束后，她还是告诉了她的父亲。他在第二天的一次会议上与他的心理医生吉尔(Gill)女士分享了这个消息。他仍然坚持不想告诉他的女儿们亨廷顿氏病诊断结果，"以免危及怀孕"。吉尔女士向临床团队报告了这一情况。

在发现原告怀孕并经过临床团队进一步讨论后，罗伯茨医生于2009年9月18日再次写信给麦克恩塔加特医生，并通过传真发送了这封信。她承认，亨廷顿氏病的诊断将影响"他女儿决定是否继续怀孕"，并考虑到怀孕的情况，寻求紧急建议。收到这封信后，麦克恩塔加特医生通过电话与奥卢莫罗蒂医生讨论了××的情况，并于 2009 年 9 月 25 日写信跟进。

……总之，××仍然坚持不让他的女儿们知道，并表示如果医生这样做，将违反法律。××已与其兄弟分享了有关亨廷顿氏病的信息，2009 年 10 月，该兄弟出席了斯普林菲尔德的会议，讨论了方案。在这次会议之后，××同意接受遗传团队的检查。他于 2009 年 10 月 27 日在斯普林菲尔德会见了帕顿(Patton)教授。他同意进行基因检测，但明确表示不将检测结果告知其任何家庭成员。

××的基因检测结果于 2009 年 11 月 9 日报告。结果证实××患有亨廷顿氏病。

224

2009 年 12 月 10 日，帕顿教授和一名遗传顾问来到斯普林菲尔德。在奥卢莫罗蒂医生的陪同下，他们向××告知了结果。在公布结果后，奥卢莫罗蒂医生召开了一次紧急团队会议，讨论如何为××提供支持。有人指出，××可能会变得焦虑、抑郁，甚至有自杀倾向。

××继续坚持认为，不应将诊断结果告知他的女儿们。

值得注意的是，当××收到确诊结果时，原告已经怀孕超过 24 周了。双方一致认为，她可以进行终止妊娠的最后日期是 2009 年 12 月 6 日。

原告于 2010 年 4 月生下孩子。毫无疑问，这对原告来说是一件幸福的事，她非常爱她的孩子。2010 年 8 月 4 日，心理健康法庭责令××在满足某些要求的情况下出院。原告对此表示关切。在此情况下，奥卢莫罗蒂医生和一位社会工作者于 2010 年 8 月 23 日在家中探望了她。

奥卢莫罗蒂医生违反了对于××负有的保密义务，并向原告告知了××的诊断结果，这一点得到了认可，尽管具体是在什么情况下发生的还存在争议。

原告的妹妹当时正处于初次怀孕的早期阶段。原告向临床团队告知了其妹妹怀孕的消息。原告决定不希望在妹妹怀孕期间向其披露××的诊断结果。××也坚持不应告诉妹妹。2010 年 10 月 7 日，圣乔治临床伦理委员会举行会议，由伊斯曼教授主持，讨论是否应向原告的妹妹披露诊断结果的问题。

在讨论了相关问题后，进行了投票。会议记录显示，大多数人支持××的保密权，不会披露相关信息。

因此，直到其孩子出生后，原告的妹妹才知道××的诊断结果。此后，她接受了检查，发现她没有基因突变。

原告直到2013年才接受基因检测。不幸的是，她的检测结果呈阳性。

医学证据证实，她很可能在五到十年内出现症状。[280]她(原告)对这种可能性感到非常痛苦，特别是作为一名单亲母亲，对于她孩子的未来深感忧虑。她参与了一场有争议的家庭诉讼，其中她的医疗预后就是诉讼的焦点。这是使她痛苦的另一个原因。鉴于双方就损害赔偿数量问题达成一致，没有必要详细评论原告精神症状的性质和病因。但值得注意的是，原告强调，她一直担心她的孩子可能遗传了亨廷顿氏病基因，以及当她出现症状时对孩子的担忧。我在此强调，原告并不是不想要她的孩子。相反，她认为在我所述的悲惨情况下，把孩子带到这个世界上是不公平的。她抱怨自己被剥夺了作出选择的权利。

原告索赔的法律依据

原告的索赔是基于过失侵权，以及违反《欧洲人权公约》第8条，根据1998年《人权法》[281]提出的。[282]

然而，在上诉法院对撤销申请作出判决时，欧文(Irwin)法官表示："我对《欧洲人权公约》是否增加了普通法的内容，或者说《欧洲人权公约》是否能在普通法尚未提供依据的情况下作为诉讼依据的这一问题持怀疑态度。"

原告并未被禁止在审判中坚持其根据《人权法》第8条提出的主张，她也确实这样做了。然而，该案件在这方面并未得到充分展开。在为原告所作的结案陈词中，原告的律师盖布尔女士(Mrs. Gumbel QC)确

---

[280] Ibid.
[281] Op cit (n 274).
[282] Op cit (n 273).

认，根据《人权法》提出的诉求与根据普通法提出的诉求是并行的。除了主张它构成了一个独立的诉求外，盖布尔女士还争辩说，《欧洲人权公约》第 8 条的义务与是否存在注意义务的问题是相关的。

出于实际的考虑，并且考虑到关于损害赔偿的协议的性质，无论如何组织诉由，原告都需要证明以下内容：

226

(i) 被告本应向她提供足够的信息，以便她在可以选择终止妊娠的时候，意识到自己遗传了亨廷顿氏病基因的风险；

(ii) 如果她被适当地告知了这一风险，她会及时接受基因检测并发现自己携带亨廷顿氏病基因，从而有机会终止妊娠；

(iii) 并且，她本可以随后终止妊娠。

盖布尔女士确认，如果原告未能证明这些基本要素，法庭无需考虑任何其他损害赔偿的依据。随后出现的问题既包括法律问题也包括事实问题。法庭必须确定的基本问题可以概括如下：

(i) 被告(或其中任何一方)是否对原告负有相关的注意义务？

(ii) 如果有，这种义务的性质和范围是什么？

(iii) 被告是否负有必须向原告提供足够信息的任何义务要求，以便她在能够进行基因检测和终止妊娠的阶段意识到遗传风险？

(iv) 如果负有注意义务，被告(或其中任何一方)是否因未能告知她可能存在遗传风险而违反了这一义务，而当时她本可以选择终止妊娠？

(v) 如果存在违反义务的情况，这是否导致了原告继续本可以终止的妊娠?(这涉及考虑在不存在违反义务的情况下，原告实际上是否有机会及时进行基因检测和终止妊娠，以及她是否会选择这样做。)

(十二) 原告关于存在注意义务的备选主张

最初的诉求表明，关于是否存在注意义务的案情如下：

在所有相关时间点，第一、第二和第三被告知道原告是××的女儿，并且确诊亨廷顿氏病将直接影响原告的健康、福利和生活。他们每个人都对原告负有一项注意义务，这项注意义务涉及任何与她个人福利相关的医疗信息。这似乎概括了一项广泛的义务，该义务源于被告掌握与原告福利相关的信息，以及他们知道这些信息将对她产生影响。

在审判中，盖布尔女士指出了三条可能产生注意义务的途径：

(i) 原告是被告(或至少是第二被告)的病人，因此案件属于医患关系中产生的既定注意义务的范围。

(ii) 第二被告的法医精神病学单位承担了原告的福利责任，无论是在提供家庭治疗的背景下，还是通过她与××护理团队长期以来的关系以及她参与他的康复计划。

(iii) 如果上述两条途径均不适用，那么通过将既定原则逐步扩展到本案的事实中(如 Caparo v Dickman 案[283]和 Robinson v Chief Constable of West Yorkshire 案[284]所解释的那样)。

227

被告的立场

被告们共同委托律师，并在辩护中保持一致。在原告看来，三个被告被视为一个由临床医生、治疗师和社会工作者组成的多学科团队，该团队共同对原告负责。

对享受 NHS 患者的注意义务由医院信托承担；必须全面考虑这种义务，该义务同等适用于医务人员和非医务人员(参见 Darnley 案)。[285]即使被告们没有要求我在确定责任之后在他们之间进行责任分配，我仍然

---

[283] *Caparo Industries PLC v Dickman* [1990] ALL ER 568.
[284] *Robinson v Chief Constable of West Yorkshire Police* [2018] UKSC 4.
[285] *Darnley v Croydon Health Services NHS Trust* [2018] UKSC 50.

需要去探究责任究竟应由谁承担，并且评估所有相关团队和个人所应承担的责任范围。

对于被告方，被告的律师哈弗斯先生(Mr. Havers QC)争辩说，这显然是一个新颖的诉求。被告方不同意原告是他们的患者，而是将她视为他们与××之间关系的第三方。即便在家庭治疗的背景下，原告可能被视作与患者类似的角色，被告方仍然认为，因此而产生的任何义务都不适用于本案。被告还否认曾经承担过任何形式的责任。简言之，被告认为这是一个涉及过失疏忽的新颖案件，它涉及法院以前从未认定过的责任类型。

哈弗斯先生认为，法院不应该在本案中施加注意义务。尽管原告试图证明与伤害相关的近因性和可预见性(这一点并未得到认可)，在本案的情况下，施加法律义务也是不公平、不公正和不合理的。哈弗斯先生提出了不向原告施加义务的政策性理由，尤其是基于被告对××所承担的保密义务，以及这一保密义务与原告所主张的注意义务之间所存在的冲突。

法院对是否负有注意义务以及注意义务范围的考量方法

我(法院)必须考虑被告是否对原告负有义务，如果有，在这个案件的事实框架内，该义务的范围是什么。正如伍尔夫勋爵(Lord Woolf MR)在 2001 年 *Kent v Griffiths* 案中所说："在这些疑难案件中，有必要详细审查事实……在你能够通过类比将一个案件确立的规则适用于另一个案件之前，你需要弄清楚你所基于的事实是什么。"[286]

虽然法院要确立一项其之前并未承认过的义务可能存在合理性，但作为法官，我不宜试图界定医生对并非他们患者的个人所应尽的注意义务的界限。这种做法与普通法逐步演进的运作方式不符。我的职责仅限于根据本案的具体事实来判定，是否存在对原告应负的相关注意义务。若答案是肯定的，我必须确定是否存在可诉的违反该义务的行为。

228

---

[286]　*Kent v Griffiths* [2001] QB 36 [37].

伦理考量:保密义务与专业指导

医疗专业人员普遍有义务为有关患者健康和治疗的信息保密,这是非常明确且无可争议的。维护医疗信息保密不仅关乎患者的个人隐私利益,也涉及更广泛的公共利益。在 Z v Finland 案[287]中,欧洲人权法院在第 95 段明确指出:

> 维护健康数据的保密性是《欧洲人权公约》各缔约国法律体系中的一个根本原则。这一原则的重要性不仅体现在对患者隐私权的尊重上,更体现在保障患者对医疗职业及卫生服务体系的信任上。若缺乏此类保护,那些急需医疗援助的个体可能因担忧个人和私密信息的泄露而回避透露这些对接受适当治疗至关重要的信息,甚至可能因此放弃寻求必要的帮助,这不仅威胁到个人健康,在涉及传染病的情况下,也可能对公共健康安全造成危害。

保密义务的非绝对性同样是一项已经确立的原则。在特定情形下,披露信息以维护公共利益的重要性可能会超过信息保密所代表的公共利益。[以 W v Egdell (1990 1 Ch. 359)案[288]为例,上诉法院认为,在保护他人免受可能的暴力侵害的公共利益高于维护患者信息保密的公共利益时,尽管披露信息违背了患者的利益,但精神病医生(由受限制住院令约束的患者指派)向患者的临床医生披露其医疗报告是合理的。]

英国医学总会[289]意识到医疗保密义务可能与其他公共利益发生冲突,因此制定了针对医生的指南。随着医学和法律的发展,这些指南也在持续更新。2017 年发布的最新版指南名为《保密:处理患者信息的良好实践》,[290]其中指出,尽管规范个人信息使用和披露的法律较为复杂,

229

---

[287] *Z v Finland* [1998] 25 EHRR 371.
[288] *W v Edgell* [1990] 1 ALL ER 835.
[289] UK General Medical Council.
[290] GMC (UK), Confidentiality; good practice in handling patient information, GMC, London, 2017. Available from: www.gmc-uk.org/ethical-guidance/ethical-guidance-for-doctors/confidentiality (accessed February 6, 2023).

但指南提供了实用的建议，以便在实践中应用伦理和法律原则。特别值得注意的是，2017 年的版本较之前版本增加了关于遗传信息及其他共享信息的具体指导内容。

本案涉及的时间范围意味着有必要回顾两份较早版本的指南。2004 年发布的《信息保密：保护和提供信息》[291]在 2009 年 10 月 11 日之前有效。新的指南《信息保密》[292]于 2009 年 10 月 12 日生效。

上述指南均首先确认患者有权利期待他们的医生对其个人信息保密，同时也指出，在特定情况下，即便违背患者意愿，也可能为了公共利益而公开这些信息。

2004 年指南指出(第 22 段)：

> 出于公共利益的考虑，可能在未获患者同意的情况下披露其个人信息。尤其是在患者不同意披露信息的情况下，如果披露信息对个人或社会的好处大于维护信息保密的公共和患者利益，那么披露信息是恰当的。在考虑不经患者同意就披露信息的情况下，必须在可能造成的伤害(包括对患者的损害和医患信任关系的总体影响)与披露信息可能带来的利益之间进行权衡。[293]

在患者拒绝同意的情况下，关于信息披露的进一步指导可以在第 24 段找到："当患者或他人面临严重风险时，即便患者已经拒绝了披露信息的请求，进行信息披露仍然是有正当理由的(要获取更详尽的建议，请参见第 27 段)。"[294]

该建议在第 27 段中：

230

---

[291]　GMC (UK), Confidentiality: Protecting and Providing Information, GMC: London: 2004. Available from: www.gmc-uk.org/-/media/documents/confidentiality-2004---2009-55664503.pdf?la=en (accessed February 6, 2023).

[292]　GMC (UK), Confidentiality. GMC: 2009. Available from: www.gmc-uk.org/-/media/documents/confidentiality-2009---2017-74802220.pdf?la=en (accessed February 6, 2023).

[293]　Op cit (n 291).

[294]　Ibid.

如果因为未披露个人信息而可能使患者或其他人面临死亡或严重伤害的风险,那么出于公共利益的考虑,在未经同意的情况下披露个人信息的行为可能是正当的。当患者或其他人面临的风险严重到超过了患者隐私利益的程度时,若情况允许,应当事先取得同意。……如果您的披露信息请求被患者拒绝,那么您应该考虑患者拒绝的理由(如果患者给出了任何理由的话)。如果您坚持认为,为了保护第三方不受死亡或严重伤害的威胁,披露这些信息是必要的,那么您应该立即向合适的个人或权威机构披露这些信息。这种情况可能发生在,比如,当披露信息可能有助于预防、侦查或起诉严重犯罪活动,尤其是那些针对个人的犯罪,例如虐待儿童的案件中。㉕

2009 年的指南在确认了相互竞争的公共利益之后, 于第 37 段中明确指出:

因此,出于公共利益的考虑,即使未获得患者同意,也可能需要披露个人信息。尤其在患者拒绝同意的特殊情况下,如果披露信息对个人或社会带来的益处超过了为患者信息保密的私人或公共利益,信息披露就是正当的。在这种情况下,您需要对不披露信息可能导致的伤害与披露信息可能带来的伤害进行权衡,这涉及对患者本人的伤害以及可能对医患信任关系造成的损害。㉖

在第 53 段中规定了为保护他人而披露信息的进一步指导:

如果因为未披露患者信息而可能使他人面临死亡或严重伤害的风险,那么出于公共利益的考虑,未经患者同意披露其个人信息可能是正当的。如果可行,您仍应寻求患者同意,并考虑患者拒绝请求时

㉕ Ibid.
㉖ Op cit (n 292).

所给出的理由。⑳

此外本案特别关注的学科，即遗传学和精神病学，相关专业机构已提供了具体指导。在遗传学领域，皇家内科医学院、皇家病理学家学院和英国人类遗传学协会发布了一份题为《遗传实践中的同意和保密：遗传测试和共享遗传信息的指南》⑳的医学遗传学联合委员会报告，该报告于 2006 年发布。该指南在第 2.5.3 段中指出：

> 人类遗传学委员会、纳菲尔德生物伦理学理事会以及英国医学总会一致认为，保密义务并不绝对，存在例外。当披露信息能够显著避免伤害，并且避免伤害的公共利益远远超出患者的信息保密利益时，披露信息就是正当的。例如，个人不愿意告知其亲属后者可能尚未意识到的遗传风险，或者为了进行特定的遗传测试而需要披露信息的情形。在上述情形中进行信息披露之前，应尽力说服患者同意；披露信息为面临风险人士带来的益处足以超过患者因信息披露受到的伤害；同时，应尽可能地将信息匿名化，并将披露内容限制在传达风险所必需的最小范围内。我们建议，在未获得同意的情况下进行信息披露之前，应与经验丰富的专业同行讨论该情况，并将披露信息的原因记录下来。当前的英国医学总会指南规定，在披露信息之前，通常应通知个人。⑳

2006 年发布的皇家精神科医师学会指南(《良好的精神科实践：信息保密与信息共享》)⑳为那些需要在披露信息是否符合公共利益，并且

---

⑳　Ibid.

⑳　Royal College of Pathologists, Consent and confidentiality in clinical genetic practice：Guidance on genetic testing and sharing genetic information：A report of the Joint Committee on Medical Genetics. 2nd edition September 2011. Available from：www.rcpath. org/static/f5c7ddc7-7efd-4987-b6b41ee16577f770/consent-and-confidentiality.pdf(accessed February 6，2023).

⑳　Ibid.

⑳　Royal College of Psychiatrists, Good Psychiatric Practice Confidentiality and information sharing. Third edition. College Report CR209 November 2017. Available from：www.rcpsych.ac.uk/docs/default-source/improving-care/better-mh-policy/college-reports/college-report-cr209.pdf?sfvrsn=238581532 (accessed February 6，2023).

这种公共利益是否超过了他们对患者的保密义务问题上作出判断的精神科医生提供了指导。该指南明确指出，每个案例都必须根据其本身的是非曲直来考量，并继续指出：

> 除了少数法定例外情况，决定是否披露可识别患者信息……是一项需要慎重考虑的判断——这种判断可能非常微妙。这种权衡需要综合考虑各种法律责任，包括对患者保密的义务以及维护卫生服务保密性所涉及的公共利益。需要深思熟虑的是，披露信息可能带来的损害(比如对医患信任关系可能造成的伤害，或患者未来可能不遵循医疗干预计划的风险)是否能够被潜在的利益所抵消。潜在的好处必须建立在合理的期望之上，即信息披露能够达到预期的效果(例如显著降低伤害风险)。[301]

该指南建议医生保留涉及权衡过程的书面记录，并在必要时寻求法律或其他专家的意见。它接着指出："医生必须确信信息披露是出于公共利益；如果医生对此没有把握，那么就必须维护患者的保密信息。"[302]

原告得知××(她的父亲)的诊断后发生的事件

经决定，在 2010 年 10 月 7 日的临床伦理委员会会议上讨论这个案子。

委员会以多数票作出了不向原告的妹妹披露信息的决定。

会议记录包含了对讨论内容的详细记录，包括病史、亨廷顿氏病的性质以及家庭动向。家庭动向被认为是不寻常的。会议记录中指出："未披露阳性检测结果既可能是出于保护家庭目的的善意行为，也可能是一种攻击行为。"

在投票之前，伦理委员会讨论了相互竞争的考量因素，包括：

---

[301] Ibid.
[302] Ibid.

i) 向原告的妹妹披露信息可能造成的伤害和益处。

ii) 怀孕是披露信息的理由，但在怀孕期间披露信息会导致困扰和作出决定的压力。

iii) 原告的妹妹可能无意中发现真相；其他家庭成员已经知情的事实，以及××表示在适当的时候会披露的事实。

iv) 保密对于家庭关系的影响，以及团队是否在"秘密和谎言"中串通。

v) 保密与家庭治疗方面的冲突。

vi) 亨廷顿氏病是否对犯罪行为产生了影响，以及这是否为披露提供了理由，无论是基于保护女儿免受暴力风险还是基于生殖选择。

233

vii) 团队中的一些成员强烈认为××有权保密，而另一些成员则认为女儿们的权利凌驾于患者的保密权之上。

viii) 这是一个不寻常的案件，但它是否足够特殊，以至于"需要偏离常规，违反保密义务"？

关于本案的政策考量，法院声明如下：

要在简短的总结中充分呈现专家深思熟虑的观点是困难的。然而，我发现从整体遗传证据中可以提炼出以下的关键点：

i) 医疗保密是一项极其重要的原则。经常性地将其他利益凌驾于患者的信息保密权利之上将破坏医患之间的信任关系，并可能阻碍人们主动前来寻求检测和治疗。

ii) 违背患者意愿，广泛或不加选择地向家庭成员披露遗传信息，将引起遗传学家的严重关切。

iii) 直接联系有风险的家庭成员并不属于英国遗传实践的常规操作。

iv) 临床遗传学家不认为他们有专业的义务去警告所有亲属有

关的遗传风险。强制医生追踪并告知所有亲属他们可能面临的健康风险的这一要求既不现实也不合理。

v) 遗传学家通常会考虑亲属的位置，并与患者合作，鼓励他们向家庭成员传达遗传信息。

vi) 遗传学家很少遇到需要考虑直接违反患者保密义务的情况。即使是那些对伦理问题特别感兴趣的专家，比如吕卡森(Lucassen)教授，他们被推荐处理最困难的案例，也只会偶尔遇到这样的情况。

vii) 通常情况下，患者最初拒绝披露遗传信息是可以通过协商来解决的。即使患者继续拒绝同意，通常也有可能在不直接违反保密原则的情况下通知亲属。

viii) 专业指南允许在能够避免对他人造成严重伤害的情况下披露遗传信息。

ix) 没有任何专业指南强制要求作出特定的决定，但是相关的指南要求临床医生必须在患者的利益和处于风险中的亲属的利益之间进行适当的权衡。

x) 在本案中，是否向原告披露信息是一个困难且复杂的决定，需要运用专业判断。

234　　此外，所有的遗传学专家都同意，如果原告为他们所知，他们会尝试警告她可能存在的家族风险。吕卡森教授和纽曼(Newman)教授建议，这可以在不直接违反××保密原则的情况下完成。然而，在交叉询问中，他们无法解释如何在实践中做到这一点。吕卡森教授这样说：

　　我不清楚什么会构成理想的安排……我仅仅是设想，有可能存在一种实施的方法。对于我而言，很难确切说明在法医精神病学领域中这种情况将如何实际发生，我认为那正是……一个非常困难的情况。因为临床遗传学家并未亲自见到××，他们仅就如何处理这种情况提供了建议……我认同这将是困难的。但我相信这是可行的。

纽曼教授在交叉询问中建议，奥卢莫罗蒂医生本可以邀请一位遗传学家到斯普林菲尔德与原告进行对话。……他说自从撰写报告以来，他一直在思考不同的场景，而且在听取审判中的证据时也在思考。他说：

> 我完全同意这是极其复杂且具有挑战性的咨询工作。但这正是我和我的同事们在全国范围内接受培训的目的，即寻找以患者能够理解的方式表达信息的方法，告知他们关于遗传风险以及可能影响他们的疾病情况。然后，在特定的情况下，尤其是非常特殊的情况下，要找到分享信息的方法，确保只在必要且最小范围内透露那些他人已经明确表示不希望被公开的信息。

精神病学证据

阿谢德(Adshead)医生和麦金纳尼(McInerny)医生在多个方面达成了共识。以下是他们证据中提出的无可争议的要点：

i) 即使患者是根据法院命令被拘留，也不能改变这一基本原则：未经同意，不应披露保密信息。

ii) 保密义务不是绝对的，法医精神病医生可能需要为了确保临床安全护理或出于公共利益而披露保密信息。

iii) 法医精神病医生在平衡患者利益与第三方利益及公共利益时，面临特别的伦理挑战。

iv) 在法医精神病学领域内，需要向多个第三方承担专业职责，第三方包括受害者、潜在受害者、亲属、司法部、假释委员会以及刑事司法系统内的其他组织。

v) 对精神病学家的专业指南并不强制要求在可能对第三方造成伤害的情况下进行信息披露，但确实要求对此进行权衡

235

考量。

vi) 法医精神病学家未必需要熟知关于遗传信息披露的具体指南,但他们应当寻求并遵循恰当的专业建议。

vii) 这个案例对于法医精神病学家来说是一个不常见的情况,涉及一个困难且复杂的决策。

精神病学专家们在奥卢莫罗蒂医生和斯普林菲尔德的团队是否对原告负有注意义务,且是否违反了注意义务的问题上持有不同意见。麦金纳尼医生不认为被告对原告负有法律上的注意义务,且即便假定负有注意义务,奥卢莫罗蒂医生和他的团队已经根据有关保密的相关指南履行了他们的义务。而阿谢德医生则认为,根据本案的情况,应当告知原告有关亨廷顿氏病的信息。实际上,她的证据表明,权衡考量只可能导致一个结果。

法院的判决

根据本判决书中阐述的理由,我得出的结论是第二被告对原告负有一项注意义务,即需要在她被告知遗传风险的利益、她父亲的利益以及维护信息保密的公共利益之间进行权衡。该义务涉及进行权衡并根据权衡结果采取相应行动。

这一义务是基于本案的具体事实产生的,涉及原告与第二被告之间存在的密切关系,以及可以预见到如果她未被告知可能会遭受伤害。

我认定的义务既不是独立的披露义务,也不是对所有亲属在遗传信息方面所负有的广泛注意义务。该法律义务认可且与既定的职业义务并行,并应按照英国医学总会及其他专业医学机构的指南来执行。

我没有发现第一被告与原告之间存在足够的近因性,以证明施加注意义务的合理性。同样,也没有足够的证据基础来支持对第三被告的主张。

尽管决策过程和记录保持的某些方面可能会受到批评,但我并未发现第二被告有任何可以被诉的违反义务的行为。不披露的决定得到了审慎的医学意见的支持，并且是在全面权衡了各方面利益冲突之后，第二被告有权作出的决定。

在分析了所有可用的证据后，我发现原告未能在可能性的权衡中证明，如果她在怀孕期间被告知风险，她会接受检查并接受终止妊娠。

鉴于此，基于普通法的诉讼主张因未能证明违反义务和因果关系而不能成立。

此外，基于我的发现，以保护人权为由的诉讼主张也无法获得支持。因此，尽管我对原告所处的悲惨境遇深感同情，但原告的诉求必须被驳回。

（十三）本案的比较分析

本案中，原告起诉其医生或医护人员，理由是他们未能及时通知她有关她父亲的亨廷顿氏病诊断，这导致了她无法在适当时机终止妊娠，以防止将疾病传给她的子女。

在证明过失侵权行为时，原告一般需要证实以下四个要件：

1. 医护人员对患者负有注意义务。

2. 医护人员未能履行该注意义务。

3. 违反上述注意义务导致了原告的损害。

4. 如果未能履行对于原告的注意义务(在此案例中，即她父亲亨廷顿氏病诊断的信息)，则原告现在或将来遭受损害是可合理预见的。[303]

在本案中，被告(医疗服务提供者)通过他们的雇主——雇用医生的NHS信托基金会否认了原告的主张。他们辩称，由于原告不是他们的直接患者，因此他们对原告不负有注意义务。在本案中，直接患者是原告

---

[303]　S.C. Chima, 'Chapter 7: Clinical Negligence and Medical Error' in *A Primer on Medical Bioethics and Human Rights for African Scholars* (Durban: Chimason Educational Books, 2011) 132—150.

的父亲××，他因心理健康问题入院，后来被发现患有亨廷顿氏病。

被告还辩称，即使存在注意义务，他们也通过告知原告有关她父亲的诊断结果来履行了这一义务，即使这一告知由于她的特殊家庭情况而有所延迟。特别是考虑到原告父亲一再表明不希望告知他的孩子有关他亨廷顿氏病的诊断。

被告还辩称，即使原告及时得知了诊断结果，也没有证据表明她会选择终止妊娠。此外，根据英国法律，终止妊娠的期限是受法律限制的，只允许在妊娠 24 周以内进行。

法院在审理此案时，仔细考虑了医生职业组织发布的伦理指南，包括英国医学总会㉑、皇家内科医学院、皇家病理学家学院以及英国人类遗传学协会下设的医学遗传学联合委员会的指南。㉒

法院还考虑了根据博勒姆(Bolam)原则组成的多学科医学专家委员会的意见。博勒姆原则要求"医生的行为应符合该领域内负责任的专业人士团体所认可的实践"。这一标准在 *Bolam v Friern HMC* 案㉓中被确立，并在 *Hills v Potter* 案㉔中得到重申，法院在后者中裁定："在每个案件中，法院都必须确信所主张的标准与医学界广泛支持的标准相符。"㉕

在综合考虑了所有证据、专家的意见以及案件的背景之后，法院注意到原告的父亲××不仅在寻求自我诊断时有所耽搁，而且还拒绝医生违反保密原则以将他的病情告知他的女儿们(包括原告和她的妹妹)。法院还特别考虑到，当原告无意中获知自己的诊断时，已经超出了英国法律允许的妊娠终止时间限制——即怀孕 24 周以内。

基于这些考量，法院得出结论，虽然原告并非此案中的直接患者，但其中一名被告(第二被告)确实对她负有注意义务。这是因为原告因父亲被诊断出亨廷顿氏病而参与了家庭治疗，并且由于父亲杀害母亲并因

237

㉑ UK GMC (nn 290, 291 and 292).
㉒ Op cit (nn 298 and 299).
㉓ *Bolam v Friern Hospital Management Committee* [1957] 1 WLR 582; Chima (n 304).
㉔ *Hills v Potter* [1984] 1 WLR 641, QBD.
㉕ Ibid.

此罪行被监禁，给家庭带来了严重创伤，这些情况共同证明了涉案的 NHS 信托之一确实对原告负有注意义务。

尽管原告认为自己的医生存在过失，未能及时告知她父亲的亨廷顿氏病诊断，法院在审理后认为医生们并没有违反对原告的注意义务。这是因为，尽管原告的父亲拒绝让医生透露相关信息，医生们还是根据原告的家庭状况，尽可能给予了她适当的咨询和建议。

238

此外，法院指出，即便原告得知了诊断结果，也没有证据显示她会因此选择终止妊娠。这一结论是基于原告即使在得知父亲确诊后，仍犹豫不决，不愿在妹妹怀孕时告知妹妹相关诊断的事实。基于这些理由，法院最终驳回了原告对医生及其雇主 NHS 信托基金会的过失侵权索赔。

（十四）根据南非法律考量本案的事实

在南非法律的背景下，本案的关键区别在于原告在避免将遗传性致命疾病如亨廷顿氏病传给后代的风险时，所拥有的终止妊娠的时间和机会。虽然根据英国法律，在这种情况下终止妊娠的时限是 24 周，但在南非，如果胎儿存在严重的精神或身体异常，那么在分娩前终止妊娠并不存在时间上的限制。相应地，1996 年《终止妊娠选择法》⑨规定：

(1) 妊娠可以在以下情况下被终止：

(a) 孕妇在怀孕的前 12 周内提出要求。

(b) 从第 13 周到第 20 周(包括第 20 周)如果医生在与孕妇协商后认为：

(i) 继续妊娠会对妇女的身体或心理健康构成伤害；或

(ii) 胎儿存在患有严重身体或精神异常的实质性风险；或

(iii) 妊娠是由强奸或乱伦导致的；或

---

⑨　Choice on Termination of Pregnancy Act 92 of 1996.

(iv) 继续妊娠将严重影响妇女的社会或经济状况。

(c) 在怀孕第 20 周之后,如果医生与另一位医生或已完成规定培训的注册助产士协商后认为继续妊娠:

(i) 将危及妇女的生命;或

(ii) 会导致胎儿严重畸形;或

(iii) 会对胎儿构成伤害风险。

因此,依据南非的法律规定,原告可以基于她的父亲和她自己的亨廷顿氏病诊断,在任何时间点自由地选择终止妊娠,以排除婴儿有 50% 概率出现严重异常或者遗传亨廷顿氏病的风险。

此外,《终止妊娠选择法》[310]明确规定了哪些类型的异常或者异常需要达到何种严重程度才能作为终止妊娠的正当理由。

在南非的文化背景下,另一个可能需要考虑的问题是不同的文化信仰体系。例如,如果患者是一名信仰非洲传统文化的黑人,那么包括对祖先的信仰在内的其他因素可能会影响其决策。在其他文化或西欧文化中,因遗传亨廷顿氏病而预期只有三十至五十年的寿命可能被视为不幸。然而,对于信仰祖先和宿命的非洲黑人患者来说,他们可能会接受这样的寿命,并认为因亨廷顿氏病而缩短的寿命可能是祖先的意愿。在这种情况下,可能根本不会考虑终止妊娠的问题,因为人们相信这是祖先为后代或孩子预定的寿命,这与一些非洲文化信仰体系是一致的。[311][312][313]

---

[310]　Ibid.

[311]　F. Akpa-Inyang and S.C. Chima, South African traditional values and beliefs regarding informed consent and limitations of the principle of respect for autonomy in African communities: a cross-cultural qualitative study. *BMC Med Ethics* 2021, 22(1), 111. https://doi.org/10.1186/s12910-021-00678-4.

[312]　S.C. Chima, Evaluating knowledge, practice, and barriers to informed consent among professional and staff nurses in South Africa: An empirical study. *Canadian Journal of Bioethics-Revue Canadienne de Bioéthique*, 2022. DOI: https://doi.org/10.7202/1089785ar.

[313]　S. C. Chima and F. Mamdoo, Ethical and legal dilemmas around termination of pregnancy for severe fetal anomalies: A review of two African neonates presenting with ventriculomegaly and holoprosencephaly. *Niger J Clin Pract* 2015, 18: S31-38. DOI: 10.4103/1119-3077.170820.

（十五）医生何时应该违反保密义务的情况总结   240

医生不应在以下情况下违反保密义务——除非得到患者同意：

1. 随意违反：为了娱乐或消遣。

2. 仅为满足他人的好奇心。

3. 为了防止轻微犯罪。

4. 为了防止对他人的轻微伤害。

5. 在性传播疾病诊所中，除非基于法院命令、公共卫生需要或者对已知的他人可能造成严重伤害的风险，否则不应向第三方透露任何可识别信息。

6. 医生在未经受影响个人同意的情况下(最好是书面同意)，不应撰写或填写披露保密信息的报告或表格。

医生必须违反保密义务的情况(仅限于特定当局)：

1. 应报告的疾病。

2. 出生登记。

3. 死亡登记。

4. 应警方要求，最好有法院命令。

5. 基于法官签署的搜查令。

医生有自由裁量权的情况(关于是否违反患者保密义务)：

1. 为了患者的利益，与医疗团队的其他成员共享信息，以进行患者护理。

2. 在某些司法管辖区，符合驾驶法规的要求，例如，法定失明等。

3. 当第三方面临严重伤害风险时，例如，HIV 阳性患者的配偶(特别是如果被感染的配偶拒绝向其伴侣或配偶透露信息)，在进行适当的违反义务咨询后。

4. 侦查和预防严重犯罪。[314]

---

[314] Chima (nn 107 and 218).

第十章　美国患者隐私与健康信息保密

斯泰西·A. 托维诺

一、概　述

在美国，患者隐私、健康信息保密以及数据安全问题受到联邦和各州的法律、法规、司法意见以及宪法条款共同拼凑起来的复杂体系管辖。其中，最著名的联邦法规包括 1996 年《健康保险携带和责任法案》的隐私、安全和违规通知规则，上述规则为某些医疗行业参与者必须遵守的最低要求设定了标准。①虽然《健康保险携带和责任法案》规则优先于与之冲突的州法律，但各州可以制定更为严格的法

---

① See Health Insurance Portability and Accountability Act (HIPAA) of 1996, Pub. L. No. 104—191, 110 Stat. 1936 (经修订后编入《美国法典》各章节), amended by Health Information Technology for Economic and Clinical Health Act (HITECH), Pub. L. No. 111-5, 123 Stat. 226 (2009)(经修订后编入《美国法典》第 42 章)[hereinafter HIPAA]. 联邦卫生与公众服务部 (HHS)为实施 HIPAA 264(c)制定的隐私法规，编纂于 45 C.F.R. §§ 164.500—.534 [hereinafter HIPAA Privacy Rule]. HIPAA 安全规则，即为实施 section 262(a) of HIPAA (42 U.S.C. § 1320d—2(d)(1)) 制定的规则，编纂于 45 C.F.R. §§ 164.302—.318 [hereinafter HIPAA Security Rule]. HIPAA 违规通知规则，即为实施 section 13402 of HITECH (42 U.S.C. § 17932)的规则，编纂于 45 C.F.R.§§ 164.400—.414 [hereinafter HIPAA Breach Notification Rule].

律。②在该领域，各州的法律差异很大。有的州仅对传统医疗行业参与者(如持照医疗保健专业人员和持照医疗保健机构)使用、披露和保护健康信息的行为进行监管。③有的州则对所有掌握健康信息的人员进行监管，无论其是否为持照医疗保健专业人员和持照医疗保健机构。④还有一些州对所有在该州开展业务的人员进行监管，只要这些人员控制或处理某些可识别的消费者数据(包括健康数据)，并且达到了数据控制或数据处理的门槛。⑤尽管本章主要关注一直被视为美国医疗保健行业国家标准的《健康保险携带和责任法案》隐私规则、安全规则和违规通知规则，但也会在适当的时候讨论其他基础性和值得注意的法律规则。

242

二、 信息保密的伦理基础

在美国，保护患者隐私和健康信息的保密性以生物医学伦理基本原则为基础，尤其体现在尊重个人自主权方面。⑥在美国，尊重自主权是一项准则，要求尊重有决策能力的成年人作出的决定，包括关于使用和披露可识别健康信息的决定。自主行为的前提条件包括如实披露与患者决策、患者理解以及自愿选择相关的实质性信息。⑦在患者隐私和健康信息保密的场景下，下列情形中个人自主权被视为受到尊重：(1)在使用或披露个人可识别健康数据之前，个人已得到提前通知；⑧(2)以普通大

---

② Preemption of State Law: General Rule and Exceptions, 45 C.F.R. §160.203.

③ 参见，例如 Oklahoma Hospital Standards, Okla. Admin. Code §310: 667-19-3。

④ 参见，例如 Texas Medical Records Privacy Act, Tex. Health & Safety Code §181.001(b)(2)(B)。

⑤ 参见，例如 Virginia Consumer Data Privacy Act, Va. Code §§59.1-571—572。

⑥ 参见，例如 Tom L. Beauchamp and James F. Childress, Principles of Biomedical Ethics, 8th ed., Part II (Respect for Autonomy) (Oxford University Press 2019)。

⑦ 参见，例如 American Medical Association, Code of Medical Ethics, Op. 3.2.1 ("一般来说，患者有权决定是否以及向谁披露其个人健康信息")。

⑧ 参见，例如 Notice of Privacy Practices for Protected Health Information, 45 C.F.R. §164.520。

众能够理解的简明语言将有关此类使用或披露的实质性信息提供给个人；⑨(3)个人有机会授权同意或拒绝信息的使用或披露；⑩以及(4)数据保管人不会以个人授权为条件，限制个人接受治疗、参加医疗保健计划或享受健康福利的资格。⑪不过，与患者隐私和健康信息保密性有关的伦理义务并不是绝对的，而是相对的，也即需要与开展治疗、付款和医疗保健业务以及各种公共卫生、安全和福利措施而使用和披露患者可识别信息的需求相平衡。⑫

243

三、保密义务的主要来源

在美国，保密义务的法律框架由宪法、普通法以及众多法律和法规共同构成。例如，国会于 1866 年通过并于 1868 年批准的《美国宪法第十四修正案》规定："任何一州，不经正当法律程序，不得剥夺任何人的生命、自由或财产；对于在其管辖范围内的任何人，不得拒绝给予法律的平等保护。"⑬虽然该修正案的初衷是赋予非裔美国人公民权，但现在受保护的利益包括个人决策中的隐私权，进而包括个人健康决策之中的隐私权，⑭以及对信息保密拥有的有限利益。

1977 年，美国最高法院在 Whalen v. Roe.案中处理了对信息保密拥有的有限利益问题。在该案中，法院审查了纽约州的一项法规，该法规要求医生向州政府披露他们所开具的所有具有高度滥用可能药物的处方副本。⑮该法规还规定了州政府收到处方信息后所需采取的安全措施。

---

⑨ 参见，例如 Plain Language Requirement, 45 C.F.R. § 164.508(c)(3)。

⑩ 参见，例如 Uses and Disclosures for Which an Authorization Is Required, 45 C.F.R. § 164.508。

⑪ 参见，例如 Prohibition on Conditioning of Authorizations, 45 C.F.R. § 164.508(b)(4)。

⑫ 参见，例如 American Medical Association, Principles of Medical Ethics, Principle 4 (2016) ("医生……应当依法保护患者隐私")。

⑬ U.S. Const., amend.XIV.

⑭ 参见，例如 Roe v. Wade, 410 U.S. 113, 153 (1973)。

⑮ Whalen v. Roe, 429 U.S. 589 (1977).

受影响的患者、医生和医生协会认为该法规侵犯了他们受宪法保护的隐私权。地区法院同意原告的观点，理由是："医患关系侵入了宪法所欲保护的'隐私区域之一'，而纽约州法规中的患者身份识别条款以'必然广泛的影响'(a necessarily broad sweep)侵犯了这一区域。"⑯最高法院得出了不同结论，其更重视州政府在数据收集方面的利益。然而，最高法院确实在附带意见中承认了"在计算机数据库或其他大规模政府文件中积累大量个人信息隐含着的对于隐私的威胁"。⑰最高法院还指出："'在某些情况下'，避免不当披露信息的义务'可以说源于宪法'。"⑱一些州(但不是所有的州)的宪法明确承认隐私权，其中一些州将这一权利解释为也包括对信息保密拥有的有限利益。⑲

　　在美国，保密义务也源于法学论著(legal treatise)和普通法。1890年，塞缪尔·沃伦(Samuel Warren)和路易斯·布兰代斯(Louis Brandeis)在《哈佛法律评论》上发表了他们的著名文章《隐私权》。⑳沃伦和布兰代斯在该文中指出，个人拥有普遍的"独处权"或"隐私权"，其中包括个人决定"其思想、情感和情绪在多大程度上可以传达给他人"的权利。㉑受到沃伦和布兰代斯学术思想的启发，密歇根州的一家法院于次年宣布，已婚妇女在分娩期间享有隐私权。这项权利指向妇女有权：(1)从医生处获知医生提议由一名未婚的、非专业的男士陪同其分娩；(2)拒绝授权第二名男士参与其分娩过程。㉒当医生没有向该妇女及其丈夫提供有关参与男士(未婚且非专业身份)的准确信息时，密歇根州法院作出了有利于该妇女的判决。

　　尽管在19世纪末20世纪初，最受关注的概念是患者隐私权而非健康信息保密性，但在1920年，内布拉斯加州的一家法院还是支持了原告根

244

---

⑯　Id. at 596.
⑰　Id. at 605.
⑱　Id.
⑲　参见，例如 Ala. Const. art. I，§22；Cal. Const. art. I，§1；Fla. Const. art. I §23。
⑳　Samuel Warren and Louis Brandeis, The Right to Privacy, Harvard L. Rev.(1890).
㉑　Id.
㉒　DeMay v. Roberts，9 N.W. 146 (Mich. 1881).

据普通法在医疗领域以违反保密义务为由提起的诉讼。该法院指出：

> 医患关系本质上是一种高度保密的关系。患者经常需要提供有
> 关自己的信息，如果这些信息被广泛传播，将使患者非常难堪或对患
> 者有害。医生有义务对这些信息保密，这不仅是出于职业荣誉，也是
> 出于职业伦理……不当地违反保密义务和背信弃义将引起以损害赔
> 偿为由的民事诉讼。㉓

245　　然而，内布拉斯加州法院所谓的"保密权"并不是绝对的。例如，
如果法规要求医生披露信息，或者披露信息将保护其他人的健康和安
全，此时的保密权行使就会受到限制。㉔

　　如今，侵权行为的普通法通常承认四项基本的隐私权，这四项隐私
权由威廉·普罗瑟(William Prosser)1960年发表在《加利福尼亚法律评论》
的一篇开创性文章中首次提出，并于20世纪60年代中期首次编入《美国
侵权法重述(第二版)》。㉕这些权利包括(1)侵扰某人的独居或独处生活(独
处)；(2)公开暴露令人尴尬的个人情况(披露)；(3)公布不实资讯，误导社会
大众对他人的看法(错误看法)；(4)盗用他人的肖像和姓名，借以牟利(盗
用)。在诉讼中主张前三项权利的是：(1)患者希望对自己的身体和精神健
康状况保密；(2)患者希望将自己与医护人员的交流及其医疗记录保密；
(3)患者不希望自己的姓名或照片刊登在涉及药物使用障碍或者其他关于
身体或精神健康状况的敏感性或者污名化文章的周边。除了这些隐私侵
权行为外，当今的普通法也承认在医疗领域存在一系列违反健康信息保
密义务的侵权行为。例如，在 *McCormick v. England* 案㉖中，南卡罗来纳
州上诉法院总结了这一普通法规则："大多数面临这一问题的司法辖区都

㉓　Simonsen v. Simonsen, 177 N.W. 831, 832 (Neb. 1920).
㉔　Id.
㉕　William L. Prosser, Privacy, 48 Cal. L. Rev. 389—407 (1960)；Restatement (Second) of Torts, §§ 652A—E (1977).
㉖　McCormick v. England, 494 S.E.2d 431 (S.C. Ct. App. 1997).

已经认可了对医生未经授权披露保密信息的行为提起诉讼的权利，除非该披露行为源于法律的强制性要求或者符合患者利益或公共利益。"

在美国，保密义务也源于各州的医疗专业执业法和医疗机构许可法。例如，规范得克萨斯州执业医师的《得克萨斯州医疗执业法》规定了保密交流(也即"医生与患者之间任何关于医生向患者提供专业服务的交流均属于保密特权，不得披露")和保密记录("由医生创建或保管的关于患者的身份、诊断、评估或治疗的记录均属保密特权，不得披露")。㉗再例如，《得克萨斯州医院许可法》禁止医院雇员在未经患者书面授权的情况下披露有关患者的医疗保健信息，并为那些信息在未授权情形下遭到披露的患者提供救济措施。㉘

从历史上看，各州专业执业法和各州机构许可法中规定的保密义务大相径庭，呈现出各州法律不统一的状态。为了建立联邦层面适用于医疗保健行业的法律，威廉·克林顿(William J. Clinton)总统于1996年8月21日签署了《健康保险携带和责任法案》，使之成为法律。㉙《健康保险携带和责任法案》要求国会在三年内制定隐私立法。㉚如果国会未能在期限内完成立法，《健康保险携带和责任法案》将指示联邦卫生与公众服务部(Department of Health and Human Services)制定隐私法规。㉛当国会未能在截止日期前完成立法时，联邦卫生与公众服务部将通过制定《健康保险携带和责任法案》隐私规则作出回应。㉜

四、受保密义务约束的人员

《健康保险携带和责任法案》隐私规则仅适用于受涵盖实体及其业

㉗　Tex. Occ. Code § 159.002(a), (b).
㉘　Tex. Health & Safety Code §§ 241.152, 241.156.
㉙　HIPAA, supra note 1.
㉚　HIPAA § 264(c)(1).
㉛　HIPAA § 264(c)(1).
㉜　参见 HIPAA Privacy Rule, supra note 1.

务伙伴。㉝受涵盖实体包括医疗保健计划、医疗保健信息交换所和某些(但不是全部)医护人员。㉞医疗保健计划的定义是"任何提供或支付医疗保健费用的个人或团体计划"。㉟医疗保健计划包括但不限于健康保险发行人、健康维护组织、医疗保险(Medicare)、医疗保险补充保单发行人、医疗补助(Medicaid)、印第安人健康服务、联邦雇员健康福利计划、长期护理保单发行人，以及由雇主赞助的包含 50 名以上(包括 50 名)参与者的团体医疗保健计划，或者是由雇主赞助的由第三方管理者管理的团体医疗保健计划。㊱医疗保健信息交换所被定义为"公共或私营实体，包括计费服务、重新定价公司、社区保健管理信息系统或社区保健信息系统，以及增值网络和交换机"，该实体具有以下任一功能：(1)将从另一实体收到的非标准格式或包含非标准数据内容的健康信息处理成标准数据元素或标准交易，或为上述处理活动提供协助；(2)从另一实体接收标准交易，并将所包含的健康信息转换成非标准格式或非标准数据内容，或为上述处理活动提供协助。㊲医疗保健服务提供者被定义为"服务提供者"(例如医院、关键通道医院、技能护理设施、综合门诊康复机构、家庭保健机构、临终关怀机构)、"医疗和其他保健服务提供者"(例如，医生、助产士、心理学家、社会工作者、耐用医疗设备、耐用医疗设备供应商)，以及"在正常业务过程中提供医疗保健服务、开具账单或收取医疗费用的任何其他个人或组织"(例如药剂师、药房、持照独立顾问)。㊳然而，只有某些医护人员受《健康保险携带和责任法案》隐私规则的管辖。提供者必须在某些标准交易(如医疗保险索赔交易)中以电子形式传输健康信息，才能受《健康保险携带和责任法案》隐私规则的管辖。㊴仅接受现金、支票或信用卡付款且不向保险机构开具账单的提供

㉝　45 C.F.R. § 164.500 (a)，(c).
㉞　45 C.F.R. § 160.103 (定义受涵盖实体)。
㉟　45 C.F.R. § 160.103 (定义医疗保健计划)。
㊱　45 C.F.R. § 160.103 (定义团体医疗保健计划)。
㊲　45 C.F.R. § 160.103 (提供医疗保健计划的示例)。
㊳　45 C.F.R. § 160.103 (定义医疗保健服务提供者)。
㊴　45 C.F.R. § 160.103 (受涵盖实体)。

者不受《健康保险携带和责任法案》隐私规则管辖。向保险公司开具账单，但仅提交纸质(而非电子)账单的提供者也不在《健康保险携带和责任法案》隐私规则的管辖范围之内。

受涵盖实体的业务伙伴也必须遵守《健康保险携带和责任法案》隐私规则。业务伙伴被定义为代表受涵盖实体，但不是以受涵盖实体员工的身份，创建、接收、维护或传输受保护的健康信息[40]，以代表受涵盖实体执行某些受监管活动的人员。[41]这些受监管活动包括但不限于索赔处理、索赔管理、数据分析、处理或管理、使用审查、质量保证、患者安全活动、计费、福利管理、业务管理和重新定价。[42]业务伙伴也包括不以受涵盖实体员工身份向受涵盖实体提供法律、精算、会计、咨询、数据聚合、管理、行政、认证或金融服务的人员。[43]根据《健康保险携带和责任法案》的规定，业务伙伴还包括代表业务伙伴创建、接收、维护或传输受保护的健康信息的分包商。[44]

由于《健康保险携带和责任法案》隐私规则(以及其他《健康保险携带和责任法案》规则)的适用范围有限，联邦立法者最近向国会提交了一系列适用范围更广的隐私(以及安全和违规通知)法案。其中一些法案旨在解决移动健康应用程序等技术在收集、使用和披露健康数据时引发的隐私和安全问题，这些应用程序和技术不在受涵盖实体或业务伙伴的定义范围内。另一些法案旨在回应不属于受涵盖实体的新冠接触者追踪器和新冠暴露通知服务在收集、使用和披露传染病数据时所引发的隐私和安全问题。

例如，在移动健康应用程序等技术方面，民主党参议员布莱恩·夏茨(Brian Schatz)的《2018年数据保护法案》针对不属于受涵盖实体的在线服务提供商设定了涉及"个人识别数据"的新型数据保护义务。

[40] 除四种例外情况外，受保护的健康信息被定义为可识别个人健康信息。45 C.F.R. § 160.103 (定义受保护的健康信息与可识别个人健康信息)。
[41] 45 C.F.R. § 160.103 (定义业务伙伴)。
[42] 45 C.F.R. § 160.103 (定义业务伙伴)。
[43] 45 C.F.R. § 160.103 (定义业务伙伴)。
[44] C.F.R. § 160.103 (定义业务伙伴)。

该法案将"个人识别数据"定义为"已经或有合理方式可以"与特定终端用户和计算机设备相关联的数据。[45]再例如，民主党参议员艾米·库布查(Amy Klobuchar)的《2019年保护个人健康数据法案》要求联邦卫生与公众服务部部长制定法规，以加强对不属于受涵盖实体的消费者设备、服务、应用程序或软件所收集、处理、分析或使用的"个人健康数据"的隐私和安全保护。[46]同样，参议员罗恩·怀登(Ron Wyden)的《2019年管好你自己的事法案》要求联邦贸易委员会制定法规，向某些非受涵盖实体施加实施合理的网络安全和隐私政策、实践和程序以保护"个人信息"的义务。"个人信息"被定义为"任何可合理关联到特定消费者或用户设备的信息，无论该信息是如何收集、推断或获得的"。[47]参议员比尔·卡西迪(Bill Cassidy)的《停止营销和披露可穿戴设备和追踪器消费者健康数据法案》主张禁止某些非受涵盖实体将收集的消费者健康信息转让或出售给以盈利为目的收集或分析消费者健康信息的信息中介。该法案将消费者健康信息定义为"由个人消费设备创建或收集的，关于特定个人的健康状态、生物特征或运动感知的任何信息，无论创建或收集该等信息的方式是基于传感器自动检测还是基于手动输入"。[48]

为了应对非受涵盖实体在新冠接触者追踪器和新冠暴露通知服务中加大收集传染病数据力度而引发的担忧，参议员理查德·布卢门撒尔(Richard Blumenthal)提出的《2020年公共卫生紧急隐私法案》为"紧急事件健康数据"设定了一定的隐私和安全保护规则。"紧急事件健康数据"被定义为"与个人或设备相关联或可合理关联的数据，包括从其他已收集数据中推断或衍生出的关于个人或设备的任何数据，只要这些数据仍然与个人或设备相关联或可合理关联，并且涉及新冠公共健康紧急

[45] Data Care Act of 2018, S.3744, 115th Cong., 2nd Sess., §3 (Dec. 12, 2018).

[46] Protecting Personal Health Data Act, S.1842, 116th Cong., 1st Sess. (June 13, 2019).

[47] Mind Your Own Business Act of 2019, S.2637, 116th Cong., 1st Sess., §2(12) (Oct. 17, 2019).

[48] Stop Marketing and Revealing the Wearables and Trackers Consumer Health (SMARTWATCH) Data Act, S.2885, 116th Cong., 1st Sess. (Nov. 18, 2019).

情况"。[49]同样，参议员罗杰·威克(Roger Wicker)提出的《2020年新冠消费者数据保护法案》旨在保护"受涵盖数据"，"受涵盖数据"包括"精确地理位置数据、邻近数据、持久性标识符和个人健康信息"。[50]参议员玛丽亚·坎特韦尔(Maria Cantwell)提出的《2020年暴露通知隐私法案》旨在对传染病自动暴露通知服务运营商施加适用于"受涵盖数据"的隐私和安全标准。"受涵盖数据"被定义为以下信息："(A)与任何个人或与个人合理关联的设备相关联或合理可关联的数据；(B) 非聚合数据；(C) 收集、处理或传输与自动暴露通知服务相关的数据。"[51]尽管国会尚未通过上述任何一项法案，但法案的提出反映出在使用移动医疗技术以及为抗击新冠疫情而加强收集、使用和披露传染病数据的过程中，隐私和安全问题愈加突出。

　　除了上文讨论的联邦机构外，一些州也已经颁布了更具普遍适用性的卫生法，用以规范"掌握受保护的健康信息"或"获取或储存受保护的健康信息"的非受涵盖实体。[52]截至本章撰写之时，有五个州(加利福尼亚州、科罗拉多州、康涅狄格州、犹他州和弗吉尼亚州)[53]颁布了保护各种类型的个人数据(包括为纳入《健康保险携带和责任法案》规则管辖范围的健康数据)的消费者数据保护法。这些新的规则赋予数据主体　250

---

[49]　Public Health Emergency Privacy Act, S.3749, 116th Cong., 2nd Sess., §2(8) (May 14, 2020).

[50]　The COVID-19 Consumer Data Protection Act of 2020, S.3663, 116th Cong., 2nd Sess. (May 7, 2020).

[51]　The Exposure Notification Privacy Act, S.3861, 116th Cong., 2nd Sess., §2(6) (June 1, 2020).

[52]　Tex. Health & Safety Code 181.001(b)(2)(B), (C).

[53]　参见 California Consumer Privacy Act, codified at Cal. Civ. Code §§ 1798.100 -.135 (latest revisions eff. January 1, 2023) [hereinafter California Consumer Privacy Act]; Colorado Privacy Act, S.B. 21-190, signed into law on July 7, 2021, to be codified at Colo. Rev. Stat. §§ 6-1-1301-1313 (eff. July 1, 2023) [hereinafter Colorado Privacy Act]; Connecticut Data Privacy Act, S.B. 6, Pub. Act No. 22-15 (eff. July 1, 2023) [hereinafter Connecticut Data Privacy Act]; Utah Consumer Privacy Act, S.B.227, 2022 Gen. Sess. (Mar. 24, 2022), to be codified at Utah Code Ann. §§ 13-61-101-404 [Utah Consumer Privacy Act]; Virginia Consumer Data Protection Act, S.B.1392 (Mar. 2, 2021), to be codified at Va. Code Ann. §§ 59.1-571-.581 (eff. Jan. 1, 2023) [hereinafter Virginia Consumer Data Protection Act]。

关于其个人信息的全面隐私权。[54]举例而言,这些权利包括:了解正在收集哪些个人信息的权利;了解出售哪些个人信息以及出售给谁的权利;选择不出售或分享个人信息的权利;限制使用和披露敏感个人信息(包括健康信息)的权利;删除个人信息的权利;更正个人信息的权利;选择退出信息出售或行使权利时不受报复的权利。[55]尽管如此,已经颁布消费者数据保护法的五个州都为受管辖的企业设定了财务或数据销售的门槛。例如,2018 年《加利福尼亚州消费者隐私法》(最新修订版于2023 年 1 月 1 日生效)仅适用于符合以下条件之一的企业:年收入超过2 500 万美元;或每年购买、接收、出售或分享 5 万名或以上消费者的个人信息;或年收入的 50% 或以上来自出售消费者的个人信息。[56]类似的,2023 年 7 月 1 日起生效的《科罗拉多州隐私法》对在科罗拉多州营业或有意针对科罗拉多州居民生产或者提供商业产品或服务的某些数据控制者(包括某些健康数据控制者)进行了规范。[57]然而,《科罗拉多州隐私法》的规定仅在以下情况下适用:数据控制者在一个日历年内处理了10 万名或以上消费者的个人数据;或者从个人数据的销售中获得收益(或因出售个人数据在商品或服务的价格上获得折扣),并且同时处理或控制了 2.5 万名或以上消费者的个人数据。[58]类似的,2023 年 7 月 1 日起生效的《康涅狄格州数据隐私法》(CDPA)也对针对康涅狄格州居民提供商品或服务的企业和个人进行规范。然而,《康涅狄格州数据隐私法》仅在满足以下条件时适用:在上一日历年度,企业或个人"控制或处理了不少于 10 万名消费者的个人数据,不包括仅为完成支付而控制或处理的个人数据",或"控制或处理了不少于 2.5 万名消费者的个人数据,并且从个人数据的销售中获得的收入占到了总收入的 25% 以上"。[59]犹他

251

---

[54] 参见,例如 California Consumer Privacy Act, supra note 53, §§ 1798.100-.135 (将一系列与隐私相关的权利纳入法律条文规定之中)。

[55] See, e.g., id.

[56] California Consumer Privacy Act, supra note 53, § 1798.140.

[57] Colorado Privacy Act, supra note 53, § 6-1-1304(1).

[58] Id.

[59] Connecticut Data Privacy Act, supra note 53, § 2.

州和弗吉尼亚州(作为第四和第五个颁布新消费者数据保护法的州)也设定了类似的财务和数据门槛。[60]截至本章撰写之时,在美国仍未出现像欧盟 GDPR[61] 那样的全国性的、超越特定行业的消费者数据保护法。[62]

五、 信息保密的法定义务

《健康保险携带和责任法案》隐私规则包含三套子规则,包括使用和披露要求[63]、个人权利[64]和行政要求。[65]三套子规则旨在保护受涵盖实体与业务伙伴获取或维护的受保护的健康信息的保密性。理解受保护的健康信息的定义对于理解使用和披露要求至关重要。受保护的健康信息的定义主要基于可识别个人健康信息的定义,[66]可识别个人健康信息被定义为:(1)由医护人员、健康计划、雇主或医疗保健信息交换所创建或接收的健康信息;并且(2)与个人过去、现在或将来的身体或精神健康状况有关;涉及为个人提供的医疗保健;或涉及为过去、现在或未来的个人医疗保健支付的费用;以及(i) 能够识别个人身份;或(ii) 有合理依据相信该信息能够用于识别个人身份。[67]例如,如果医生(例如医护人员)创建了一份纸质或电子病历,该病例记录患者的诊断和治疗计划,并且能

252

---

[60]　Id.

[61]　《犹他州消费者隐私法》于 2023 年 12 月 31 日生效,适用于任何在犹他州开展业务或生产或提供针对犹他州居民消费者的商品或服务的控制者或处理者,但前提是该控制者或处理者:(1)年收入达到或超过 25 000 000 美元,且(2a) 控制或处理 100 000 名或以上消费者的个人数据,或(2b) 实体总收入的 50% 以上来自个人数据销售,且控制或处理 25 000 名或以上消费者的个人数据。Utah Consumer Privacy Act, supra note 53, §13-61-102.《弗吉尼亚州消费者数据保护法》于 2023 年 1 月 1 日生效,该法对在弗吉尼亚州开展业务或生产或提供针对弗吉尼亚州居民的商品或服务的某些企业进行监管,但前提是在一个日历年度内,该企业控制或处理以下人员的个人数据(包括健康数据):(i) 至少 100 000 名消费者或(ii) 至少 25 000 名消费者,且总收入的 50% 以上来自个人数据销售。Virginia Consumer Data Protection Act, supra note 53, §59.1-572(A).

[62]　Commission Regulation (EU) 2016/679, 2016 O.J. (L 119) (EU) [hereinafter GDPR].

[63]　45 C.F.R. §§ 164.502-.514.

[64]　45 C.F.R. §§ 164.520-.528.

[65]　45 C.F.R. § 164.530.

[66]　45 C.F.R. § 160.103(定义受保护的健康信息)。

[67]　45 C.F.R. § 160.103(定义可识别个人健康信息)。

够识别患者身份(例如包含患者姓名)或可用于识别患者身份(包含其他可识别信息,例如患者家庭住址,其在与公开可得的财产记录相结合的基础上可以用于识别患者身份),则该医生创建了可识别个人健康信息。再例如,如果医疗保险公司(即医疗保健计划)创建了一份纸质或电子的记录保险公司支付医疗索赔的索赔记录,如果该记录能够识别被保险人或可被用于识别被保险人,那么医疗保险公司也创建了可识别个人健康信息。

受保护的健康信息是可识别个人健康信息的一个子集。也就是说,受保护的健康信息是指不属于以下情况的可识别个人健康信息:(1)受1974年《家庭教育权利和隐私法》(Family Educational Rights and Privacy Act of 1974)保护的教育记录;(2)根据《家庭教育权利和隐私法》被排除在保护之外的学生治疗记录;(3)由作为雇主的受涵盖实体持有的雇佣记录;或(4)已经去世超过五十年的个人的可识别个人健康信息。⑱关于前两个例外,联邦卫生与公众服务部并不想干扰国会在1974年制定的、用于规范大学和其他教育机构使用和披露可识别学生教育记录的法规体系。关于第三个例外,联邦卫生与公众服务部希望区分已经受到联邦和州雇佣及残疾人非歧视法律[例如《美国残疾人法》(Americans with Disabilities Act)第一章]保护的雇佣记录,以及作为医护人员而非雇主的受涵盖实体所持有的健康信息。第四个例外,关于已经去世超过五十年的个人,是在2013年之后添加到《健康保险携带和责任法案》隐私规则中的——作为促进对致命性疾病及其他疾病研究的一种方式,以及作为帮助家庭成员和历史学家出于个人和公共利益原因获取已故者医疗记录的一种方法。⑲

253

如上所述,《健康保险携带和责任法案》隐私规则只保护受保护的健康信息,而可识别个人健康信息的定义是受保护的健康信息定义的基础。《健康保险携带和责任法案》隐私规则不适用于无法用来识别个人身份的信息。为协助数据保管人开展去标识化工作,《健康保险携带和

---

⑱　45 C.F.R. § 160.103 (定义受保护的健康信息)。
⑲　78 Fed. Reg. 5566, 5683, 5689 (Jan. 25, 2013).

责任法案》隐私规则提供了两种方法：去标识化安全港和专家判定。通过这两种方法，受涵盖实体与业务伙伴可以对信息进行去标识化处理。在去标识化安全港中，《健康保险携带和责任法案》隐私规则列出了必须从信息中删除的 18 个数据元素。[70]如果这些数据元素被删除，而受涵盖实体"实际上并不知道这些信息能够单独使用或与其他信息结合使用来识别信息所涉及的个人"，则该信息被视为去标识化信息，不再受《健康保险携带和责任法案》隐私规则的保护。[71]在去标识化安全港下必须移除的 18 个标识符包括：(1)姓名，(2)小于州级别的所有地理分区，(3)除 89 岁及以下个人的出生日期之外的所有日期元素，(4)电话号码，(5)传真号码，(6)电子邮件地址，(7)社会安全号码，(8)医疗记录号码，(9)医疗保健计划受益人号码，(10)账户号码，(11)证书和执照号码，(12)车辆识别码及车牌号码，(13)设备识别码，(14)通用资源定位符(URLs)，(15)互联网协议(IP)地址，(16)生物特征识别码，(17)完整面部照片及类似图像，以及(18)任何其他独特的识别号码、特征或代码。[72]

在专家判定中，一个"对公认的统计和科学原则及方法具有适当知识和经验的人"必须运用这些原则和方法，以确定"信息被预期接收者单独使用或结合其他可合理获取的信息来识别信息主体个人的风险是非常小的"。[73]理论上讲，专家可以判定基于安全港方法所需移除的数据元素实际上可以保留，或者安全港未列出的其他数据元素需要被移除。

（一）使用和披露规定

当受涵盖实体或业务伙伴希望使用或披露未去标识化的受保护的健康信息时，《健康保险携带和责任法案》隐私规则要求在使用或披露前遵守三种不同级别中任一级别的患者事先许可。[74]第一，使用和披露要求允许受涵盖实体与业务伙伴在某些情况下无需受保护的健康信息主体

254

---

[70]　45 C.F.R. § 164.514(b)(2)(i).
[71]　45 C.F.R. § 164.514(a), (b).
[72]　45 C.F.R. § 164.514(b)(2)(i).
[73]　45 C.F.R. § 164.514(b)(1).
[74]　45 C.F.R. §§ 164.502—164.514 (为受涵盖实体和商业伙伴制定的使用和披露要求)。

个人的事先许可便可使用和披露受保护的健康信息。具言之，为开展治疗(T：Treatment)、支付(P：payment)和医疗保健运营 (O：health care operation)⑦活动,⑦受涵盖实体可以在没有获得任何事先许可的情况下自由使用和披露受保护的健康信息。从事治疗、支付、医疗保健运营活动不需要事先征得患者许可，因为这些活动被认为是提供医疗服务和支付医疗费用的必要手段。经常被提到的问题是，如果患者(如父母)的子女可能会从父母那里遗传到亨廷顿氏病等遗传疾病，医护人员是否可以向患者(如子女)披露该患者的基因信息。在解释《健康保险携带和责任法案》隐私规则的序言之中，联邦卫生与公众服务部指出，出于治疗子女的目的，受涵盖医护人员可以(但不是必须)将父母的受保护的健康信息披露给子女，这属于治疗、支付、医疗保健运营规定允许的治疗活动。事实上，联邦卫生与公众服务部在《健康保险携带和责任法案》隐私规则的序言中指出，"我们还允许出于治疗目的向医护人员披露受保护的健康信息，包括对个人以外的其他人进行治疗(无需个人的事先书面授权)"。⑦序言中的这段话是具有争议的。

受涵盖实体还可以自由使用和披露受保护的健康信息，以开展某些列举的公共利益活动，而无需事先获得患者的书面授权。⑦公共利益活动之所以无需患者事先许可，是因为公共利益活动所支持的利益被视为高于患者的隐私和保密利益。公共利益活动的一个例子是对于虐待和忽视儿童情况的报告。例如，如果一名儿童显示出遭到虐待或忽视的迹象，《健康保险携带和责任法案》隐私规则允许受涵盖的儿科医生或其他受涵盖的医疗保健专业人员向法律授权接收此类报告的当局报告上述疑似虐待或忽视情况，而无需其父母的事先书面授权。⑦

---

⑦　45 C.F.R. §164.501 (定义治疗、支付和医疗保健运营活动)。

⑦　5 C.F.R. §164.506(c)(1)(允许受涵盖实体为 TPO 目的使用或披露受保护的健康信息)；id. §164.506(c)(2)—(4)(允许受涵盖实体向某些接收方披露受保护的健康信息以便这些接收方可以进行他们自己 TPO 活动)。

⑦　65 Fed. Reg. 82462, 82633 (Dec. 28, 2000).

⑦　45 C.F.R. §164.512(a)—(l).

⑦　45 C.F.R. §164.512(b)(1)(ii) (允许受涵盖实体向依法接收儿童虐待或忽视报告的公共卫生机构或其他适当的政府机构披露受保护的健康信息)。

公共利益活动的另一个例子是预防传染病的传播。例如,《健康保险携带和责任法案》隐私规则规定,如果州法律授权受涵盖实体在进行公共卫生干预或调查时,向可能已暴露于传染病或可能面临感染或传播疾病风险的个人发出必要通知,则受涵盖的医护人员可以向该个人披露受保护的健康信息。[80]许多州的法律都包含伴侣通知条款,规定了必要的通知程序。例如,得克萨斯州法律要求,当医疗保健专业人员知道患者的 HIV 检测呈阳性时,并且实际了解到患者可能将 HIV 传播给第三方(即伴侣)时,医疗保健专业人员必须通知得克萨斯州伴侣通知项目 (Partner Notification Program)。[81]根据得克萨斯州法律,一旦医疗保健专业人员通知了伴侣通知项目,无论 HIV 感染者是否同意,伴侣通知项目都必须通知患者的伴侣。[82]根据得克萨斯州法律,伴侣通知项目必须告知伴侣以下信息:(1)HIV 感染的传播和预防方法;(2)HIV 抗体检测点的电话号码和地址;(3)当地存在的 HIV 支持团体、心理健康服务机构和医疗机构。[83]但是,伴侣通知项目不得向伴侣披露:(1)提供伴侣姓名的个人的姓名或其他身份识别信息;或(2)伴侣暴露的日期或期间。[84]

根据《健康保险携带和责任法案》隐私规则的第二项使用及披露规定,受涵盖实体可以在特定活动中使用和披露个人受保护的健康信息,但前提是必须事先(口头或书面)告知个人使用或披露的情况,并给予个人(口头或书面)同意、禁止或限制使用或披露的机会。[85]特定活动包括但不限于:(1)从医护人员的设施目录中披露受保护的健康信息;(2)向参与个人护理或支付护理费用的相关人士披露受保护的健康信息;(3)为特定告知目的,例如主治医师或医院社工将患者死亡的情况告知其伴侣或配偶。[86]例如,受涵盖的医护人员可以向患者的伴侣披露受保护的健康信

256

[80]　45 C.F.R. § 164.512(b)(1)(iv).
[81]　Tex. Health & Safety Code § 81.051(g)(2).
[82]　Tex. Health & Safety Code § 81.051(g)(1).
[83]　Tex. Health & Safety Code § 81.051(d).
[84]　Tex. Health & Safety Code § 81.051(e).
[85]　45 C.F.R. § 164.510.
[86]　45 C.F.R. §§ 164.510(a), 164.510(b)(1)(i), 164.510(b)(1)(ii).

息(包括药物信息)，前提是所披露的受保护的健康信息与该伴侣参与患者的护理直接相关，并且满足以下条件之一：(1)患者同意(口头或书面)披露；(2)已给予患者反对披露的机会，但患者并未表示反对；或(3)医护人员基于专业判断，合理推断出患者不会反对披露。⑧医护人员在行使专业判断时，可能会(也可能不会)推断 HIV 感染者会反对向其伴侣暗示或明示该患者感染 HIV 的信息。

根据《健康保险携带和责任法案》隐私规则的第三项使用及披露规定——默认规则——要求，受涵盖实体与业务伙伴在任何不符合前两项规则的情况下，如果要使用或披露个人受保护的健康信息，则必须事先获得受保护的健康信息主体个人的书面授权。⑧

(二) 个人权利

除了使用和披露要求外，《健康保险携带和责任法案》隐私规则还包含第二套子规则，旨在确立个人作为受保护的健康信息主体相对于受涵盖实体的特定权利。这些权利包括：接收隐私惯例通知⑧的权利、要求额外隐私保护的权利⑨、访问其受保护的健康信息的权利⑨、要求更正不正确或不完整受保护的健康信息的权利，⑨以及要求获取受保护的健康信息披露情况详细记录的权利。⑨其中，第一项(接收隐私惯例通知)权利旨在确保个人收到受涵盖实体如何使用和披露其受保护的健康信息，以及个人对受保护的健康信息享有何种权利的告知。⑨第二项(额外隐私保护)权利允许个人在特定情况下要求并获得超出《健康保险携带和责任法案》隐私规则所规定的额外限制，以进一步限制对其受保护的健康信息的使用和披露。第三项(访问)权利允许个人有权在其受保护的健康信息被保存在指定的记录集中时，获得其受保护的健康信息的纸质

257

---

⑧　45 C.F.R. § 164.510(b)(1)(i)，(b)(2).
⑧　45 C.F.R. § 164.508(a)(1).
⑧　45 C.F.R. § 164.520.
⑨　45 C.F.R. § 164.522.
⑨　45 C.F.R. § 164.524.
⑨　45 C.F.R. § 164.526.
⑨　45 C.F.R. § 164.528.
⑨　45 C.F.R. § 164.520.

或电子副本。[95]第四项(更正)权利赋予个人要求更正错误受保护的健康信息的权利。[96]第五项(记录)权利赋予个人获得其受保护的健康信息特定披露的记录(或清单)的权利。[97]

(三) 行政要求

除使用和披露要求及个人权利外，《健康保险携带和责任法案》隐私规则还包含第三套子规则，即行政要求。例如，《健康保险携带和责任法案》隐私规则要求受涵盖实体指定一名隐私官，负责监督《健康保险携带和责任法案》隐私规则的遵守情况；对工作人员进行有关如何遵守《健康保险携带和责任法案》隐私规则的培训；对违反《健康保险携带和责任法案》隐私规则的工作人员进行处罚；为认为其隐私权受到侵犯的个人建立投诉程序；以及制定与隐私相关的政策和程序等类似要求。[98]

(四) 投诉和执法

在患者认为自己的《健康保险携带和责任法案》隐私和安全权利受到侵犯的情况下，其可获得的补救措施是有限的。根据现行法律，《健康保险携带和责任法案》规则下，权利受到侵犯的患者和被保险人不享有私人诉权。[99]不过，根据《健康保险携带和责任法案》规则，因隐私或安全违规而受到侵害的个人可以向受涵盖实体本身[100]、联邦卫生与公众服务部部长[101]或州检察长投诉，根据《经济和临床健康信息技术法案》(Health Information Technology for Economic and Clinical Health Act)的授权，享有权力的州检察长可代表州居民就违反《健康保险携带和责任法案》规则的行为提起民事诉讼，寻求损害赔偿或禁令。[102]作为回应，联邦卫生与公众服务部(可能还有州检察长)可能会对案件进行调查，[103]可能会对受涵盖实体

---

[95]　45 C.F.R. § 164.524.

[96]　45 C.F.R. § 164.526.

[97]　45 C.F.R. § 164.528.

[98]　45 C.F.R. § 164.530.

[99]　参见，例如 Acara v. Banks, 470 F.3d 569, 572 (5th Cir. 2006) ("我们认为不存在《健康保险携带和责任法案》下的诉由")。

[100]　45 C.F.R. § 164.530(d)(1).

[101]　45 C.F.R. § 160.306(a).

[102]　42 U.S.C. § 1320d—5(d).

[103]　45 C.F.R. § 160.306(c)(1).

258 　或其业务伙伴进行合规审查，[104]如果调查或合规审查表明存在违规行为，可能会尝试与受涵盖实体或业务伙伴达成解决方案。[105]

　　联邦卫生与公众服务部的解决方案包括：(1)由联邦卫生与公众服务部向受涵盖实体或业务伙伴提供技术援助并要求其遵守；(2)受涵盖实体或业务伙伴证明其遵守规定(亦称自愿遵守规定或自愿合作)；(3)受涵盖实体或业务伙伴与联邦卫生与公众服务部达成包括支付和解金的和解协议；(4)受涵盖实体或业务伙伴同意根据纠正行动计划采取纠正行动；(5)对受涵盖实体或业务伙伴处以民事罚款；以及/或(6)将案件移交给联邦司法部(Department of Justice)采取刑事行动。[106]当联邦卫生与公众服务部发现受涵盖实体或业务伙伴的违规行为是因为故意疏忽所致或"违规的性质和范围需要采取额外的执法行动"[107]时，联邦卫生与公众服务部将采取第三和第四种方案的组合形式——和解加纠正行动计划。如果联邦卫生与公众服务部无法通过技术援助、宣示合规或纠正行动(以下简称"协议")解决违规问题，联邦卫生与公众服务部将采取第五种方案，也即处以民事罚款。[108]如果联邦卫生与公众服务部无法通过协议解决问题，那么联邦卫生与公众服务部将要求"受涵盖实体或业务伙伴……提交与该机构违反《健康保险携带和责任法案》规则有关的任何减轻处罚因素或积极抗辩的书面证据"。[109]在联邦卫生与公众服务部收到所要求的信息后，联邦卫生与公众服务部将向受涵盖实体或业务伙伴发送一份拟议决定通知，宣布将对受涵盖实体或业务伙伴处以民事罚款，并为受涵盖实体或业务伙伴提供请求听证的机会。[110]根据听证会的结

---

[104]　45 C.F.R. § 160.308(a)；id. § 160.308(b).

[105]　45 C.F.R. § 160.312(a)(1).

[106]　45 C.F.R. § 160.312(a)(1).

[107]　Office for Civil Rights, U.S. Dep't of Health & Human Servs., Annual Report to Congress on HIPAA Privacy, Security, and Breach Notification Rule Compliance for Calendar Years 2013 and 2014, at 4—5, available at www.hhs.gov/sites/default/files/rtc-compliance-20132014.pdf (last visited April 17, 2021).

[108]　参见 id. at 5。

[109]　45 C.F.R. § 160.312(a)(3)(i).

[110]　45 C.F.R. §§ 160.312(a)(3)(ii), 160.420.

果，拟议决定通知之后是最终决定通知，通知受涵盖实体或业务伙伴联
邦卫生与公众服务部所欲处以民事罚款的最终决定，并列明受涵盖实体　259
或业务伙伴付款时间和方式。⑪根据现行的《健康保险携带和责任法
案》规则，和解金额和民事罚款均由受涵盖实体或业务伙伴直接支付给
联邦卫生与公众服务部，而不是支付给因违反《健康保险携带和责任法
案》规则行为而受到伤害的个人。⑫除了对《健康保险携带和责任法案》
规则的民事执法外，联邦卫生与公众服务部还将某些适合进行刑事调查
的案件，包括那些涉及在知情的情况下违反《健康保险携带和责任法
案》规则披露或获取受保护的健康信息的案件，移交给联邦司法部。⑬
截至本章撰写之时，联邦卫生与公众服务部已将约 1 060 起案件移交给
司法部进行刑事调查。⑭尽管《健康保险携带和责任法案》规则不包含
私人诉权，但一些司法管辖区允许原告利用《健康保险携带和责任法
案》规则来确定当然过失责任(negligence per se)。⑮

六、　数据保护法

如上所述，《健康保险携带和责任法案》隐私规则规定了受涵盖实

---

⑪　45 C.F.R. § 160.424.

⑫　45 C.F.R. § 160.424(a) (规定对违反《健康保险携带和责任法案》规则的民事罚款
应支付给联邦卫生与公众服务部)；Resolution Agreement between U.S. Dep't of Health &
Human Servs. and St. Luke's-Roosevelt Hosp. Ctr. Inc. (U.S. Dep't Health & Human Servs. May 8,
2017) [要求圣卢克-罗斯福医院向联邦卫生与公众服务部支付 387 200 美元的和解金额(也称
为解决金额)]。

⑬　42 U.S.C. § 1320d-6(a)-(b)(2012)(规定"明知并违反《健康保险携带和责任法案》规
则"而使用、获取或披露可识别个人身份的健康信息的个人，应按照三级刑事处罚方案予
以处罚，该方案包括：(1)处以不超过 50 000 美元的罚款，不超过一年的监禁，或两者并
罚；(2)对于以虚假借口实施的违法行为，处以不超过 100 000 美元的罚款，不超过五年的
监禁，或两者并罚；以及(3)"如果犯罪者是出于获取商业利益、个人收益或恶意伤害他人
之目的而出售、转让或使用个人身份健康信息"，则处以不超过 250 000 美元的罚款、不超
过十年的监禁，或两者并罚)。

⑭　U.S. Dep't Health & Human Servs., Enforcement Highlights: Enforcement Results as of
March 2021, available at www.hhs.gov/hipaa/for-professionals/compliance-enforcement/data/enfo-
rcement-highlights/index.html (last visited Apr. 17, 2021).

⑮　参见，例如 Byrne v. Avery Center, 102 A.3d 32, 49 (Conn. 2014)。

体与业务伙伴对受保护的健康信息的使用和披露。《健康保险携带和责任法案》安全规则和《健康保险携带和责任法案》违规通知规则中还规定了包括数据安全和数据泄露通知在内的额外的数据保护标准。

（一）数据安全

《健康保险携带和责任法案》安全规则要求受涵盖实体与业务伙伴实施行政、物理和技术保障措施，以保护受保护的电子健康信息的保密性、完整性和可用性。[116]特别是，《健康保险携带和责任法案》安全规则的行政要求强制受涵盖实体与业务伙伴指定一名安全官员，负责制定和实施受涵盖实体或业务伙伴的安全政策和程序。这些政策和程序包括：(1)制止、检测、控制和纠正安全违规行为；(2)确保工作人员具备适当权限访问受保护的电子健康信息；(3)防止无权访问受保护的电子健康信息的工作人员越权访问；(4)为所有工作人员创建一个安全意识培养计划；以及(5)除其他要求外，应对并处理安全事件、紧急情况、环境问题以及其他如火灾、破坏行为、系统故障和自然灾害等对包含受保护的电子健康信息的系统以及受保护的电子健康信息安全性造成影响的事件。[117]就物理保障措施而言，《健康保险携带和责任法案》安全规则要求受涵盖实体与业务伙伴实施以下政策和程序：(1)限制对电子信息系统及电子信息系统所在设施的物理访问；(2)解决通过工作站访问受保护的电子健康信息时的安全性、功能性和物理特性问题；以及(3)管理受保护的电子健康信息所在的硬件和电子媒体的接收和移除。[118]就技术保障措施而言，《健康保险携带和责任法案》安全规则要求受涵盖实体与业务伙伴实施以下措施：(1)制定技术政策和程序，仅允许获得访问授权的人员或软件程序访问受保护的电子健康信息所在的电子信息系统；(2)使用硬件、软件或程序机制，记录和检查包含或使用受保护的电子健康信息的信息系统的活动；(3)制定政策和程序，以免受保护的电子健康信息受到不当的

---

[116]　参见 HIPAA Security Rule, supra note 1。
[117]　45 C.F.R. §164.308. 45 C.F.R. §164.310. 45 C.F.R. §164.312.
[118]　45 C.F.R. §164.310.

修改或破坏；(4)核实申请访问受保护的电子健康信息的个人或实体身份的程序；以及(5)采取技术安全措施，防止通过电子通信网络传输的受保护的电子健康信息受到未授权访问。[19]

（二）数据泄露通知

除了《健康保险携带和责任法案》安全规则要求受涵盖实体与业务伙伴实施旨在保护受保护的电子健康信息的保密性、完整性和可用性的行政、物理和技术保障措施外，《健康保险携带和责任法案》违规通知规则要求受涵盖实体在发现未受保护的健康信息违规事件后，向每个因违规行为发生而未受保护的健康信息已被访问、获取、使用或披露的个人，或根据受涵盖实体的合理推断，未受保护的健康信息已被访问、获取、使用或披露的个人发出通知。[20]通知应在发现违规事件后尽快(于 60 天内)提供，应包括以下内容：(1)违规事件性质的简要描述，包括违规发生的日期和发现违规的日期；(2)违规中涉及的未受保护的健康信息类型的描述；(3)个人为保护自己免受违规带来的潜在伤害而应采取的措施；(4)受涵盖实体为调查违规事件，减轻违规事件对个人未受保护的健康信息损害，并防止未来违规所采取行动的简要描述；以及(5)足够的联系信息，以便个人提出问题或获取有关违规事件的更多信息。[21]

当违规事件涉及一个州或司法管辖区 500 名以上居民的未受保护的健康信息时，《健康保险携带和责任法案》违规通知规则还要求受涵盖实体通知服务于该州或司法管辖区的主要媒体机构。[22]当违规事件涉及 500 名或更多个人的未受保护的健康信息时，无论他们居住在哪个州，受涵盖实体也必须在发现违规后的 60 个日历日内向联邦卫生与公众服务部部长通报。[23]最后，当违规事件涉及少于 500 名个人的未受保护的健康信息时，受涵盖实体必须在日历年结束后的 60 个日历日内向联邦卫

261

---

[19]　45 C.F.R. § 164.312.
[20]　45 C.F.R. § 164.404.
[21]　45 C.F.R. § 164.404.
[22]　45 C.F.R. § 164.406.
[23]　45 C.F.R. § 164.408(b).

生与公众服务部部长通报。⑫

七、信息保密的例外

(一) 规则的例外

诚如前述，根据《健康保险携带和责任法案》隐私规则中的第一项使用和披露要求，受涵盖实体与业务伙伴基于某些特定情况，可以在尚未取得受保护的健康信息主体个人事先许可的情况下使用和披露受保护的健康信息。这些情况可以被理解为默认规则(患者事先许可)的例外。这些情况或例外包括出于开展治疗、支付和医疗保健运营活动的目的使用和披露受保护的健康信息。⑫治疗活动的定义非常广泛，包括以下几个方面：

一个或多个医护人员提供、协调或管理医疗保健和相关服务的行为，包括：医护人员与第三方进行的医疗保健协调或管理行为；医护人员之间就患者情况开展的咨询活动；医护人员之间转诊患者的行为。⑫

支付活动被广泛定义为以下活动：(1)医疗保险计划为获得保费，或为确定或履行其在医疗保险计划下的承保责任和福利提供责任而开展的活动；或(2)医护人员或医疗保健计划为提供医疗保健服务而获得或提供的报销。⑫以下是支付活动的一些非穷尽式举例：(1)确定资格或承保范围(包括协调福利或确定费用分摊数额)，以及医保福利索赔的裁决或代位；(2)基于参保者健康状况和人口特征调整应付的风险数额；(3)开具账单、索赔管理、收款活动，根据再保险合同(包括止损保险和超额损失保险)获得付款，以及相关的医疗保健数据处理；(4)审查医疗保健服务

----

⑫　45 C.F.R. § 164.408(c).
⑫　45 C.F.R. § 164.506.
⑫　45 C.F.R. § 164.501 (定义治疗).
⑫　45 C.F.R. § 164.501 (定义支付).

的医疗必要性、医疗保健计划的承保范围、医疗服务的适当性或收费的合理性；(5)包括服务的预先认证、预先批准、同期审查或回溯性审查在内的审查活动；以及(6)向消费者报告机构披露以下与收取保费或报销相关的受保护的健康信息：姓名和地址、出生日期、社会安全号码、支付历史、账户号码，以及医护人员或医疗保健计划的名字和地址。

运营活动的定义非常广泛，包括但不限于：(1)开展质量评估和改进活动，包括结果评估和制定临床指南；(2)审查医疗保健专业人员的能力或资格；评估从业者和提供者的绩效或医疗保健计划的绩效，开展培训计划，使学生、实习生或从业者在监督下学习与实践，提升他们作为医护人员的技能；对非医疗保健专业人员进行培训；开展鉴定、认证、许可或资格认证活动；(3)核保、注册、保费评级，以及与订立、续订或者更换医疗保险或医疗福利合同相关的其他活动；转让、获取或安排与医疗保健索赔风险相关的再保险合同；(4)执行或安排医疗审查、法律服务和审计工作，包括对于欺诈与滥用的检测活动以及合规计划；(5)商业规划和发展，例如开展与实体运营相关的成本管理和规划分析，包括药品清单的开发与管理，以及支付方式或保险覆盖政策的改进；以及(6)商业管理和一般行政管理，包括但不限于客户服务、内部纠纷解决，以及将承保实体的全部或部分出售、转让、合并或与另一承保实体合并。[128]由于治疗、支付和医疗保健运营活动对于美国医保系统和支付系统的正常运作至关重要，因而在上述活动中披露受保护的健康信息不需要事先获得患者的授权。

（二）明示或默示同意

在《健康保险携带和责任法案》隐私规则下，如果受涵盖实体或业务伙伴使用或披露受保护的健康信息既不涉及治疗、支付和医疗保险运营活动，也不属于上文第五部分讨论的第二项使用和披露要求，也不属于其他任何例外情况，那么《健康保险携带和责任法案》隐私规则要求

---

[128]　45 C.F.R. § 164.501 (定义医疗保健运营)。

受涵盖实体或业务伙伴在使用或披露患者的受保护的健康信息之前获得事先明确的许可——称为"授权"。《健康保险携带和责任法案》隐私规则要求获取患者明确授权的书面形式包含一系列核心要素和必要的声明。[129]核心要素包括：(i)对将要使用或披露的信息的描述，应以一种具体且明确的方式识别该信息；(ii)经授权使用或披露的个人或人群的姓名或其他特定识别信息；(iii)经受涵盖实体请求使用或披露的个人或人群的姓名或其他特定识别信息；(iv)对所请求使用或披露的每个目的的描述；(v)与个人或使用或披露目的相关的失效日期或失效事件；(vi)个人或合法授权代表的签名及日期。[130]授权书还必须包含一些必要的声明，包括足以让个人获知以下各项的声明：(i)个人有权利以书面形式撤销授权，可撤销权的例外情况，以及个人如何撤销授权的具体方法；(ii)是否可以将授权使用或披露信息作为取得治疗、支付、注册或福利资格的前置性条件；(iii)根据授权披露的信息可能被接收者重新披露，并不再受《健康保险携带和责任法案》隐私规则保护的风险。[131]

264 　　上述讨论的事先书面授权是一种明示许可的形式。《健康保险携带和责任法案》隐私规则还包含一些可以被描述为默示许可的额外条款。特别是，在特定情形下，受涵盖实体可以使用和披露个人的受保护的健康信息，但前提是必须事先(口头或书面)告知个人使用或披露的情况，并给予个人(口头或书面)同意、禁止或限制使用或披露的机会。[132]在给予个人这种机会的情况下，如果个人没有明示同意或反对使用或披露，受涵盖实体可以如同获得默示许可一般继续进行，这种情况包括：(1)从设施目录中披露某些目录信息；(2)对参与个人护理或支付护理费用的人披露某些信息；以及(3)出于特定告知目的的特定披露，例如当主治医师或医院社会工作者告知患者的伴侣或配偶患者死亡的情况。[133]

---

[129] 45 C.F.R. § 164.508(c)(1)—(2).
[130] 45 C.F.R. § 164.508(c)(1).
[131] 45 C.F.R. § 164.508(c)(2).
[132] 45 C.F.R. § 164.510.
[133] 45 C.F.R. §§ 164.510(a), 164.510(b)(1)(i), 164.510(b)(1)(ii).

（三）其他医疗保健人员

《健康保险携带和责任法案》隐私规则对于治疗的定义是非常广泛的，包括：

> 一个或多个医护人员提供、协调或管理医疗保健和相关服务的行为，包括：医护人员与第三方进行的医疗保健协调或管理行为；医护人员之间就患者情况开展的咨询活动；医护人员之间转诊患者的行为。[134]

《健康保险携带和责任法案》隐私规则广泛地定义了"医护人员"(health care provider)，"服务提供者"(provider of services)(例如，医院、关键接入医院、熟练护理设施、综合门诊康复设施、家庭保健机构、临终关怀机构)，"医疗和其他健康服务的提供者"(provider of medical and other health services)(例如医生、助产士、心理学家、社会工作者、耐用医疗设备、耐用医疗设备供应商)，以及"其他在正常业务过程中提供医疗保健服务、为医疗保健服务开具账单或因提供医疗保健服务而获得报酬的任何个人或组织"(例如药剂师、药房、持有执照的独立顾问)。[135]上述举例是说明性而非穷尽性的。如果个人在正常业务过程中提供医疗保健服务并因提供医疗保健服务而获得报酬，那么该个人即符合医护人员的定义。

《健康保险携带和责任法案》隐私规则中这些广泛定义的一个影响是，许多医疗保健工作者，也即不限于患者的主治医师，可以在没有获得患者事先书面授权的情况下获取、使用或披露患者的受保护的健康信息。[136]另一个影响是，当众多不同类型的医疗保健专业人员(以及正在接受成为医疗保健专业人员培训的学生、实习生、住院医师和研究员)，

265

---

[134]　45 C.F.R. § 164.501 (定义治疗)。
[135]　45 C.F.R. § 160.103 (定义医护人员)。
[136]　45 C.F.R. § 164.506.

在监督下学习、实践或提升他们作为医护人员的技能之时，可以在没有患者授权的情况下访问受保护的健康信息。[⑬]

（四）研究

当受涵盖实体希望在某些(但不是全部)研究情况下使用或披露受保护的健康信息时，《健康保险携带和责任法案》隐私规则包含了对事先书面授权要求的例外。例外情形包括：(1)机构审查委员会或隐私委员会已经批准放弃全部或部分通常要求的授权；(2)研究人员希望在进行研究前访问某些受保护的健康信息，并且受涵盖实体从研究人员那里获得了特定的承诺；(3)研究人员希望访问某些受保护的健康信息以进行对已故人士信息的研究；以及(4)研究人员希望使用受保护的健康信息的有限数据集，并签署数据使用协议，同意保护该有限数据集。[⑬]然而，如果为研究而进行的使用或披露不属于这四种情况之一，那么就必须获得研究参与者或其合法授权代表的事先书面授权。

（五）防止对他人的伤害

当受涵盖实体根据适用的法律和道德标准，使用或披露受保护的健康信息以避免对健康或安全构成严重威胁时，《健康保险携带和责任法案》隐私规则包含了一个对事先书面授权要求的例外，这个例外适用于两种不同的情况。第一种情况是，当受涵盖实体善意地认为使用或披露信息对于预防或减少对个人或公众健康或安全的紧迫且严重的威胁而言是必要的，并且这些信息将被披露给(包括受到威胁的目标在内)有能力合理预防或减少这种威胁的个人或群体。[⑬]第二种情况是，当受涵盖实体善意地认为，为了协助执法机关识别或逮捕某人，使用或披露信息是必要的。这种必要性可能是因为嫌疑人承认参与了一起暴力犯罪，受涵盖实体有合理理由相信这可能对受害者造成了严重身体伤害；或者是因

266

[⑬] 45 C.F.R. § 164.501 (定义医疗保健运营，包括对医疗卫生专业人员和非医疗卫生专业人员的培训)；id. § 164.506(c)(1)(允许受涵盖实体在未经患者事先授权的情况下，出于医疗保健运营的目的使用和披露)。

[⑬] 45 C.F.R. § 164.512(i).

[⑬] 45 C.F.R. § 164.512(j)(1)(i).

为综合所有情况看来，嫌疑人已经从改造机构或合法羁押中逃脱。⑭

（六）警方调查

《健康保险携带和责任法案》隐私规则在以下六种不同的执法情况下，对使用和披露受保护的健康信息的事先书面授权要求提供了例外。情况一，受涵盖实体可以根据法律的要求报告某些类型的身体伤害，或根据法院命令、法院授权令、司法官员发出的传票、大陪审团传票以及某些行政要求，使用和披露受保护的健康信息。⑭情况二，受涵盖实体可以根据执法官员的要求披露受保护的健康信息，以识别或定位犯罪嫌疑人、逃犯、重要证人或失踪人员，前提是受涵盖实体仅披露以下信息：姓名和地址、出生日期和地点、社会安全号码、血型、伤害类型、治疗的日期和时间、死亡的日期和时间(如适用)以及显著身体特征描述(包括身高、体重、性别、种族、头发和眼睛颜色、是否存在络腮胡或八字胡等胡须、疤痕和文身)。⑭情况三，受涵盖实体可以在特定情况下，经由执法官员要求，披露实际上或者被怀疑是受害者的受保护的健康信息。⑭情况四，如果受涵盖实体怀疑死者的身亡可能是犯罪行为所致，便可向执法官员披露该死者的受保护的健康信息，以便向执法机关报告死者情况。⑭情况五，如果受涵盖实体善意地认为某些受保护的健康信息是在其场所内发生的犯罪行为的证据，受涵盖实体可以向执法官员披露这些受保护的健康信息。⑭最后，提供紧急医疗保健服务的受涵盖医护人员为响应医疗紧急情况(发生在受涵盖实体场所之外的紧急情况)，如果披露受保护的健康信息对于通知执法部门有关犯罪的行为和性质、犯罪地点或受害者以及罪犯的身份、体貌特征和位置而言是必要的，可以向执法官员披露受保护的健康信息。⑭

267

---

⑭　45 C.F.R. § 164.152(j)(1)(ii).
⑭　45 C.F.R. § 164.512(f)(1).
⑭　45 C.F.R. § 164.512(f)(2).
⑭　45 C.F.R. § 164.512(f)(3).
⑭　45 C.F.R. § 164.512(f)(4).
⑭　45 C.F.R. § 164.512(f)(5).
⑭　45 C.F.R. § 164.512(f)(6).

八、公共利益

《健康保险携带和责任法案》隐私规则包含了一些与公共利益相关的对事先书面授权要求的例外情况。第一项例外情况适用于使用和披露公共卫生活动的受保护的健康信息，包括向依法被授权收集或接收此类信息以预防或控制疾病、伤害或残疾的公共卫生当局披露受保护的健康信息。[147]《健康保险携带和责任法案》隐私规则明确指出，"报告疾病、伤害、生命事件(如出生或死亡)，以及开展公共卫生监测、公共卫生调查和公共卫生干预"均属于这一例外情况。[148]疫情期间，诊断新冠患者的医护人员已大规模适用这一例外情况。第二项例外情况允许受涵盖实体向政府机构披露其合理推断遭受虐待、忽视或家庭暴力的个人的受保护的健康信息，包括依法被授权接收此类虐待、忽视或家庭暴力报告的社会服务或保护服务机构。[149]第三项例外情况允许受涵盖实体向验尸官或法医披露受保护的健康信息，目的是识别死者身份、确定死因或履行法律授予的其他职责。[150]第四项例外情况(示例性而非穷尽性的)允许受涵盖实体为促进器官、眼睛或组织的捐赠和移植，进行尸体器官、眼睛或组织的采购、储存或移植。[151]

(一) 新闻自由

在《健康保险携带和责任法案》隐私规则下，未经患者事先书面授权，受涵盖实体不得向媒体披露受保护的健康信息。实际上联邦卫生与公众服务部已与多家受涵盖实体达成了多项争议解决协议，要求这些实体在未经授权向媒体披露受保护的健康信息之后向联邦卫生与公众服务

---

[147]　45 C.F.R. § 164.512(b)(1)(i).
[148]　45 C.F.R. § 164.512(b)(1)(i).
[149]　45 C.F.R. § 164.512(c).
[150]　45 C.F.R. § 164.512(g).
[151]　45 C.F.R. § 164.512(h).

部支付大量和解金。例如，位于得克萨斯州休斯敦的纪念赫尔曼健康系统因其高级管理人员 2015 年在一些新闻稿和媒体声明中不当披露受保护的健康信息，被要求向联邦卫生与公众服务部支付 240 万美元。[152]由于媒体通常不属于《健康保险携带和责任法案》规定的受涵盖实体或业务伙伴，他们对受保护的健康信息的使用、披露或发布不受《健康保险携带和责任法案》隐私规则(或类似适用于持照医疗保健专业人员和持照医疗保健机构的州健康信息保密法律)的规范。这些规定确保了个人健康信息的隐私得到保护，同时也提醒医疗保健机构在与媒体互动时必须遵守《健康保险携带和责任法案》隐私规则。

(二) 录制音频和视频

由于患者不属于受涵盖实体或商业伙伴，《健康保险携带和责任法案》隐私规则并不限制他们对自己健康信息的收集、使用、披露或销售。因此，患者可以自行决定录制与医生或其他医护人员的对话，而不违反《健康保险携带和责任法案》隐私规则。然而，这种行为可能会受到不同州电信法的约束，甚至在某些情况下可能构成犯罪行为。例如，在俄克拉何马州，除非至少有一方参与者同意录制，否则录制面对面或电话交谈是违法的。在医患对话的场景中，患者本人可以是提供同意的一方。[153]俄克拉何马州的上述规定被称为"单方同意法"。相对地，在宾夕法尼亚州，如果没有对话各方的一致同意，录制口头或电话交流将构成重罪。[154]宾夕法尼亚州的上述规定被称为"各方同意法"。因此，尽管《健康保险携带和责任法案》隐私规则可能不会影响患者录制与医生的对话，但患者的行为可能仍需遵守州电信法的规定。

在美国，一些保险公司会雇用私家侦探，秘密拍摄那些提出保险索赔的患者，目的是为了证明这些患者并未受伤，从而证明他们无权获得

269

---

[152]　Resolution Agreement with Memorial Hermann Health System (executed Apr. 26, 2017), available at www.hhs.gov/sites/default/files/mhhs_ra_cap.pdf (last visited Apr. 18, 2021).

[153]　3 Okla. Stat. §13-176.3, §13-176.4 (定义和处罚)。

[154]　18 Pa. Stat §5703, §5704 (定义和处罚)，§5725，§5747(民事损害赔偿)。

保险赔偿。然而，《健康保险携带和责任法案》隐私规则并不限制这种做法，因为《健康保险携带和责任法案》隐私规则仅针对受保护的健康信息的后续使用或泄露，而不涉及信息的最初收集。尽管如此，可能需要考虑州的电信法律，这意味着根据该州是否实行单方同意法或多方同意法，录音中的一方或双方必须得到对方的同意。

（三）其他理由

《健康保险携带和责任法案》隐私规则包含了对事先书面授权要求的若干例外情况。例外情况包括与美国医疗保健系统监管、司法和行政程序，以及州职工补偿制度相关的事项。就美国医疗保健系统的监管而言，《健康保险携带和责任法案》隐私规则允许受涵盖实体向卫生监管机构披露受保护的健康信息，以便监管机构进行获得法律授权的监管活动。这些活动包括审计；民事、行政或刑事调查；检查；许可或管理活动；民事、行政或刑事程序或诉讼；或其他对医疗保健系统、政府福利计划、受特定政府监管计划管辖的实体以及受特定民事权利法律管辖的实体进行适当监管所必需的活动。[155]就司法和行政程序而言，《健康保险携带和责任法案》隐私规则允许受涵盖实体在司法或行政程序中披露受保护的健康信息，以此：(i) 响应法院或行政法庭的命令，前提是受涵盖实体只披露该命令明确授权的受保护的健康信息；或(ii) 响应传票、证据开示或其他合法程序，即便这些程序并未伴随法院或行政法庭的命令，只要受涵盖实体收到了满意的保证即可。[156]就州职工补偿制度而言，《健康保险携带和责任法案》隐私规则允许受涵盖实体根据法律授权及在遵守与职工赔偿或类似计划相关的法律要求的必要范围内披露受保护的健康信息，且这些为工伤或职业病提供福利的计划不涉及过错判定。[157]

---

[155]　45 C.F.R. § 164.512(d).
[156]　45 C.F.R. § 164.512(e).
[157]　45 C.F.R. § 164.512(l).

九、信息保密和遗传学

270

《健康保险携带和责任法案》隐私规则将遗传信息(定义为有关个人的遗传测试结果、该个人家庭成员的遗传测试、该家庭成员疾病或障碍的表现，或任何遗传服务的请求或接收)纳入受保护的健康信息的范畴，只要这些遗传信息能够识别个人身份或合理地用于识别个人。[158]因此，受涵盖实体与业务伙伴必须根据《健康保险携带和责任法案》隐私规则保护包含遗传信息的受保护的健康信息。联邦卫生与公众服务部已在解释《健康保险携带和责任法案》隐私规则的指南中表明，如果医护人员所披露的患者遗传信息将帮助其他医护人员治疗其他患者，则该医护人员可以在未经患者事先授权的情况下，将患者的遗传信息披露给其他医护人员。这一指导在患者隐私和健康信息保密倡导者中存在争议。

十、缺乏能力的成年人和儿童

当受保护的健康信息的主体是缺乏能力的成年人或儿童时，《健康保险携带和责任法案》隐私规则允许个人代表——根据州法律合法授权的主体——代表缺乏能力的成年人或儿童行使权利。[159]例如，父母有权签署《健康保险携带和责任法案》授权表格，授权儿科医生向第三方披露儿童的受保护的健康信息。再例如，医疗保健授权书中确定的代理人有权访问缺乏能力的成年人的医疗记录，以便在其授权范围内作出医疗保健决定。

---

[158]　45 C.F.R. § 160.103 (定义健康信息和遗传信息)。
[159]　45 C.F.R. § 164.502(g)(1)—(3).

第十一章　英国医疗保密义务

尼古拉·格洛弗-托马斯

一、引　言

医疗保密在提供和接受医疗服务方面发挥着至关重要的作用。如果患者对其私人医疗信息受到保护一事缺乏信任，则这样的信任缺失将阻碍必要的信息共享。英国医学总会指出：

> 信任是医患关系的一个基本组成部分，而信息保密对于信任维系而言至关重要。如果患者认为他们的个人信息会在未经同意的情况下被医生披露，或者认为他们无法对共享信息的时间或数量进行一定程度的控制，那么他们可能会避免寻求医疗帮助或可能会隐瞒患病症状。①

---

① GMC, Confidentiality：good practice in handling patient information，2017, para. 1, page 10. Available at：www.gmc-uk.org/-/media/documents/gmc-guidance-for-doctors- - -confidentiality-good-practice-in-handling-patient-information----70080105.pdf?la=en&hash=08E96AC70CEE25912 CE2EA98E5AA3303EADB5D88(accessed：9 March 2021).

信息保密是医学领域最古老的伦理要求之一，但它从来不是一项绝对的义务。《希波克拉底誓言》将信息保密视为一项核心义务，并强调所有医护专业人员都必须尊重患者的隐私，保持信息的秘密与受保护状态。然而，评估哪些信息"不应对外披露"是每位医生个人的事情。1949年的《国际医学伦理守则》也对医疗信息保密的重要性以及医生在决定哪些信息应当受到保护方面的作用进行了确认。[②]《日内瓦宣言》凸显了保密范式内在的紧张关系，因为其措辞坚定地站在了绝对主义的立场之上。《日内瓦宣言》中对医生的保密义务作了如下表述："即使患者已经去世，我也会继续尊重与保守他们向我透露的秘密。"[③]这是否意味着我们应当将医疗保密视为一项不可妥协、绝对的义务呢？

272

显而易见的是，对于保密义务的绝对解释和相对解释凸显出这一议题的复杂性。现代医学的出现使得这一曾经绝对性的要求有所松动。遗传风险、现代医疗实践，以及对缺乏心智能力患者的护理困境等问题，仅是当代医疗保健领域诸多难题中的一部分。西尔格(Sielger)认为信息保密是一个"陈旧的概念"，因为他认识到现代医学很难对信息保密采取严格的绝对主义方法。由于医疗保健服务经常由专业的团队提供，为确保治疗护理有效性而共享信息的做法使得信息的流动过程难以管控。[④]本章将探讨保密义务所涉及的复杂问题，并审视英国当前的法律规定。[⑤]

二、违反法定保密义务

在英格兰和威尔士，有关医疗保密的法律是随着时间的推移而断

---

② World Medical Association, *International Code of Medical Ethics*, Adopted by the 57th WMA General Assembly, Pilanesberg, South Africa, October 2006.

③ Declaration of Geneva, as amended 2017 (8th WMA General Assembly, Chicago, United States, October 2017).

④ M. Siegler. 'Confidentiality in Medicine—A Decrepit Concept' (1982) 307(24), *The New England Journal of Medicine* 1518—1521.

⑤ 本章将主要关注英格兰和威尔士的法律。

断续续发展起来的。早在 1981 年，英格兰法律委员会就建议创建一个独立的成文侵权行为类别——违反保密义务，然而这一建议从未得到采纳。⑥近年来，人们尝试使用违反保密义务诉讼来为英国法律之中的实质隐私权搭建基础。在违反保密义务诉讼中，法院致力于在发生违反保密义务的情况时提供补救措施。相比之下，隐私权诉讼侧重于个人就如何处理与之相关的信息而作出自主决定的问题。隐私权诉讼关注的是信息本身的性质以及对于信息的控制。例如，在 *Douglas v Hello* 案中，上议院指出："道格拉斯夫妇……有权施加保密义务。他们控制着信息。"⑦

273   对于是否存在一个独立的隐私权的问题，一直存在争论。在 *Douglas v Hello!* 案⑧中，塞德利(Sedley)法官指出，法院正朝着承认隐私权的方向发展。他指出："存在一个强有力的论点……原告……拥有隐私权，英国法律在今日承认隐私权，并将在恰当时机对其进行保护。"⑨他继续指出："法律不再需要在侵害者和受害者之间构建一个人为的保密关系：它可以直接将隐私本身视为一项法律原则，这一原则源于个人自主的基本价值。"⑩然而，自此以后，法院一直不愿支持这一立场。在 *Wainwright v Home Office* 案⑪中，法院拒绝将侵犯隐私作为独立的侵权行为来处理。在 *Campbell v Mirror Group Newspapers Ltd* 案⑫中，黑尔(Hale)法官确认了这一立场，她表示："我们的法律无法发展出一个关于侵犯隐私的一般性侵权行为。"⑬相反，她更倾向于通过扩展保密义务原则来发展法律。在 *Ash v McKennitt* 案⑭中，巴克斯顿(Buxton)法官总结了当前的立场："英国侵权法尚未认可将侵犯隐私作为一种独立的侵权

---

⑥   参见 Law Commission Report No. 110, *Breach of Confidence* (Cmnd 8388)。
⑦   [2007] UKHL 21 [118].
⑧   [2001] QB 967.
⑨   Ibid.[65].
⑩   Ibid.[126].
⑪   [2003] UKHL 53.
⑫   [2004] UKHL 22.
⑬   Ibid.[133].
⑭   [2006] EWCA Civ 1714.

行为……因此……英国法院不得不借助违反保密义务的侵权框架来处理这类问题，并将《欧洲人权公约》第 8 条和第 10 条的法律原则'强行适配'到这类案件的审理之中。"⑮因此，迄今为止，英国法院尚未准备使用它们的司法权力来建立一项独立于违反保密义务诉由之外的隐私权诉由。相反，他们满足于通过判例法和《欧洲人权公约》原则的应用，重新界定违反保密义务的诉讼范围来扩展传统上保护隐私利益的方法。

三、 逝者信息披露

如果患者去世，保密义务是否也随即终止？英国医学总会一贯的立场表明，即便患者去世，保密义务也将持续："您的保密义务在患者去世后仍将持续。"⑯这一专业立场不仅清晰明确，且与处理私人医疗信息时所普遍采取的方法保持一致。然而，在 Lewis v Secretary of State for Health 案⑰之前，关于披露逝者私人医疗信息的法律立场并不明确。福斯凯特(Foskett)法官在这个问题上给出了更加明确的指导，并声明"保密义务能够延续至患者去世之后"。⑱人们注意到，如果患者无法确信其与医生共享的信息在其去世之后仍能得到保密，他们就不太可能分享对于治疗而言至关重要的信息。这也反映出公众和业界的期望。鉴于维护医患保密关系有着坚实的公共利益基础，披露保密信息必须有充分的理由作为支撑。因此，法律上的保密义务既非绝对，也非永久不变。信息保密的持续时间将基于信息的性质和敏感程度，以及对逝者家属可能造成的影响而定。

274

---

⑮ [2006] EWCA Civ 1714.
⑯ GMC, *Making and using visual and audio recordings of patients' content*, 2013, para. 47.
⑰ [2008] EWHC 2196.
⑱ Ibid.[24].

四、保密义务的例外情况——何种披露具备正当理由？

临床医生可以从英国医学总会那里获得关于他们可以披露哪些信息以及为何披露该等信息的实践指导。英国医学总会于 2017 年发布的最新指南《保密：处理患者信息的良好实践》为临床医生提供了重要的操作指导，并重申了医疗保密义务的非绝对性。在某些例外情况下，信息披露是具备正当理由的。

> (a) 患者同意，可以是默示或明示的同意，其目的可能是为了患者个人医疗护理、地方性的临床审计，或是其他已经明确指出的目的(见第 13—15 段)；
>
> (b) 披露对缺乏同意能力的患者整体上有利(见第 41—49 段)；
>
> (c) 披露是法律要求的，或者根据法定程序获得允许或批准的，以此免除了普通法下的保密义务(见第 17—19 段和第 20—21 段)；
>
> (d) 披露可以基于公共利益的理由予以正当化(见第 22—23 段)。

275　　如上所述，披露私人信息需要正当理由。[19] 当患者提供了有效、自主的同意之时，[20] 信息披露便是可行的。同理，当患者缺乏能力时，可在满足患者最佳利益的前提下作出披露信息的决定。在某些情况下，也存在法律要求披露信息的法定要求，从而将是否披露的决定权从医生手中夺走。最后，基于公共利益的理由，披露决定可以得到正当化。在某些

---

[19]　K. Blightman, S.E. Griffiths and C. Danbur, 'Patient Confidentiality: When Can a Breach Be Justified?' (2014) 14(2) *Continuing Education in Anaesthesia Critical Care & Pain* 52—56.

[20]　N. Glover-Thomas, 'Informed Consent: The UK Perspective' in T. Vansweevelt and N. Glover-Thomas (eds), *Informed Consent and Health: A Global Analysis* (Cheltenham, Edward Elgar, 2020).

司法辖区内，有观点认为，鉴于信息披露具备公共重要性，不进行披露可能引发过失责任。[21]英国法律尚未采取如此明确的立场；然而，确实存在这样的可能，也即在特殊情况下，为保护生命之目的，《欧洲人权公约》在理论上可能会施加一项披露信息的义务。[22]

（一）经同意的披露

在患者提供有效同意的前提下，信息披露得以合法进行。这种明确的同意过程依赖于医生和患者之间的详细讨论。患者应当获得所有必要的信息，以便他们理解将披露哪些信息、为何需要披露这些信息以及披露的可能后果。在许多情况下，同意可能不会通过明示的方式。可以根据行为来确定是否存在默示同意。例如，由于医疗保健往往是由团队负责提供，且为了提供必要的护理，医疗记录会由多人访问，因而患者其实能够预见到他的医疗信息可由多人访问的可能性。然而，为了符合这种公认的披露理由，仍须尽一切努力确保只有直接参与患者护理的医护专业人员能够共享保密信息。[23]患者的同意并不等于普遍豁免权，仍应谨慎地匹配适当的保密措施。[24]

（二）患者缺乏同意能力情形下的披露

276

当患者有能力同意，并且已经同意(无论明示还是默示)，披露决定将受到上述规则和预期的约束。但是，当患者缺乏提供同意的心智能力，或者没有能力理解信息的性质以及披露的原因与后果之时，又当如何处理？

根据2005年《心智能力法案》的规定，心智能力是被推定存在的。心智能力评估的主要依据在于：患者是否因为无法理解提供给他的信息，或者没有足够的时间来作出决定，或者无法权衡信息，或者无法传

---

[21] Tarasoff v Regents of the University of California (1976) 551 p 2d 334.

[22] Osman v United Kingdom (23452/94) [1998] ECHR 101 (28 October 1998). 也请参见 Selwood v Durham County Council [2012] EWCA Civ 979。

[23] I v Finland (2008) 48 EHRR 740.

[24] 参见 K. Adlington, NHS News and Notices- Unauthorised Access to Records 05/08/2019。Available at：https：//my.dchs.nhs.uk/news/news-articles/post/11005/unauthorised-access-to-records (accessed：2 March 2021).

达该决定而无法作出特定的决定。[25]心智能力评估必须严格执行并进行复审，复审是评估过程的重要环节。心智能力随着决策与时间的不同而变化。一旦发现患者缺乏心智能力，披露缺乏能力患者信息的任何决定必须基于患者的最佳利益。如果遵循上述操作，则医疗工作者不会面临任何法律后果。最佳利益的评估可以借助《心智能力法案》提供的最佳利益"清单"。[26]

基于患者最佳利益披露信息的决定必须经过细致思考。披露信息的需求应当是出于医疗利益，信息共享对于帮助患者治疗而言是必要的。[27]医护专业人员考虑未经相关授权就使用或披露保密信息时，应当思考这样做的原因以及披露的目的。思考的过程也即权衡过程。[28]

277

（三）强制性披露

保密义务存在明确的例外情况，医护专业人员对在何时可以披露信息方面拥有相当大的自由裁量权。然而，在某些情况下，法律对披露保密医疗信息或提供患者医疗记录提出了法定要求。此时，医生必须遵循法定要求。

在被法院要求提供信息之时，医生不能以职业特权为由表示拒绝。当被传唤作证时，尽管医生没有主动提供信息的义务，也必须全面回答被问及的问题。虽然这可能意味着披露患者非常私密的信息，但可以预见的是，法官会将信息披露限制在必要范围之内，且将努力限制共享信息的数量。[29]同时满足信息保密的要求与法院的信息需求其实并不容易。为公平对待竞争性利益，会出现一个利益权衡的过程，但权衡之后

---

[25] Mental Capacity Act 2005, s. 3.
[26] Mental Capacity Act 2005, s. 4.
[27] GMC, Confidentiality: good practice in handling patient information, 2017, paras 41—49.
[28] 可能存在虐待儿童事件的场景，参见 A v GMC [2004] EWHC 880 (Admin)案。该案中，查尔斯(Charles)法官阐明了医生在这种情况下所应承担的保密义务。值得注意的是，如果事关儿童保护，那么在进行披露之前，披露并不必须以证成有"合理理由怀疑所涉儿童正在遭受或有可能遭受重大伤害"为前提。同样参见 R. Stretch, 'The Duty to Report Child Abuse in France, Lessons For England?' (2003) 15(2) Child & Family Law Quarterly 139。
[29] J. V. McHale, Medical Confidentiality and Legal Privilege (Abingdon, Routledge, 1993).

不可避免地将出现一方利益占上风的局面。[30]

在刑法中，医生向法院提供信息以及回复警方问题的场景中也呈现出这种在强制披露与信息保密之间进行权衡的过程。医疗行业并不属于赋予医生扣留患者信息特权的特殊行业类别。1984 年《警察与刑事证据法》(Police and Criminal Evidence Act 1984)允许警方访问"个人记录"，包括医疗记录和咨询(宗教和精神)记录。[31]虽然这些医疗记录一经警方要求则必须提交，但在此情形下也预置了一些预防措施。警方不得在尚未获得巡回法官授予的搜查令的情况下进入诊所进行搜查，带走医疗记录或人体组织和液体。通常情况下，警方的搜查令是由非专业的治安法官授予的，但由于信息的重要性和个人性，需要额外施加保护措施。当 2022 年《警察、犯罪、量刑和法院法》(Police, Crime, Sentencing and Courts Act 2022)在议会中接受讨论时，这些保护措施受到了威胁。该立法在英格兰和威尔士的引入是为了赋予警方在处理抗议活动和儿童犯罪方面更大的权力。然而，上议院通过了政府对该法的一系列修正案，确认了政府的承诺，即在患者受到警方询问时，现行的医疗保密规则仍将适用。《警察、犯罪、量刑和法院法》的最初措辞允许了一些宽泛的权力，这些权力凌驾于长期以来保护患者保密信息的既定规则之上。英国医学会(British Medical Association)、英国医学总会和国家数据监护人对此提出担忧：该法的最初草案将对所有临床委托团体和地方卫生委员会施加法律要求，也即要求该等团体和委员会与警方共享患者的保密信息。此外，草案也赋予了额外的权力，以便进一步制定与更多接收方(例如议会和教育机构等)共享信息的法规。然而，随着修正案的通过，患者现在有理由相信，他们与医生之间私密分享的健康信息将在现行普通法下得到保护。

278

㉚ 例如，参见 D v NSPCC [1977] 1 All ER 589。 更近的参见 Ashworth Security Hospital v MGN Limited [2002] 1 WLR 2033 和 Regina v Davis (Iain)；Regina v Ellis；Regina v Gregory；Regina v Simms；Regina v Martin [2006] 1 WLR 3130。

㉛ Police and Criminal Act 1984, s. 12.

一些法规还要求披露私人信息。公共卫生领域提出了特别的挑战。医生必须对高传染性疾病患者和性传播疾病患者的情况进行强制性通报。1984 年《公共卫生(疾病控制)法》[Public Health (Control of Diseases) Act 1984]㉜规定了对包括结核病、霍乱和一系列儿童疾病在内的疾病进行全面强制性通报的要求。面对患有这些疾病的患者时，医生必须向有关当局通报任何可能对人类健康构成重大风险的感染或传染详情。㉝当出现感染，特别是当传染性又快又强时，公共卫生立法为抑制感染风险提供了必要的工具。根据 2008 年的《健康与社会保健法》，为控制传染风险和健康威胁，强制性权力的范围已经得到扩展。㉞权力的扩大意味着可以合法地隔离和限制个人并扣押财产。在 2008 年《健康与社会保健法》(Health and Social Care Act 2008)中，健康保护任务的核心是"所有风险"方法，㉟对于是否采取行动的判断将以人类感染或传染构成重大公共卫生风险的可能性为基础。㊱在信息保密方面，公共卫生立法规定所扩大的责任范围有可能会扩大患者个人为公共利益而合法分享其个人医疗信息的范围。

虽然公共卫生立法适用于特定的疾病，并与其他形式的传染风险有关，但一直以来存在将其他状况与疾病列为应予通报和披露疾病的呼

279

㉜　此后，2008 年《健康与社会保健法》对该问题进行了修正。

㉝　The Health Protection (Notification) Regulations 2010 (SI 2010/659).

㉞　《健康保护(通知)条例》[The Health Protection (Notification) Regulations (SI 2010/659)]自 2010 年 4 月 6 日起生效，该法扩展了英格兰对传染病法定通报的事先要求。2010 年《健康保护(地方当局权力)条例》[Health Protection (Local Authority Powers) Regulations 2010 (SI 2010/657)]和《健康保护(第 2A 部分命令)条例》[Health Protection (Part 2A Orders) Regulations 2010 (SI 2010/658)]规定了地方当局在个人不自愿配合采取必要预防措施的情况下，采取相应措施以保障公众健康、防止感染或感染危害的权力和责任。

㉟　健康保护以及 1984 年《公共卫生(疾病控制)法》的更新内容可以在 2008 年《健康与社会保健法》第 3 部分中找到。这一变化与 2005 年《国际卫生条例》(International Health Regulation)相一致，2005 年《国际卫生条例》旨在帮助各国在协助国际社会应对传染病和其他健康风险方面开展协作。参见 WHA58.3 Revision of the International Health Regulations at：www.who.int/ihr/about/F AQ2009.pdf. (accessed：10 February 2021)。

㊱　参见 N. Glover-Thomas 'The Vaccination Debate in the UK：Compulsory Mandate Versus Voluntary Action in the War Against Infection' (2019) May Journal of Medical Law and Ethics 1。

声。例如，多年来，一直存在将 HIV/AIDS 列为应予通报疾病的主张。[37]
在维护医疗信息保密的辩论中，核心问题是如何在保护个人的私人医疗
信息以增强对系统的信任和信心，与为公共利益需要而共享信息之间找
到最佳的平衡点。之所以未将 HIV/AIDS 视为一种应予通报的疾病，其
原因在于患者对于医生的信任对于遏制这种疾病的传播而言至关重要。
此外，HIV/AIDS 并不被认为具有很高的传染风险。HIV、乙型肝炎和大
多数性传播疾病目前仍然未被纳入公共卫生立法。[38]

（四）出于公共利益的信息披露

在关于信息披露的决策中，公共利益辩护往往涉及对于相冲突权利
的权衡。在判定是否存在不当违反保密义务的行为之时，英国法律要求
在支持信息保密的公共利益诉求和支持披露的公共利益诉求之间进行
权衡。

医疗文件的完整性和医患之间的信任关系是支持信息保密的两个重
要论点。法官们一直注重维护公众的信心，即医护专业人员不会在非必
要情况下违反医疗保密义务。根据传统的衡平法原则，一旦保密信息的
披露得到证实，被告就必须证明披露行为符合公共利益。在医疗卫生领
域，这就需要权衡利弊，也即在支持信息保密的公共利益论点和支持披
露信息的公共利益论点之间进行取舍权衡。

280

（五）严重犯罪

为了防止严重犯罪而违反保密义务的做法体现出明显的公共利益考
量。医生在为病人诊治时，可能会了解到严重犯罪的细节或发生严重犯
罪的可能性。医生在识别犯罪行为及其相关风险方面应承担哪些期待
呢？虽然人们可能认为医生有义务披露犯罪细节，但医生其实并没有
主动向警方提供犯罪信息的一般性义务。相反，法院和英国医学总会

---

[37] M. Brazier and E. Cave, *Patients*, *Medicine and the Law* (Manchester, Manchester University Press, 2016).

[38] M. Brazier and J. Harris, 'Public Health and Private Lives' (1996) 4 *Medical Law Review* 171.

要求医生在作出决定之时展开公共利益的评估判断。通常情况下，为了保护例如枪支或持刀犯罪的潜在受害者或面临虐待风险的儿童，披露信息是合理的。虽然医生不向警方通报其在履职过程所掌握证据的做法并不构成犯罪，[39]但有多部法规要求医生根据警方的要求提交证据，例如道路交通法和 2000 年《反恐怖主义法》(Terrorism Act 2000)第 19 条，后者要求任何人主动提供有关资助恐怖主义活动的信息。根据 1967 年《刑法》，包括医生在内的任何人，如果做出接受金钱以掩盖犯罪证据的行为，则构成刑事犯罪。[40]

严重犯罪提出了两个需要考虑的具体问题：一是信息披露在预防犯罪中的作用，二是信息在犯罪侦查和起诉中的作用。如果医生有合理的理由相信患者或第三方可能出现严重犯罪，从而将他人置于风险之中，医生可以合法地联系警方或例如儿童服务机构这样的适当机构。在 W v Egdell 案[41]中，W 因杀害五名邻居且伤害另外两人而被判过失杀人罪。为将 W 转到地区性机构，W 的律师将埃格德尔(Egdell)医生出具的独立精神病学报告作为支撑材料。然而，经过检查评估，埃格德尔医生认为 W 具有危险性和操纵性的精神病性人格，W 无法真正认识自身状况，且 W 对爆炸物有着病态的兴趣。W 的律师撤回了向精神健康审查法庭提出的申请，埃格德尔医生要求将他的报告转交给 W 所在医院。上述要求遭到拒绝，理由是这样做既违反保密义务，又违反职业特权。尽管如此，埃格德尔医生还是决定将报告提交给 W 所在医院的院长，并与院长达成一致，将报告的副本转发给内政大臣。W 的律师试图寻求禁令，上诉法院裁定：(1)埃格德尔医生确实对 W 负有保密义务；(2)但根据本案情况，维护安全的公共利益超过了保密的公共利益以及 W 私人的保密利益。

当医生收到患者犯罪的证据时，医生在很大程度上可以自主决定

---

[39]　Criminal Law Act 1967, s. 5(5).
[40]　Criminal Law Act 1967, s. 5(1).
[41]　[1990] Ch. 359 CA.

是否联系警方。在英国，法律并不惩罚那些在有明确证据表明患者犯罪的情况下仍然选择为其保密的医生。然而，关于在这种情况下披露信息是否构成违反保密义务的问题，仍然存在一些争议。[42]虽然在医疗领域之外，披露在保密关系中获得的所有犯罪信息被视为符合公共利益，[43]但在医疗环境中违反保密原则的影响可能会阻止这种一概而论的做法。[44]但是，如果患者是拒绝报警的强奸等犯罪行为的受害者，医生可以认定这种情况将对他人造成威胁。英国医学总会指出，如果医生认为他人受到使用武器或家庭暴力的犯罪分子的威胁，则其有正当理由披露这类信息。[45]如果存在枪伤或刀伤的风险，英国医学总会可能采取更为强硬的态度，要求医生联系警方。[46]

当犯罪已经发生或者可能发生时，医生在决定是否披露信息的问题上往往会感到左右为难。毫无疑问，优质的医疗服务建立在保密义务的基础之上。当医生坚守对患者的义务时，所有人都能从中受益。因此，在作出披露私人医疗信息的决定时，理由必须充分且明确。

282

（六）传染病

疾病的通报是否应该是强制性的？如果医生有理由相信患者感染了鼠疫，医生是否有义务联系公共卫生官员并将保护群体利益视为首要任务？根据 1984 年《公共卫生(疾病控制)法》(后经 2008 年《健康与社会保健法》修订)第 2A 部分以及 2010 年《健康保护(通知)条例》[Health Protection (Notification) Regulations 2010]的规定，医生有义务向有关当局通报某些疾病。[47]包括结核病、霍乱以及一系列儿童疾病在内的疾病都

---

[42] *Birmingham Assizes* (1914) 78 JP 604.

[43] *Initial Services Ltd v Putterill* [1968] 1 QB 396 at 405.

[44] 英国医学总会指出，在严重犯罪的场景下，披露犯罪信息是合理的，不过这也意味着并不是所有犯罪信息的披露都是正当的。参见 GMC, Confidentiality：*good practice in handling patient information*, 25 April 2017, para. 63。

[45] GMC, Confidentiality：*good practice in handling patient information* (2017) para. 65.

[46] GMC, Confidentiality：*reporting gunshot and knife wounds*, (2018). Available at：www.gmc-uk.org/-/media/documents/gmc-guidance-for-doctors---confidentiality---reporting-gunshot-and-knife-wounds_pdf-70063779.pdf?la＝en&hash＝77149AD43FF6F9C89F3DDF2502432E73245EAA92 (accessed：12 May 2021).

[47] 1984 年《公共卫生(疾病控制)法》被 2020 年《健康保护(冠状病毒)法规》[Health Protection (Coronavirus) Regulations 2020]所修订。

必须由医生上报。此外，近年来，医生必须向有关当局通报任何可能对人类健康造成重大危害的感染或传染风险。这一通报和披露义务的基础在于保护公众健康。[48]正是对他人构成伤害的风险使得医生披露保密信息的行为具备正当性。将公共利益置于患者个人保密利益之上的正当理由在于存在重大伤害的风险。

当医护专业人员患有可能对其患者构成风险的疾病时，英国医学总会要求知情的医生在认为受感染的医护专业人员"使患者面临感染风险"的情况下，向雇主和监管机构通报该情况。在 X v Y 案[49]中，两名 HIV 检测呈阳性的全科医生正在接受原告卫生当局的治疗和咨询。该机构的一名员工将上述情况和医生姓名"泄露"给了一家小报，该报纸计划刊登一篇题为"患有 AIDS 的医生"的报道。尽管这家报纸最终承诺不会透露医生的真实身份，罗斯(Rose)法官还是作出了禁止以任何形式报道该则故事的判决。此时并不存在出于保护他人必要而披露信息的公共利益。如果医护专业人员因担心其在寻求 HIV 检测过程中暴露身份的风险，就不会主动接受检测。此时，他们更有可能给患者带来风险。罗斯法官强调了事关医疗保密的公共利益和私人利益。[50]信息保密是确保公众健康的唯一途径；否则，医生将不再被视为可靠的教育来源。如果医生告发患者，患者今后就不会主动接受检测了。[51]

当发现个人面临伤害风险时，例如医生是否可以向 HIV 检测呈阳性患者的性伴侣披露该信息？英国医学总会将该问题的决定权留给了医生。[52]在英国医学总会看来，医生在适当的情况下可以(而不是必须)披露患者保密信息。向已知的性伴侣披露患者的健康状况对于保护性伴侣而言可能是必要的。要证明披露的合理性，必须以对伤害的合理预见为前

[48] M. Brazier and J. Harris, 'Public Health and Private Lives' (1996) 4 Medical Law Review 171.

[49] GMC, Supplementary Guidance：Confidentiality, Disclosing Information about Serious Communicable Diseases (2017), para. 75.

[50] [1988] 2 All ER 648.

[51] X v Y [1988] 2 All ER 648 [386].

[52] GMC, Supplementary Guidance：Confidentiality, Disclosing Information about Serious Communicable Diseases (2017), para. 22.

提，当这种伤害显而易见之时，法院通常不会干预医生的披露决定。因此，只有在面临重大伤害危险的情况下，维护患者保密信息的公共利益才会被取代。

（七）言论自由

在特殊情况下，医生可能会因为传染病或犯罪行为造成的伤害风险而作出披露患者保密信息的决定，此举已经被普通法以及《欧洲人权公约》第 8(2)条有关隐私权的规定所认可。然而，在某些情况下，需要在患者或医护专业人员的保密利益与言论自由之间进行权衡。媒体能否主张《欧洲人权公约》第 10 条所规定的言论自由权？如果可以，在哪些情况下可以如此主张？如何实现这种权衡一直是司法讨论的焦点。在 1998 年《人权法》生效之前，法院曾有机会在几起医疗保健案件中权衡医疗保密和言论自由这两种竞争性的公共利益。在 X v Y 案㊼中，罗斯法官判决，维护信息保密公共利益的重要性超过了维护言论自由公共利益的重要性。自《人权法》生效以来，法院一直在考虑第 10 条的范围以及何为符合公共利益。在 McKennit v Ash 案中，巴克斯顿法官指出："公众的兴趣并不一定符合公共利益。"㊽

如果披露保密信息使得个别医护专业人员的身份能被清晰识别，则法院不太可能认为这样的信息披露符合公共利益。在 H(a Healthcare Worker)v Associated Newspapers 案㊾中，一位 HIV 检测呈阳性的牙医(H) 为阻止卫生当局进行"回顾性"的调查而申请禁制令，并在一家报纸打算报道此事时申请禁制令。该医护专业人员希望他的个人身份得到保护，他所供职的卫生机构和他的专长得到保密，以确保他的身份不被识别。卫生当局担心，公开其身份可能会在普通人群中引起恐慌，并需要耗费大量的资源来安抚患者。上诉法院裁定：(1)不应公布 H 的任何身份细节，因为这样做可能会阻止他人主动前来寻求治疗；(2)不应披露卫生

284

㊼ [1988] 2 All ER 648.
㊽ McKennit v Ash [2006] EWCA Civ 1714 [66].
㊾ [2002] EWCA Civ 195.

当局的身份，因为这样做同样可能会阻止他人寻求治疗；(3)H的专业细节可以公开，因为这种限制是不必要的，限制反而会抑制公共辩论。有趣的是，在H案中，法院更加重视言论自由的权利以及向公众警示风险和启动公共辩论的需求。在《欧洲人权公约》第8条和第10条规定的权利之间进行权衡是必要的。上诉法院承认言论自由的重要性，即使在迄今为止医疗隐私和信息保密占主导地位的医疗领域也是如此。

五、 遗传信息与保密

医生是否可以公共利益为由，向可能面临遗传疾病风险的亲属披露患者保密信息？⑤⑥如果检测结果表明患者患有或携带遗传性疾病，这往往意味着他的家庭成员也可能面临同样的患病风险。人类遗传学委员会承认，在某些情况下，为了家庭成员的利益，偶尔披露敏感的个人遗传信息的做法具备正当性。如果患者拒绝披露此类信息，而披露的好处明显超过了患者的保密需求，就会出现上述情况。⑤⑦英国医学总会进一步认识到，在极少数情况下，在违背患者意愿的情况下披露保密信息的做法也是必要的。⑤⑧

遗传隐私

遗传信息凸显出个人医疗信息隐私权与公众对个人医疗信息享有的更广泛利益之间的紧张关系。2003年4月，人类基因组计划⑤⑨宣布完成，这为加深理解遗传在疾病中的作用奠定了基础。同时，这些知识及

285

---

⑤⑥　A de Paor, 'Genetic Risks and Doctors' Disclosure Obligations：Revisiting the Duty of Confidentiality' (2018) 25 European Journal of Health Law 365—388.

⑤⑦　Human Genetics Commission, Inside Information：balancing interests in the use of personal genetic data, 21 May 2002, p.15.

⑤⑧　GMC, Confidentiality: good practice in handling patient information, 2017, para. 75. 又参见 D. Bell and B. Bennett, 'Genetic Secrets, and the Family' (2001) 9(2) Medical Law Review 130—136 and L. Skene, 'Genetic Secrets and the Family：A Response to Bell and Bennett' (2001) 9(2) Medical Law Review 162—169.

⑤⑨　Human Genome Project Information Archive 1990—2003. Available at：https：//web.ornl. gov/sci/techresources/Human_Genome/index.shtml (accessed：5 April 2021).

其在未来的进一步扩展也为基因歧视的出现埋下伏笔。《欧洲人权公约》第 8(2)条规定的隐私权旨在保护个人和家庭生活、住宅和通信不受公共机构⑩的任意干涉，但这一权利并非绝对。该条款也规定了侵犯隐私的正当理由，以此为他人寻求访问遗传测试结果提供可能。例如，保险公司和雇主可能会辩称，了解这类知识对于保护雇员或客户，或者他人的健康或自由而言至关重要。完全开放该等遗传信息访问将对个人求职和就业、获得保险、申请抵押贷款等"生活"事项产生重大影响。英国人类遗传学委员会成立于 2000 年，旨在成为解决遗传学难题的监督机构并制定政策。然而，这个半官方的机构在 2010 年被解散，并在 2012年发布了最终研究报告。目前没有组织来监督上述问题，这也引发了关于未来如何保护遗传隐私问题的严重关切。

在 R(on the application of Rose and another)v Secretary of State for Health and another 案⑪中，申请人要求对拒绝提供两名精子捐赠者(捐赠者的精子被用于生育子女)信息的决定进行复审。申请人认为，指南和立法中关于匿名性的规定与《欧洲人权公约》第 8 条的规定不符。法院同意这一观点。法院指出，《欧洲人权公约》第 8 条赋予了个人获取有关其身份和出身信息的权利。申请人主张，无法获知自己的父系血统会对其生活各个方面造成影响。因此，根据 2004 年《人类生育与胚胎学管理局(捐献者信息披露)规定》[Human Fertilisation and Embryology Authority Regulations (Disclosure of Donor Information) 2004],⑫2005 年 4 月 1 日之后通过捐赠配子出生的个人，在其年满 18 岁时可以获取捐赠者的身份信息。

然而，在 A v X(Disclosure: Non-Party Medical Records)案⑬中，原告 286
请求访问其兄弟姐妹医疗记录的主张遭到拒绝，理由是此举将侵犯后者根据《欧洲人权公约》第 8 条所享有的隐私权。这一原则在 A London Borough Council v Mr & Mrs N(Foster Carers of the Child)and P(A Child by

---

⑩　*Libert v France* (Application no. 588/13).
⑪　[2002] EWHC 1593 (Admin).
⑫　SI 2004/1511.
⑬　[2004] EWHC 447.

her Guardian)案[64]中得到了重申，也即地方当局没有义务告知寄养儿童的生父，该儿童的寄养父母之一 HIV 检测呈阳性的事实。披露这些信息将不当侵犯寄养父母根据《欧洲人权公约》第 8 条所享有的隐私权。

直到最近，法律上的立场一直很明确。亲属获取个人医疗信息的利益不会削弱医生对患者的保密义务。[65]然而，问题仍然在于，是否存在面临遗传疾病风险的亲属以公共利益之名获取该等信息的可能性？[66]

2017 年，这个问题在 ABC v St George's NHS Hospital Trust 案[67]中受到了司法审查。2007 年，原告的父亲 F 因误杀 C 的母亲而被定罪，并根据 1983 年《心理健康法》的规定受到拘留。2009 年 11 月，F 被诊断出患有亨廷顿氏病。他拒绝医生向他的女儿 C 披露该病情。C 有 50% 的风险从 F 处遗传亨廷顿氏病。C 在 2009 年怀孕，她的女儿于 2010 年 4 月出生。C 直到 2010 年 8 月才偶然得知 F 的病情。2013 年，C 进行了亨廷顿氏病测试，测试结果呈阳性，因此她的女儿也有 50% 的风险从她这里遗传亨廷顿氏病。C 主张，未告知她父亲诊断情况的行为属于过失侵权，且侵犯了她根据《欧洲人权公约》第 8 条享有的家庭生活权利。如果她在 2009 年 11 月得到警告，她就会终止妊娠。[68]她的最初诉求被尼科尔法官驳回，但该驳回决定又被上诉法院的决定所推翻。[69]

287

---

[64] [2005] EWHC 1676.

[65] V. Chico, 'Non-Disclosure of Genetic Risks: The Case for Developing Legal Wrongs' (2016) 16 Medical Law Review 3—26.

[66] A. Lucassen and R. Gilbar, 'Alerting Relatives About Heritable Risks: The Limits of Confidentiality' (2018) BMJ 361. 也请参见 N. Hawkins and T. Hughes-Davies, 'Striking a Balance: Resolving Conflicts Between the Duty of Confidentiality and Duties to Third Parties in Genetics' (2018) 38(4) Legal Studies 645—665.

[67] [2017] EWCA Civ 336.

[68] 尽管在法律上，"知情权"已经获得了一定的认可，但围绕"不知情权"的讨论仍在持续。"不知情权"论者认为，当没有医治办法时，获知患有遗传疾病的事实更让人难以接受[G. Laurie, Genetic Privacy: A Challenge to Medico-Legal Norms (Cambridge, CUP, 2002)]。但也有论者认为，在权衡提供还是隐瞒信息这样的对立论点时，个人的"权利"更应当支持"坦诚交流"而非"祖护无知"[J. Harris and K. Keywood, 'Ignorance, Information and Autonomy' (2001) 22 Theoretical Medicine and Bioethics 415—36, 432]。

[69] 关于与家庭成员分享一般信息和遗传信息的指导请参见 GMC, Confidentiality: Good practice in handling patient information (2017) para. 73—76. 也请参见 R. Gilbar, 'Medical Confidentiality within the Family: the Doctor's Duty Reconsidered' (2004) 18(2) International Journal of Law and the Family 195—213.

ABC 案的决定给医护专业人员带来了沉重的负担。一方面，医生与患者之间的保密义务仍然是不容置疑的。但与此同时，ABC 案承认，在遗传风险显现的情况下，医生可能也对患者亲属负有义务。在实践中，这意味着医护专业人员可能负有"向遗传亲属披露遗传风险的法律义务"。[70]医护专业人员可能会发现，兼顾各种相互竞争的利益并在患者及其遗传亲属的权利之间取得平衡是十分困难的任务，但在实际操作中，这项任务并非不可能完成。根据多芙(Dove)等人的观察：

> 这些义务是可以调和的……因为……每项义务……都……着眼于同一目标：在努力为家庭提供最佳临床遗传学服务的过程中，为在维护患者保密信息和尊重家属披露意愿之间进行权衡而进行一项全面的专业评估，并在没有诉讼之忧的情况下求得最佳结果。[71]

在最初裁决被上诉法院推翻后，高等法院在 2020 年对事实和证据进行了全面审理。[72]总体而言，耶普法官得出结论认为，医护专业人员确实负有法定义务，以确保在患者权利和利益(及公共利益)与他人的权利和利益之间取得平衡。信息保密的必要性依然存在，但当披露信息能够减少或防止对处于危险中的他人构成重大风险的严重伤害，并且患者与该处于危险中的个人有密切关系时，应当考虑进行信息披露。

尽管如此，在该案之中，医护专业人员已经就是否需要披露保密信息的问题进行了权衡，权衡结果达到了合理的标准。因此，医护专业人员没有违背其所负有的义务。这一决定具有重要意义，因为在英国，医护专业人员不仅负有职业义务，而且负有法定义务，去平衡处于风险中的个人(如遗传亲属)与拒绝披露保密信息的患者之间的权利和利益。值

288

---

[70]　E.S. Dove, V. Chico, M. Fay et al, 'Familial Genetic Risks: How Can We Better Navigate Patient Confidentiality and Appropriate Risk Disclosure to Relatives?' (2019) 45 Journal of Medical Ethics 504—507.

[71]　Ibid.[506].

[72]　ABC v St George's Healthcare NHS Trust [2020] EWHC 455 (QB).

得注意的是，耶普法官并没有将这一分析局限于遗传性风险的场景之中。如果披露可以防止严重伤害，并且有证据表明患者与处于风险中的他人存在密切关系，那么所有医护专业人员在处理各种形式的保密信息时都应进行这种权衡。如此一来，在今后的实践当中，医护专业人员在受到严格解释医疗信息保密要求的限制之时，也能享有更为广泛的自由裁量权。例如，耶普法官认为，当精神病医生的患者向其透露要对患者亲属施加暴力的意图时，精神病医生就负有权衡的义务。对于照顾同一家庭多名成员的全科医生来说，当一名最新确诊感染 HIV 的患者拒绝向妻子披露这一信息之时，全科医生为避免伤害发生，也有权决定披露该情况。在诸多方面，ABC 案的裁决发展出了一种"综合义务"，[73]这将使医护专业人员安心，因为他们知道，为了遗传亲属的权利和利益而作出违反保密义务的决定将不会招致诉讼。

六、 数据保护立法

欧盟 GDPR 于 2018 年 5 月 25 日生效，[74]取代了早先作为英国 1998 年《数据保护法》(Data Protection Act 1998)基础的欧盟指令。[75]英国 1998 年《数据保护法》已被 2018 年《数据保护法》取代。GDPR 重申了数据保护的权利。GDPR 第 1 条提到，该条例保护自然人在个人数据处理方面的权利，[76]以及数据自由流动相关的规则。数据的输入和存储方式并不影响其保护要求，自动和手动输入数据受到同等保护。根据 GDPR，健康数据被定义为与自然人的身体健康或心理健康相关的个人数据，包括

---

[73]　Ibid.[507].

[74]　V. Chico, 'The Impact of the General Data Protection Regulation on Health Research' (2018) 128 *British Medical Bulletin* 109—118.

[75]　英国脱欧对数据保护和数据存储的影响仍然不确定。参见 J. Clark and A. Greaves, 'Brexit: Key Impacts on Data Protection' (2018) 19 *Privacy and Data Protection* 6。

[76]　在 *Durant v Financial Services Authority* [2003] EWCA Civ 1746 案中，个人数据被定义为聚焦于个人而非第三方的信息。

提供医疗保健服务时透露的有关该自然人健康状况的信息。[77]GDPR 第 9
条规定了"特殊"类别的个人数据，包括基因数据、生物识别数据和健　　289
康信息，并对此类"特殊数据"提供额外保护。[78]

七、匿名数据

保密权利和义务的核心在于信息与个人身份之间的关系。因此，对
信息的控制通常与信息的识别有关。但是，匿名数据呢? 信息的使用方
式多种多样，可以为临床审计、流行病学研究和二次调查研究等多项活
动作出贡献。2020 年至 2021 年间，由于新冠疫情，世界各地收集了大
量匿名化的数据。这些数据以多种方式被使用，尤其是生成了流行病学
模型，这些模型指引了包括检测、隔离感染者、追踪和检疫等公共卫生
措施的制定。这些措施都旨在尝试控制病毒的传播。[79]匿名数据被许多
商业组织用于多种目的。虽然人们一直不愿意与这些组织共享医疗信
息，但最近的研究表明，如果努力让公众了解到数据的使用方式，公众
会更愿意为维护公共利益之目的而参与其中。[80]

R v Department of Health，ex parte Source Informatic Ltd 一案[81]涉及
有关匿名数据保密规则的适用范围。该案中，一家商业数据收集公司从
全科医生处购买匿名数据之后将该数据出售给分析处方习惯的制药公

---

⑦　Article 4(15), GDPR.

⑧　Article 9(2), GDPR.

⑨　Editorial, Nature, 27 January 2021, 589, 491—492. Available at: www-nature-com.
manchester.idm.oclc.org/articles/d 41586-021-00183-z (accessed: 20 May 2021).

⑩　V. Chico, A. Hunn and M. Taylor, *Public views on sharing anonymised patient-level
data where there is a mixed public and private benefit*, September 2019. Available at: https://s3.eu-
west-2.amazonaws.com/www.hra.nhs.uk/media/documents/Sharing_anonymised_patient-level_data_
where_there_is_a_mixed_public_and_privat_Pab71UW.pdf (accessed: 19 May 2021).

⑪　[2001] QB 424. 也请参见 HM Government, Open Data: Unleashing the Potential Cm
8353 (London, HMSO, 2012)。 Available at: https://a ssets.publishing.service.gov.uk/government/
uploads/system/uploads/attachment_data/file/78946/CM8353_acc.pdf (accessed: 15 May 2021).

司。上诉法院判决，匿名数据不具备必要的信息保密。法院指出："患者对处方表格或其内含的信息拥有所有权……但在任何情况下，只要不危及他的隐私，他就没有控制其使用的权利。"[82]"如果正如我所断定的那样，他唯一的合法利益在于保护自己的隐私，而隐私利益又确实得到了保障，那么我就无法看出他的意志是如何受到打压，以及他的个人尊严又是如何受到损害的。"[83]Source Informatics 一案的判决认为，仅仅通过隐藏个人身份来保护其隐私的做法受到了批评，理由是这种做法剥夺了个人自主决定如何处理自己信息的权利，并且忽视了患者在向医疗工作者透露信息时的脆弱性。[84]自 Source Informatic 案以来，相当多的基础设施被建立起来，用于伦理性地保护匿名数据。法律特别关注那些只能导致个人隐私被侵犯或个人身份被披露而产生严重后果的信息。这种方法旨在于保护隐私的同时为系统内部提供足够的灵活性，以便临床研究、制药公司以及其他医疗工作者和研究人员能够利用来自患者的匿名信息。

八、访问医疗记录

英国法律认可对于匿名数据的使用，理由是这类信息不具有需要保密的性质。然而，在某些情况下，全科医生和其他医疗工作者可能会合法地共享有关患者的信息。Health Authority v X 一案[85]的判决指出，如果共享的医疗记录"与或可能与英国医学总会履行其法定职责，保护公众免受可能的医疗失当行为之害有关"，那么共享这些医疗记录就具有

---

[82] Ibid. Source Informatics[424, para. F].

[83] Ibid. Source Informatics[440, para. D].

[84] D. Beyleveld and E. Histed, 'Anonymisation is Not Exoneration: R. v. Department of Health, Ex Parte Source Informatics Ltd' (1999) 4(1) Medical Law International 69—80. 更详细的分析，参见 D. Beyleveld and E. Histed, 'Betrayal of Confidence in the Court of Appeal' (2000) 4(3—4) Medical Law International 277—311。

[85] [2001] 2 FLR 673.

令人信服的公共利益。㊌如果共享信息是为了调查全科医生提供医疗服务的情况，确保识别出任何对病人构成风险的从业人员，保护特别易受伤害的病人免受此类风险，以及确保对该行业进行有效率且有成效的监管，则可能具备上述正当理由。

同样地，患者本人也可能希望访问自己的医疗记录。根据英格兰现行的立法，个人有权访问自己的健康记录。在有限的情况下，他们还有权访问有关他人的信息。这项权利扩展到私营卫生部门持有的记录以及医护专业人员的私人执业记录。自 2018 年以来，对患者健康记录的访问受到欧盟 GDPR 的规范，该条例由 2018 年《数据保护法》予以实施。政府在 2010 年制作了关于访问健康记录的指南，㊐指南内容涵盖了与患者访问其健康记录相关的其他立法，包括 1990 年的《健康记录访问法》——该法规定了特定人员访问已故患者健康记录的权利，以及 1988 年的《医疗报告法》——该法规定了个人有权访问医疗从业者为其就业或保险目的而提供的与他们自己相关的报告。㊑

尽管自从 GDPR 实施以来，患者访问自己的医疗记录变得更容易了，但访问个人信息的权利并非绝对。在某些情况下，患者完全访问其健康记录的请求可能遭到限制。如果认为披露这些信息可能对患者或其他个体的身体或心理健康造成严重伤害，医生可以援引治疗特权来拒绝信息访问。因此，尽管对医疗信息的控制受到保密义务的约束，但在某些情况下，个人也可能无法访问关于自己的信息。㊒治疗特权的援引将信息访问的决定权从患者手中夺走，且同时剥夺了患者对信息的控制权。

291

㊌　卡扎勒特(Cazalet)法官指出。

㊐　Department of Health, *Guidance for Access to Health Records Requests* (London, HMSO, 2010). Available at: https: //webarchive. nationalarchives. gov. uk/20130103005001/http: //www. dh. gov. uk/en/Public ationsands tatistics/Publications/PublicationsPolicyAndGuidance/DH _ 112916 (accessed: 22 May 2021).

㊑　Ibid. p.8.

㊒　E. Parkin and P. Loft, *Patient Health Records: Access, Sharing and Confidentiality*, BRIEFING PAPER Number 07103, 15 May 2020. Available at: SN07103. pdf (parliament. uk) (accessed: 18 May 2021).

九、结　论

英格兰和威尔士的保密义务源于医学伦理的既定要求。尽管维护医疗信息保密在本质上不是绝对的，但在伦理上是有充分理由的。如果没有信息保密，患者将缺乏对于医疗服务或治疗工作的信任。保密义务源自普通法中关于违反保密义务行为的内容。迄今为止，建立一个独立的、区别于违反保密义务行为的隐私权的努力尚未取得结果。尽管保密义务法律框架是零散的，但医护专业人员已普遍认识到为患者保密的法定义务。

当竞争的权利和利益发生冲突时，医疗信息保密通常带来挑战。英国医学总会和其他专业行为守则承认，在某些情况下，可能有必要违反保密义务。当涉及更广泛意义上保护他人健康的义务时，当不披露的风险大于违反保密义务可能造成的损害之时，就会出现这种情况。在这一领域，最近的法律发展与遗传风险和共享家族遗传信息有关。之所以违背患者意愿，其理由在于要在对患者的注意义务与保护其亲属免受严重伤害之间取得平衡。在重要的 ABC v St George's NHS Hospital Trust 案[90]中，上诉法院承认，在遗传风险显现时，可能存在对亲属的并行义务。对于医疗从业者而言，管理和平衡患者及其遗传亲属的冲突性利益，现在已经是众望所归，但在实践中可能带来重大负担。"义务的范围不仅包括进行必要的权衡，还包括根据其结果采取行动。"[91]至少在遗传医学领域，这可能会在实践中产生深远而关键的影响。

---

[90]　[2017] EWCA Civ 336.
[91]　Ibid.[189].

第十二章　比较性结论：
隐私与医疗保密的全球视野？

蒂埃里·范斯韦弗尔特　尼古拉·格洛弗-托马斯

一、全球化与隐私

本章对卫生法中一个关键概念"医疗保健中的隐私"展开了全面阐述。随着时间的推移，无论在国家层面还是国际层面，这一概念都经历了显著的演变。隐私有两个重要基础：医疗保密和数据保护。要理解医疗保健中的隐私，必须同时考察医疗保密和数据保护。这一点非常重要，因为这两个概念并不相同，具有不同的范围、目标和条件。

医疗保密原则源远流长，其根源甚至可以追溯至历史上最古老的文献。公元前5世纪的《希波克拉底誓言》中提到："无论我在行医过程中看到或听到了什么，无论我偶然获得了哪些不便于外传的知识，我都将把它们作为神圣的秘密，深藏在我的心底。"从理论上讲，医疗保密的概念已经在全球范围内获得广泛认同。由于多项国际公约和条约采纳保密原则，医疗保密的基本原则得到了进一步强化。包含 47 个成员国(其中 28 个是欧盟成员国)的欧洲委员会已经通过了《人权与生物医学公约》，这个公约通常也被称作《奥维耶多公约》。① 《奥维耶多公约》是旨在防止滥用生物医学创新并维护人类尊严的国际公约。公约第 10 条指出:"每个人都有权利确保自己的健康信息作为私生活的一部分得到尊重和保护。"

同样，2005 年联合国教科文组织《世界生物伦理与人权宣言》② 也强化了这一立场。联合国教科文组织拥有来自世界各地的 193 个成员国。该宣言的第 9 条明确规定:

> 应当尊重当事人的隐私和信息保密。应根据国际法，尤其是国际人权法，尽最大可能地确保只出于收集或同意的初始目的(而不是其他目的)使用或披露这类信息。

数据的重要性和对数据保护的需求是一个较新的现象。计算机、智能设备和互联网的出现促进了信息的共享和挖掘。现在，数据的生成量和速度导致了庞大数据集的处理以及"大数据"的出现。信息技术仍在持续发展。为了防止个人数据被滥用，需要推出特定的数据保护法律。为了协调对自然人隐私这一基本权利的保护，同时又确保个人数据在各州之间的自由流动，有必要制定一个更高级别的法规。2016 年，欧洲议会和理事会颁布了 GDPR。

医疗保密原则深深植根于历史文献、国际条约、宣言、宪章和公约之中。该原则是我们伦理和法律文化的基本组成部分。尽管世界各地对于医疗保密概念的解释各不相同，但谈论医疗保密原则的全球化仍然是

---

① Convention for the Protection of Human Rights and Dignity of the Human Being with regard to the Application of Biology and Medicine: Convention on Human Rights and Biomedicine, Oviedo, 4 April 1997, www.coe.int/t/dg3/healthbioethic/Activities/Bioethics% 20in% 20CoE/.

② Universal Declaration on Bioethics and Human Rights of 19 October 2005, www.unesco.org/en/ev.php-URL_ID=31058 & URL_DO=DO_TOPIC & URL_SECTION=201.html.

合理的。隐私权或数据保护原则似乎也会出现类似的情况。

二、　伦理、立法和判例法的作用

医疗保密的根源可以追溯到《希波克拉底誓言》。医疗保密被视为医生和患者之间建立信任的先决条件，因此也是医治关系得以维系的关键。医疗保密服务于双重利益：个人健康利益和公共健康利益。

虽然医疗保密在国际公约中得到了承认和加强，但许多国家已将医疗保密原则植根于其国家立法、宪法、关于生物伦理或患者权利的单独法律以及判例法中。[③]

尽管医疗保密具有象征性意义，但其实际作用远不止于此。通过制定医疗保密相关法律，我们能够超越国际宣言中确立的一般性原则。立法者能够更深入地阐述该原则，从而使得医生的披露义务更加具体化。这为医生、患者以及法院带来了更高的透明度和更清晰的指导。在缺乏成文法律的情况下，不同司法管辖区的判例法能够并且确实起到了这一作用。虽然在普通法体系下，由于相关义务未被编纂于统一文本，因而存在透明度不高、不确定性较强的问题，但这也展现出更大的灵活性，以便更为迅速地适应法律发展，反应新情况、应对新问题。

当医疗保密原则被纳入刑法时，立法的象征意义得到了进一步扩展。实际上，由于医疗保密原则极为重要，一些国家已将其纳入刑法或含有刑事处罚的隐私法规之中。[④]违反医疗保密义务的医疗工作者可能会受到处罚甚至监禁。此外，医疗保密原则也被广泛地纳入多项专业行为准则之中。无论这些规定的来源是宪法、民事或刑事法律，还是职业行为守则，对于医疗保密原则的解释普遍相似。医疗保密原则的适用范围很广，它适用于所有参与患者保健和医疗的个体。任何因职务行为而

---

③　请见本书第一章引言部分。
④　比利时、加拿大、德国、北欧国家、卡塔尔、坦桑尼亚、美国。

获知患者个人信息的人员，都必须遵守职业保密义务。

显然，保密义务适用于包括私人执业或受雇的医生、牙医、药剂师、护士、助产士、理疗师和护理人员在内的所有医疗工作者。[⑤]同样，那些对提供医疗服务必不可少的其他人员，如学生、行政人员、医院院长、主治医师、监察员和社会工作者，也需遵守此义务。[⑥]在一些国家，医疗保密原则甚至涵盖了为医生工作提供外部服务的人员，比如会计、档案管理以及IT服务人员。[⑦]在加拿大和美国，医疗保密义务在特定情形下还适用于医院、养老院这样的医疗机构。[⑧]

医疗保密主要针对私人信息。在所有国家，医疗保密都适用于患者的身份、健康状况、治疗等信息。但在某些国家，它还包括患者的个人、职业和财务情况(例如比利时[⑨]、德国[⑩]、北欧国家[⑪])。

医疗保密的义务适用于所有人，包括患者的伴侣或亲属。[⑫]有两个案例可以非常清楚地说明这一点。当医生让亲属将患者的HIV药物带到诊所，而这位亲属并不知道患者的HIV检测呈阳性时，医生便违反了医疗保密义务。[⑬]同理，当医院错误地将人流手术账单发送到患者的家庭电子邮箱，而非按要求发送至其私人电子邮箱时，也构成违反保密义务，因为这可能导致患者的伴侣获得保密信息。[⑭]

但是，当伴侣、亲属或朋友是患者的代理人或代表时，可以向他们披露有关患者的保密信息。[⑮]在加拿大，除非患者明确反对，否则医生可以向被认为与患者有亲密个人关系的家庭成员披露信息。[⑯]

---

⑤　比利时、德国、日本、坦桑尼亚、美国。
⑥　比利时、北欧国家、坦桑尼亚、美国。
⑦　德国。
⑧　加拿大。
⑨　比利时。
⑩　德国。
⑪　北欧国家。
⑫　比利时、德国、南非、坦桑尼亚。
⑬　比利时、日本、北欧国家、卡塔尔、南非。
⑭　北欧国家。
⑮　比利时、卡塔尔。
⑯　加拿大。

　　医疗保密的义务不因患者去世而终止。[17]这与患者生前医疗保密原则是一致的。如果患者担心自己向医生透露的信息在去世后无法得到保密，他们可能就不那么愿意分享对治疗而言至关重要的信息。大多数国家都认同医疗保密义务的永久性。但在一些司法管辖区，比如英格兰，这种法律义务未必是永久的。信息保密的具体时长将取决于信息的性质和敏感程度，以及对逝者家属可能造成的影响。[18]在坦桑尼亚，一旦患者去世，医疗保密也随之结束，因此医疗保密的法定义务也随着患者的去世而终止。[19]

　　医疗保密义务是医疗工作者单方面的义务。患者则完全有权决定是否披露自己的健康信息。[20]患者还可以公开与医疗工作者相关的信息，甚至可以录制与医疗工作者的对话，因为他是对话的参与者，尤其是在出于私人目的或提出投诉时，这样做是被允许的。[21]对于欧洲国家的患者而言，他们还需要遵守 GDPR 的其他相关规定。

　　有时，保险公司为了证明理赔案件中患者所声称的伤害并不严重，会雇用私家侦探对患者进行视频拍摄。在欧洲国家，这种行为需要遵循 GDPR 的规定。只有在以下情况下，这种做法才算合理：视频拍摄的是患者[22]在公开场合的行为，不会被公开传播，[23]且对于确立、行使或维护合法权益是必要的。[24]在南非，如果法院认为私家侦探的视频拍摄有利于司法公正，那么这类视频录像可能会被采纳。[25]然而，在其他国家，如卡塔尔，对隐私权的保护要严格得多。无论在公共场合还是私人场合，未经患者同意，录制视频或音频都是被严格禁止的。[26]

---

[17]　比利时、德国、英国。
[18]　英国。
[19]　坦桑尼亚。
[20]　例如，美国。
[21]　比利时、加拿大、北欧国家、南非。
[22]　比利时、日本。
[23]　北欧国家。
[24]　Art. 9, (2), f GDPR.
[25]　南非。
[26]　卡塔尔。

三、 结合医疗保密与数据保护所带来的挑战

医疗领域中，除了医疗保密原则之外，隐私保护的另一个重要来源是数据保护法规。在欧洲，这方面的法律主要是 2016 年 GDPR。而在欧洲之外的其他国家，也各自有其相应的数据保护法律。

在一些国家，医疗保密规则与数据保护规则是两套独立运作的监管体系，这意味着对数据的任何处理都必须同时遵循这两方面的法律要求。[27]

当这两项法律的要求不一致时，就可能引发数据保护与医疗保密之间的冲突。特别是在患者同意的情况下，这种冲突在某些国家尤为明显。例如在比利时，一些观点依然坚持，即便患者给予了同意，也不能作为泄露私密信息的理由。然而，根据 GDPR，同意是合法处理个人数据的基础。在德国，医疗工作者在获得患者默示或明示的同意后，可以免除其保密义务；而 GDPR 则要求必须事先获取明示同意。[28]

四、 新冠疫情及其挑战

新冠疫情极大地推动了虚拟医疗的发展。许多国家已经制定了虚拟医疗指南，这些指南详细说明了如何加强虚拟医疗中的隐私和安全保护措施。[29]

同时，一些国家为了控制疫情，还推出了疫苗护照，以限制人们进入航班、铁路、健身房、餐馆、电影院等公共场所。大多数法院和隐私

---

[27] 比利时、德国。
[28] 德国。
[29] 比利时、加拿大。

委员会鉴于当前健康危机和保护公共卫生的紧迫性，认可了这些措施的必要性。[30]尽管如此，当需要与雇主分享健康信息时，人们对这些措施的相称性提出了质疑。

在美国，医生甚至可以依法将新冠患者的情况报告给公共卫生部门，这些部门有权为防控疾病的目的收集或接收上述信息。[31]

五、 医疗保密的例外情况

医疗保密义务并非无条件的。透露个人隐私信息需要有合理的理由。世界各国都承认存在医疗保密义务的例外情况，这些例外在各国大体相同，但还是存在一些差异。

299

（一）法定义务或授权

医疗保密的普遍例外情况在于法定的信息披露义务。

在不同国家，医生有义务向公共机构报告如出生和死亡等特定的健康信息，[32]例如新冠[33]等传染性或传播性疾病，[34]或者向医疗保险基金报告由第三方引起疾病和伤害的原因。[35]犯罪行为的报告则更具争议性。在德国，医生有义务报告即将发生且特别严重的犯罪行为的风险。[36]

其他法规不强制医生这样做，但在某些情况下允许医生披露患者的信息。在心理疾病的情况下，医生可以将患者信息传递给法院和道路交通管理机构。[37]

（二）同意

在一些国家，医疗保密以患者的自主决定权为出发点。患者自己决

---

[30]　比利时、加拿大、卡塔尔。
[31]　美国。
[32]　比利时、北欧国家、南非、美国。
[33]　德国、北欧国家(但在丹麦，个人拥有匿名检测的权利)。
[34]　比利时、加拿大、德国、日本、北欧国家、南非、英国。
[35]　德国。
[36]　德国。
[37]　德国。

定何时、以何种方式以及在多大程度上处理其数据。[38]但同意的性质因同意的目的而有所不同。患者数据可以通过默示同意的方式与其他医生共享。而对于第三方，例如公共机构或私人公司，如保险公司，则需要明示同意，[39]甚至书面同意。[40]

同意必须是有效的、知情的、自由的和自主的。一些国家对患者的自由意志表示怀疑，并对此类患者的数据转移施加了额外条件。德国的法院质疑，当保险公司将其作为一项要求时，放弃保密是否可以被视为个人的自主选择。德国联邦宪法法院已经作出裁决，如果同意几乎是"没有商量余地"的，并且患者被要求在不合理的程度上同意信息披露，这样的同意是无效的。[41]在丹麦，书面同意的最长有效期为一年。[42]

（三）紧急情况

在所有国家，当患者处于无法提供同意的情况，如患者在紧急情况下失去意识，出于患者利益可以披露数据。[43]在这种情况下，数据披露可以基于对患者同意的推定。

（四）出于研究的目的

根据 GDPR 第 9(2)(j)条，如果出于研究目的必须处理健康数据，可以在未获个人同意的情况下处理健康数据，但必须满足以下条件：处理对于研究目的而言是必要的；处理必须与追求的目标相称；必须尊重数据保护权；必须提供适当和具体的措施来保护数据主体的基本权利和利益。

数据应尽可能进行匿名化处理；数据不得用于研究以外的目的；研究项目需要获得研究伦理委员会的授权。[44]在美国，机构审查委员会或隐私委员会必须批准放弃授权的做法。这表明，在处理健康数据时，无

38　德国、日本、北欧国家、南非、坦桑尼亚、英国、美国。
39　加拿大、德国、日本。
40　北欧国家、美国。
41　BVerfG 23 October 2006, MedR 2007, 351.
42　北欧国家。
43　例如，比利时、德国。
44　北欧国家。

论是在欧盟还是美国，都有着严格的规定和程序来保护个人数据的隐私和安全。[45]

（五）避免伤害他人

在多个国家，如果存在对生命或健康的直接危险，并且只有通过违反医疗保密义务的方式才能避免这种危险，医生可以违反其医疗保密义务。[46]例如，当有明显迹象表明可能发生虐童事件时，医生可以通知青少年福利办公室或司法当局。在南非，出于善意报告疑似虐童案件的卫生工作者，不会因该报告行为而受到民事追诉。[47]

当成年患者出院但仍处于心理脆弱状态时，可以通知其父母，以避免患者因进一步的心理压力和伤害而采取自残行为。[48]

在其他国家，医护人员有义务报告引发其合理怀疑的虐待儿童或护理机构中的虐待成年人事件。[49]但在某些文化中，报告家暴事件可能是一种社会禁忌，因为这可能给更大范围的家庭造成道德损害。因此，家暴案件首先会报告给医院的一个独立部门，该部门可能会与家庭咨询中心等外部机构进行联络。[50]

（六）警察、检察官办公室/预防犯罪部门

原则上，所有国家都确认医生在警方调查和法律预审程序中受医疗保密义务的约束。然而，在实践中，保密义务可以并且确实被违反了。一些国家赋予医生在法庭上拒绝作证的权利，并为保护患者信息而禁止扣押。[51]在其他国家，医生不能依赖任何职业特权来拒绝法院的请求。[52]

但是，大多数国家也接受这项规则的例外。当存在对他人生命或健康的直接危险，并且无法以任何其他方式避免这种危险时，披露数据是被允许的。例如，当警方正在寻找已经犯罪或者可能犯罪或实施暴力行

301

---

[45]　美国。
[46]　比利时、加拿大、德国、日本、北欧国家、南非、坦桑尼亚、美国。
[47]　南非。
[48]　北欧国家。
[49]　加拿大。
[50]　卡塔尔。
[51]　比利时、德国；也请参见美国。
[52]　南非、坦桑尼亚、英国。

为的人员时，医生可以向警方通报该患者的数据(比利时、德国、北欧国家、英国、南非、美国)。决定权在医生手中。

有的国家更进一步，规定当预谋的犯罪是特别严重的刑事犯罪(谋杀、他杀、勒索绑架和劫持人质)时，医生有报告的义务。[53]

其他国家要求每个人，包括医疗保健专业人员，在患者透露已经犯罪或有充分理由怀疑患者犯罪，并且另有无辜人士面临被错误指控或定罪的风险时联系警方(丹麦)。[54]

(七) 诉讼

当患者主动提起诉讼(如针对医生提起的医疗过失诉讼)，使得自己的健康状况成为争议焦点时，有关原告健康状况的相关信息是可以被作为证据而采纳的。[55]普遍接受的观点是，医疗工作者为了在法庭上自我辩护，可以违反保密义务。在这种情况下，辩护权利优先于医疗保密义务。

(八) 媒体

通过媒体披露患者数据是一件敏感的事情。在此过程中，需要权衡两种权利：一方面是隐私权和医疗保密权，另一方面是新闻自由和信息自由。对于某些国家而言，如果患者未给予同意，医生披露数据的行为即是违法的。[56]

(九) 遗传信息

遗传数据因其持久的重要性、强大的预测力以及泄露第三方信息(如家族成员的信息)的可能性而被视为是极其敏感的数据。

一些国家明令禁止基于遗传特征的歧视行为。[57]

至于医生是否有权告知遗传病患者的亲属，这是一个存在争议的问题。在一些国家，立法者选择了严格保护遗传数据的立场，禁止向亲属

---

[53] 德国。
[54] 北欧国家。
[55] 比利时、加拿大。
[56] 德国、日本、美国，同样请见北欧国家。
[57] 德国、加拿大。

透露相关信息。⑱在其他国家，例如挪威，医生只有在得到患者的同意，或者患者无法作出决定时，才能通知其家庭成员。在大多数国家，医生在适当评估了亲属的重大利益是否超过患者的利益之后，是可以向亲属披露保密信息的，⑲有时在披露之前还需通过伦理委员会的事先强制咨询。⑳这可能适用于那些可以通过定期体检或及早干预来预防或减轻遗传性疾病的情况。㉑

在英国，上诉法院裁定，医疗专业人员在患者亲属可能面临严重遗传伤害风险时，有义务向遗传亲属披露遗传风险。㉒高等法院认为，将告知遗传风险的法律责任强加给医生是公平、公正和合理的，医生有义务在向亲属告知遗传风险的利益，患者诊断内容保密的利益，以及维护医疗保密的公共利益之间进行权衡。高等法院指出，不披露的决定得到了负责任的医学意见支持，不能被视为违反了义务。值得注意的是，最近的裁决表明，这种对他人的保密义务优先于遗传风险的预防。

在其他国家，即使这可能影响是否怀孕的决定，医疗专业人员也没有义务告知患者亲属遗传疾病有关的信息。㉓

303

六、结　论

尽管医疗保密原则已经获得了广泛的认同，本书却着重揭示了在实际应用中，不同地区对该原则的不同理解和具体实施方式之间的细微差别。本书的目的在于识别并深入探讨这些差异，以此来增进我们对医疗保密概念在实际操作中是如何被诠释和运用的认识。同时，我们也需要

---

⑱　德国；同样请见加拿大(没有义务或选择去警告家庭成员有关重大遗传疾病的情况)。
⑲　比利时、北欧国家、卡塔尔、美国。
⑳　日本、坦桑尼亚。
㉑　北欧国家、坦桑尼亚。
㉒　英国。
㉓　日本。

清楚地认识到，在过去二十五年中，随着患者权利得到越来越多的关注和保护，全球医疗领域已经发生了显著的变化。传统的医疗保密原则已不足以全面保护患者的隐私，尤其是在信息技术和大数据迅猛发展的今天，数据保护法规的制定和实施变得尤为迫切。可以肯定的是，医疗领域将继续快速发展，变化速度可能还会加快。因此，本书试图提供一个全球视角，明确展示在变革过程中，不同地区处理相关问题时所采取的多样化方法，为全球性的学习和借鉴提供参考。

索　引

(本索引按原书首字母排序，页码为原书的页码，即本书的边码)

A

E

F

H

J

Q

译后记

    人们常说，技术是一把"双刃剑"，利越大则弊越深；医疗保健领域的智能技术尤为如此。本书展现了在这一领域，既有法律的苍白无力——从欧亚非不同国家和地区的法律实践来看，周全保护患者隐私已是奢望，遑论再为技术的大规模部署"兴利除弊"。问题的根源在于，技术和法律间原本简单的回应关系出现了愈发难以制度化的趋势，规则可以解决当前的具体问题，却无法涵摄不断演进的未来风险。

    就此而论，本书的宝贵之处也许并不在于为医疗领域的隐私保护提供了可供比较的"全球视野"，而更在于对隐私权乃至人格权本身进行了极具未来视野的"反窥区辨"，亦即，通过将当下假置为未来的规范基础，透视规则同未来的潜在联系，从而在当下精确地校准法律所内蕴的结构可变性。如此，法律关系的三要素(主体、客体、内容)便不囿于技术在肉眼可见的时间范围内对社会关系形成、变更和消灭的影响，而是将更长远、多线程的时间序列及其意义之网都并发式地纳入规则制定的机制性考量。在本书中，无论是对患者亲密权等新兴权利的强调，还是对第三方关系的动态界定，抑或是对医疗平台新型风险的关注，均体现了各国学者将已经初现端倪的未来纳入理论构建视野的不懈努力。

    作为译者，我们与有荣焉。必须指出的是，本书横跨法学、医学、人工智能等多个领域，书中部分专业性内容远超译者的知识储备，表述不周全之处，还望读者海涵。本书得以面世，尤其感谢责任编辑的耐心与细心，以及黄尹旭、赵精武等学友的大力支持。希望本书能够为相关领域的研究提供素材和思路，也衷心期待能对立法技术的迭代有所启发。

唐林垚　承上

2024 年 7 月 30 日

图书在版编目(CIP)数据

医疗保密与隐私 / 彭诚信主编；（比）蒂埃里·范斯韦弗尔特，（英）尼古拉·格洛弗-托马斯编；唐林垚，承上译. -- 上海：上海人民出版社，2024. -- ISBN 978-7-208-19133-4

Ⅰ. R-052；D912.16

中国国家版本馆 CIP 数据核字第 2024L1T241 号

策　　划	曹培雷　苏贻鸣
责任编辑	伍安洁
封面设计	杜宝星

医疗保密与隐私

彭诚信 主编

[比利时]蒂埃里·范斯韦弗尔特　[英]尼古拉·格洛弗-托马斯 编

唐林垚　承　上 译

孙光亮 校

出　　版	上海人民出版社
	（201101　上海市闵行区号景路 159 弄 C 座）
发　　行	上海人民出版社发行中心
印　　刷	上海商务联西印刷有限公司
开　　本	635×965　1/16
印　　张	23.25
插　　页	2
字　　数	310,000
版　　次	2024 年 10 月第 1 版
印　　次	2024 年 10 月第 1 次印刷
	ISBN 978 - 7 - 208 - 19133 - 4/D·4391
定　　价	92.00 元

上海人民出版社·独角兽

阅读,不止于法律,更多精彩书讯,敬请关注:

微信公众号　　　微博号　　　视频号